Professionelles Fallmanagement in der Homöopathie

WIDMUNG

Allen verhaltensauffälligen Kindern

in der Welt gewidmet

LUC DE SCHEPPER

Professionelles Fallmanagement in der Homöopathie

Anamnesetechnik für Fortgeschrittene

Sichere Potenzwahl und Miasmenbestimmung

Narayana Verlag

Professionelles Fallmanagement in der Homöopathie
Anamnesetechnik für Fortgeschrittene, sichere Potenzwahl
und Miasmenbestimmung

Luc De Schepper

Titel der englischen Original-Ausgabe:
Advanced Guide for Professional Homeopaths

Full of Life Publishing, P.O. Box 31025,
Santa Fe, NM 87594

1. deutsche Auflage 2008

ISBN: 978-3-939931-50-8

Übersetzt von Shiela Mukerjee-Guzik

Herausgeber:
Narayana Verlag GmbH, Blumenplatz 2,
79400 Kandern
Tel.: +49 7626 9749700
E-Mail: info@narayana-verlag.de
www.narayana-verlag.de

Inhaltsverzeichnis

Liste der Abbildungen

DANKSAGUNG

Dasselbe hingebungsvolle Team, das mir beim *Der Weg zum Simillimum* zur Seite stand, war auch dieses Mal mit dabei! Teresa Kramer ist meine wahrhaft inspirierende Englischlehrerin, die mich an die Hand nimmt und in Richtung eines grammatikalisch korrekten Englisch steuert. Meine meisterhafte Herausgeberin Amy Lockwood hat in ihrer Doppelrolle als Herausgeberin und Homöopathin für die Feinabstimmung des vorliegenden Werkes gesorgt und mir die richtigen Fragen gestellt, um einige Aspekte hinsichtlich des Inhaltes zu klären. Die Schönheit der Arbeit muss dem Wert der enthaltenen Information entsprechen; Marguerite Nastasi ist stets genau die Richtige für diese Aufgabe. Ich bin diesen drei Menschen, die auf ihre ganz spezielle Weise ihren Beitrag für die homöopathische Welt leisten, überaus dankbar.

Ich möchte meinen Student/innen danken, die mich immer dazu antreiben, neue klinische Probleme zu untersuchen und Lösungen dafür zu finden. Und jeder vielbeschäftigte Mann hat eine gute Frau, die hinter ihm steht. Ich danke meiner Frau Yolanda für ihr Verständnis und ihre großartige Unterstützung in all den Jahren, in denen meine Nase am Bildschirm klebte.

Einleitung

Ich habe mich schließlich mit der Tatsache abgefunden, dass ich wohl immer schreiben werde, auch wenn ich bereits mehrfach versichert habe, dass „dies mein letztes Buch" würde. Ich werde vor allem von meinem Enthusiasmus angetrieben, nach und nach alle Nuancen der Homöopathie zu entdecken, dieser großartigen Wissenschaft, die es mir ermöglicht, Patienten effektiver und schneller denn je zu behandeln. Ich habe das Gefühl, dass ich diese Erkenntnisse zum Wohle der Menschheit mit dem Rest der Welt teilen muss. Die Entscheidung, ob es einen Grund dafür gibt, so enthusiastisch zu sein, wie ich es bin, bleibt dann Ihnen überlassen.

Obwohl ich bereits viel Arbeit und Zeit in mein nächstes Buch *Beyond Jung: Delusions, Dreams and Homeopathy* investiert habe (und schon mehr als 800 Seiten geschrieben habe), erschien es mir notwendig, dieses kolossale Werk zeitweilig aufzuschieben und sozusagen eine Art Brücke zwischen diesem vermutlich zweibändigem Werk und meinen vorherigen Büchern, *Hahnemann im Brennpunkt* und *Der Weg zum Simillimum*, zu schlagen.

Da ich fortwährend Hahnemann und die Alten Meister studiere und klinische Fälle verfolge, habe ich die Notwendigkeit erkannt, einige Aspekte der homöopathischen Praxis zu korrigieren oder besser gesagt, zu verfeinern. Bei keiner dieser Änderungen handelt es sich um eine Erfindung meinerseits. Die ganze Ehre gebührt Hahnemann und ich bin immer wieder von der Genauigkeit seiner Worte und seiner Ratschläge für die homöopathische Praxis erstaunt. Ich hoffe, dass ich diese Einsichten der homöopathischen Welt anbieten kann, damit die homöopathische Praxis vielleicht weltweit einheitlicher wird. Ich hoffe aber auch, dem Studenten ebenso wie dem Praktiker, sei er Anfänger oder Fortgeschrittener, zur Seite zu stehen, damit er seinen Patienten das bieten kann, was Hahnemann in Paragraph 2 des *Organon* verspricht:

> *Das höchste Ideal der Heilung ist schnelle, sanfte, dauerhafte Wiederherstellung der Gesundheit, oder Hebung und Vernichtung der Krankheit in ihrem ganzen Umfange auf dem kürzesten, zuverlässigsten, unnachtheiligsten Wege, nach deutlich einzusehenden Gründen.*

Wie wahr Hahnemanns Worte immer noch klingen! Diese Tatsache hat mich angetrieben, ständig nach „endgültigen" oder „einfachen" Prinzipien Ausschau zu halten, die auch in der modernen Welt Anwendung finden können. Beachten Sie, dass ich das Wort *endgültig* in Anführungsstriche gesetzt habe. Solche Prinzipien werden niemals „endgültig" sein, aber ich hege die Hoffnung, dass dieses Buch meine „6. Auflage des *Organon*" sein wird, wenn mir dieser Vergleich gestattet sei. Ich möchte betonen, dass ich niemals die „deutlich einzusehenden Gründe" außer Acht lasse, also die Gründe, die von Hahnemann so klar definiert wurden.

Das vorliegende Buch ist als Begleiter und erweiterter Leitfaden zu meinen vorherigen Büchern gedacht. Es wurde für den Praktiker und den Studenten geschrieben, wobei der Schwerpunkt auf vier Hauptthemen gelegt wurde, die oftmals zu Kontroversen unter den Homöopathen führen und daher einen großen Einfluss auf die Art und Weise haben, wie die Homöopathie heutzutage ausgeübt wird. Ich möchte nicht nur, dass der Leser sich auf akademische Weise darauf einlässt und es auf den Prüfstand stellt, sondern hoffe, dass die enthaltenen Informationen dem Kliniker schnellstmögliche und optimale Ergebnisse garantieren.

Das erste Thema sind elf *essentielle Fragen*, die sich der Homöopath stellen muss, nachdem er den Fall des Patienten entsprechend der in *Hahnemann im Brennpunkt* dargelegten Prinzipien aufgenommen hat. Können diese elf Fragen korrekt beantwortet werden, wird der Homöopath nicht auf Abwege geführt und das Simillimum befindet sich in Reichweite. Diese Informationen können jedem Studenten oder Praktiker vorgelegt werden und selbst jemand, der den Patienten nicht in der Praxis gesehen hat, wird in der Lage sein, ihn sich bildlich vorzustellen. Viele Aspekte von *Hahnemann im Brennpunkt* und *Der Weg zum Simillimum* werden mit der Beantwortung dieser Fragen verfeinert. Sie sind wie eine endgültige Zusammenfassung der Beobachtungen, die alle Facetten des Patienten enthält und dem Homöopathen das Simillimum praktisch auf dem Silbertablett serviert.

Der folgende Teil der Fallaufnahme wird nicht nur in der Allopathie vernachlässigt, sondern gleichermaßen und überraschenderweise auch in der Homöopathie: die Frage nach emotionalen Traumata im Zusammenhang mit der Schwangerschaft. Mit diesen emotionalen Traumata lässt sich die sprunghaft ansteigende Zahl verhaltensauffälliger Kinder erklären, die unter Begriffen wie Autismus, Aufmerksamkeitsdefizitstörung (ADS), Aufmerksamkeitsdefizit- und Hyperaktivitätsstörung (ADHS), Trotzhaltung und Zwanghaftes Verhalten (OCD) zusammengefasst werden. Es gibt immer noch viele verhaltensauffällige Kinder, die in keine dieser groben Klassifikationen passen. Natürlich bemüht sich die Allopathie nach Kräften, mit neuen Syndromen aufzuwarten, beispielsweise dem Selektiven Mutismus... Diese Krankheitsbezeichnungen werden aber niemals die zwei wichtigsten Fragen, die Eltern verhaltensauffälliger Kinder immer stellen, erklären oder beantworten können: „Was hat bei meinem Kind zu dieser Störung geführt“, und: „Was können Sie für mein Kind tun?“

Während sich die Allopathie zu den emotionalen Traumata während der Schwangerschaft ausschweigt, versucht sie, auf jede „neue” Störung mit mühseligen therapeutischen Ansätzen zu reagieren, die nur zu begrenzten Erfolgen führen und immer mehr Ressourcen, Zeit und Geld von allen Beteiligten fordern. Und doch hat die Homöopathie Antworten auf beide Fragen. Dieses Buch wird dem homöopathischen Praktiker helfen, den „ersten Ort für ein mögliches emotionales Trauma“ zu beleuchten - die Gebärmutter. Diese kann, auch wenn sie im Allgemeinen als angeblich sicherer Hafen oder Paradies für das ungeborene Kind angesehen wird, doch ein Ort voller drohender Gefahren sein.

Schulmediziner und auch viele Homöopathen haben noch nicht begriffen, dass der Uterus neben dem miasmatischen (hereditären) Hintergrund der erste Ort ist, an dem der Fetus ein emotionales Trauma erleiden kann. Während sich die allopathischen Ärzte während der Schwangerschaft auf jeden erdenklichen physischen Aspekt konzentrieren, tappen sie nach wie vor völlig im Dunkeln, was die emotionalen Traumata der schwangeren Mutter betrifft, die wiederum zu verhaltensauffälligen Kindern führen können.

Das zweite Thema betrifft die Miasmentheorie. Als ich das *Organon* zum 105. Mal las, musste ich feststellen, dass die Auseinandersetzung Hahnemanns mit den Miasmen einen neuen Blick verdiente. Ich habe gelernt, jedes Wort, das Hahnemann in den Paragraphen des *Organon* niedergeschrieben hat, bis auf den letzten Buchstaben ernst zu nehmen. Dies hat mich zusammen mit den Erfahrungen aus meiner eigenen Praxis nicht nur zu einer begrüßenswerten Vereinfachung der Miasmentheorie geführt, sondern auch zu einem Lehrsatz, den ich bei der Verlaufsbehandlung des Patienten anwenden kann. Ich habe mich dazu bereits in *Der Weg zum Simillimum* geäußert, aber im vorliegenden Buch stelle ich eine Verbindung zu den Heringschen Regeln her, die den Wegweiser für wahren Erfolg in der Praxis darstellen.

Die Miasmentheorie wird in der homöopathischen Praxis nicht nur vernachlässigt, sondern oft auch von „überragenden“ Homöopathen als Unsinn abgetan, der in der Praxis keinerlei Bedeutung hat. Nichts könnte weiter von der Wahrheit entfernt sein. Dieser Aspekt der Homöopathie ergibt in unserer immer komplizierter werdenden Welt mehr und mehr Sinn, da er viele Störungen, Verhaltensweisen und Krankheiten des Menschen erklären und vorhersagen kann. Die Miasmentheorie ist Hahnemanns wichtigstes Geschenk an die Menschheit und der derzeitigen schulmedizinischen Genetik weit voraus. Das vorliegende Buch gibt dem Leser einen einfachen und korrekten Leitfaden für die Anwendung von Hahnemanns Miasmentheorie in der Praxis an die Hand.

Das dritte Thema, die *Potenzwahl* der Arznei, ist wohl das umstrittenste Thema unter den Homöopathen. Es scheint keine einheitliche Meinung dazu zu geben und häufig kommt es zu rauen Diskussionen. In den letzten 200 Jahren beteiligten sich Vertreter beider Lager, der Hochpotenzverschreiber wie auch der Verfechter niedriger Potenzen, an hitzigen Wortgefechten und beide behaupteten, Erfolge für sich verbuchen zu können. Dies ist zweifellos wahr, aber gibt es auch einen Mittelweg? Gibt es eine Potenzwahl, die eher vom gesunden Menschenverstand als von der

Leidenschaft geleitet wird und die beide Lager zufrieden stellen kann, weil sie vernünftig und effektiv ist?

Ich glaube von ganzem Herzen, dass es solch eine Möglichkeit gibt. In diesem Buch empfehle ich ein Schema, das nicht nur außerordentlich sinnvoll ist, sondern auch größeren Erfolg in der Praxis garantiert. Dabei beruht alles auf Hahnemanns klaren Anweisungen. Ist das nicht genau das, was ein Homöopath sich wünscht? Das Beste für den Patienten und für die Homöopathie?

Das letzte Thema betrifft die Heringschen Regeln. Wurde alles von diesem berühmten Homöopathen dazu gesagt? Gibt es noch andere Beobachtungen, die dem Homöopathen bei der Wahl des Simillimum und der Beurteilung der Heilungsrichtung helfen können? Kann die allopathische Terminologie herangezogen werden, um die Heringschen Regeln an die moderne Zeit anzupassen? Sogar die Traditionelle Chinesische Medizin verwendet im Hinblick auf diese Regeln klarere und einfachere Begriffe.

Während *Hahnemann im Brennpunkt* und *Der Weg zum Simillimum* neben weiteren ausgezeichneten Werken von anderen hingebungsvollen Autoren den Weg zu einem ernsthaften Studium der Homöopathie geebnet haben, hat das vorliegende Buch durch die Bestätigung aus der therapeutischen Praxis etliche Aspekte der Wissenschaft und Kunst verfeinert. Diese von mir empfohlenen Änderungen entspringen zahllosen Fällen, bei denen ich meine neueste Methode angewandt habe, mich, meine geliebte Frau, meine Familie und zahllose Patienten eingeschlossen. Durch meine Seminare haben viele meiner Studenten bereits Nutzen aus diesen jüngsten Informationen ziehen können.

Ich denke, dass der Praktiker zuerst *Hahnemann im Brennpunkt*, dann *Der Weg zum Simillimum* und schließlich *Professionelles Fallmanagement in der Homöopathie* lesen sollte. Diese Reihe homöopathischer klinischer Bücher wird von meinem zukünftigen Werk *Beyond Jung: Dreams, Delusions and Homeopathy* abgerundet. Letzteres bietet eine umfassende praktische Annäherung an Träume und ihren homöopathischen Gebrauch, sowie eine neue Materia Medica von hundert Polychresten, die auf meiner Methode der zentralen Wahnidee (Core delusion, CD) beruht.

Mögen Sie Herings Rat befolgen, der sagte: „Verwerfe nichts, ohne es ausprobiert zu haben!“ Möge Ihnen Erfolg in der Praxis beschieden sein, so dass die Homöopathie von Tag zu Tag die Herzen von Tausenden von Menschen gewinnen kann!

Schlüssel

§ 157 *Organon*-**Paragraph nach Samuel Hahnemann**
Dieses Symbol zeigt den entsprechenden Paragraphen aus dem *Organon* von Hahnemann. Alle Zitate entstammen der 6. Auflage, sofern sie nicht näher gekennzeichnet sind.

Literaturzitate: Der Großteil der in diesem Buch enthaltenen Zitate ist sehr alt. Bei älteren Büchern, wie jenen von Hahnemann, von Bönninghausen, Kent etc. werden die Jahreszahlen der jeweiligen Nachdrucke oder Folgeauflagen aufgeführt. Weitere Informationen zu den ursprünglichen Publikationen entnehmen Sie bitte den entsprechenden Angaben.

Zitate aus Prüfungen und dem Repertorium: Zitate aus Prüfungen und dem Repertorium werden in Kursivdruck wiedergegeben. Prüfungssymptome habe ich folgenden Werken entnommen: Constantin Hering: *Leitsymptome unserer Materia Medica*, Samuel Hahnemann: *Die chronischen Krankheiten* und Timothy Field Allen: *Encyclopedia of Pure Materia Medica*.

TEIL I

Fallaufnahme für Fortgeschrittene

Kapitel 1

Lernziele

Vergessene Fragen

In den Kapiteln 7 und 9 von *Hahnemann im Brennpunkt* habe ich die großartigen Grundregeln dargelegt, die von Hahnemann aufgestellt wurden, um das Simillimum zu finden. Jede einzelne Phase in der Homöopathie ist das Werk intensiver und wohlüberlegter Mühe und gibt dem Homöopathen Einblick in die Natur seines Patienten im Hinblick auf die perfekte Verschreibung: die Summe der Paragraphen 5 und 7. Paragraph 7 spricht von der „Totalität" der Symptome des Patienten auf der Grundlage einer den Ausdrucksformen des Patienten zugeordneten Hierarchie; dabei darf aber nicht vergessen werden, was leider oft geschieht, dass Hahnemann in demselben Paragraphen auch Folgendes äußert:

> **§ 7:** *... so müssen, unter Mithinsicht auf* ***etwaniges Miasm und unter Beachtung der Nebenumstände*** *(§ 5), es auch einzig die Symptome sein, durch welche die Krankheit die, zu ihrer Hülfe geeignete Arznei fordert und auf dieselbe hinweisen kann (Betonung hinzugefügt)...*

Tatsächlich geht der Homöopath, wenn er den Paragraphen 5 außer Acht lässt, das Risiko einer oberflächlichen Verschreibung ein, die zwar zu einer gewissen Besserung führen mag, aber niemals zu den erwünschten langdauernden, tiefwirkenden Ergebnissen des Simillimum. Die Miasmentheorie sollte ebenfalls berücksichtigt werden, um die Last des genetischen Erbes zu mindern, die der Patient von seinen Vorfahren übernommen hat (diese Theorie wird in Kapitel 12 näher erläutert).

Um die Ausdrucksformen der wahren chronisch-miasmatischen Krankheiten (Paragraph 78) von jenen unterscheiden zu können, die durch allopathische Behandlung (Paragraph 74), den Lebenswandel oder umweltbedingte schädliche Einflüsse bedingt sind (Paragraph 77), müssen neben der miasmatischen Information zusätzlich folgende Faktoren betrachtet werden: der Charakter des Patienten, seine Gewohnheiten, soziale Stellung, Temperament, Alter, familiäre Beziehungen, Sexualleben etc.

Ein ungenügend aufgenommener Fall wird nur zu einem mangelhaften Follow-up und damit zu Enttäuschungen, Verlust von Zeit und Geld und, was am Schlimmsten ist, zu einer Beschleunigung der natürlichen chronischen Krankheit des Patienten führen. Homöopathen müssen H. C. Allens Worte beherzigen:

„Ein gut aufgenommener Fall ist bereits zu 90 % gelöst!“

Die Lernziele des vorliegenden Buches beinhalten *zwei neue Einsichten*, die die Wahrscheinlichkeit einer erfolgreichen Praxis um ein Vielfaches steigern werden. Zuerst einmal muss sich der Homöopath **nach** der Anamnese *11 Fragen* stellen. Werden diese korrekt beantwortet, ist es nicht mehr schwer, das Simillimum zu finden. Der Homöopath hat dann sozusagen „die Katze im Sack“. Durch die erfolgreiche Beantwortung dieser Fragen werden verschiedene Aspekte des Patienten geklärt, wie zum Beispiel: der Sitz der Krankheit, die Prognose, der vorherrschende miasmatische Einfluss, die veranlassenden Ursachen, die verschiedenen Schichten, die zentrale Wahnidee (Core delusion = CD) oder Hauptmotivation, die hinter dem Verhalten des Patienten steckt, das Temperament und die Konstitution des Patienten, sowie die Quelle des Energielecks.

Einige Aspekte dieser Fragen sind vollkommen neu und werden erörtert, um eine Brücke zu meinem nächsten großen Werk über Träume und Wahnideen zu schlagen. Andere wurden bereits in meinen früheren Werken angesprochen. Diese 11 Fragen führen den Praktiker zu einer korrekten oder präzisen Antwort und schenken ihm Vertrauen in seine Verschreibung, so dass er Erfolg in der Praxis hat und der Patient glücklicher wird.

Zum zweiten gibt es einen Teil der Fallerhebung, der bislang nicht nur den Allopathen entgangen ist, sondern zu meiner Bestürzung auch den meisten Homöopathen – die Frage nach der Schwangerschaft. Fragt ein allopathischer Arzt eine Patientin nach ihren Schwangerschaften, bezieht sich sein Hauptaugenmerk dabei ganz klar auf das körperliche Wohlergehen der Mutter und des ungeborenen Kindes. Ich sage nicht, dass er sich dabei nicht vielleicht auch für größere psychologische Ereignisse interessiert, die das Wohlbefinden seiner Patientin bedrohen. Tatsächlich hat das geradezu epidemische Auftreten der „Wochenbettdepression“ dazu geführt, dass in mehreren US-Bundesstaaten Gesetze verabschiedet wurden, die den Ärzten auferlegen, nach dieser Erkrankung Ausschau zu halten. Allerdings beziehe ich mich nicht auf diese offensichtlichen mentalen und emotionalen Zustände, die frühes und dringendes Eingreifen erfordern.

Worauf ich hinaus will, ist, dass Allopathen und die meisten Homöopathen nicht die Fragen stellen, die ich in diesem Buch darlege. Das Wohlergehen des Neugeborenen hängt nicht nur davon ab, dass diese Fragen gestellt werden, sondern falls möglich, auf dem unmittelbaren Eingreifen *während* der Schwangerschaft. Die häufigste Frage: „Warum leidet mein Kind an diesem Zustand?“ wird nur durch die aufrichtige Introspektion der Patientin und die sorgfältige Arbeit des Homöopathen beantwortet. Die korrekt angewandte Homöopathie ist die einzige arzneiliche Behandlungsmethode, die das brandheiße Thema der „verhaltensauffälligen Kinder“ ansprechen kann. Dieses Thema bedeutet eine große Belastung, nicht nur für die unschuldigen Opfer und ihre Familien, sondern auch für die Gesellschaft. Verhaltensauffällige Kinder sind die Quelle für großen Kummer, Schuldgefühle und Hilflosigkeit bei den Eltern.

Die Homöopathie kann die Situation sofort in dem Moment erfolgreich korrigieren, in welchem dem unschuldigen Fetus „Schaden" zugefügt wird – also direkt in der Gebärmutter, die eigentlich ein schützendes Paradies sein sollte. Man braucht nicht abzuwarten, bis das Kind Jahre später an physischen und emotionalen Problemen leidet, die durch etwas bedingt sind, was viele lediglich als vorübergehende Ereignisse und bedeutungslose Launen abtun.

Die Kunst der Fallaufnahme: 11 Fragen, um jeder Herausforderung zu begegnen

Etliche Erfahrungen haben mir gezeigt, dass viele Patienten es nicht nur ablehnen, lange Formulare zu ihrer Krankheitsvorgeschichte auszufüllen, sondern dass sie sich durch „aufdringliche und intime" Fragen, die in keinem Zusammenhang mit ihrer Hauptbeschwerde zu stehen scheinen, oft auch angegriffen füllen. Da ein langes Formular zu fast 100 % zu einem Misserfolg führt und bei dem Patienten Frustration und Unbehagen hervorruft, empfehle ich, den Patienten einen kürzeren Fragebogen in der Praxis ausfüllen zu lassen. Dieser Fragebogen kann die Kontaktinformationen des Patienten enthalten (Adresse, Telefonnummer), die gesundheitliche Familiengeschichte und derzeitige Medikationen.

Ich empfehle, die Konsultation mit einer lockeren Konversation zu beginnen. Während der Patient den Fragebogen ausfüllt, kann der Homöopath der dominierenden Funktion des Bewusstseins des Patienten besondere Aufmerksamkeit schenken (siehe Kapitel 10). Denken Sie daran, dass sich ein fühlend-intuitiver Patient (*Phosphorus*) von einem „allwissenden" theoretisierend-denkenden Homöopathen abgeschreckt fühlen wird; ein Patient vom denkenden Typus wird sich hingegen nicht bei einem Homöopathen wohl fühlen, der anfängt, über Spiritualität zu reden, während das Hauptaugenmerk des Patienten darauf gerichtet ist, eine wohlüberlegte Erklärung für seine gesundheitlichen Probleme zu erhalten. Bei einem solchen Patienten wird der Homöopath den Verlauf der Konsultation von den körperlichen Beschwerden ausgehend zu den mentalen Problemen lenken und schließlich bei den emotionalen Symptomen enden.

Ein denkend-empfindender Patient wird seine Hauptbeschwerde mit großer Wahrscheinlichkeit in Form eines körperlichen Symptoms zum Ausdruck bringen, während ein fühlend-intuitiver Patient ein emotionales Symptom entwickelt.

Da der Homöopath nach der Fallaufnahme die untenstehenden 11 Fragen beantworten muss, muss er während der Konsultation auch die richtigen Fragen stellen. Dadurch bleibt er auf der richtigen Fährte und ist in der Lage, die Informationen mit anderen zum Zwecke der Instruktion oder Konsultation zu teilen.

11 Fragen zum Simillimum

1. Wo ist das Energieleck der Lebenskraft (LK) oder des Qi?
2. Was ist die Pathologie und welches System ist betroffen?
3. Handelt es sich bei der Beschwerde meines Patienten um eine akute oder chronische Krankheit? Oder ist es eine akute Exazerbation eines chronischen miasmatischen Zustandes?
4. Welche Symptome sind gewöhnlich und daher unwichtig?
5. Welche Symptome sind ungewöhnlich, eigentümlich und selten (Paragraph 153)?
6. Wie viele Schichten liegen bei dem Patienten vor?
7. Was sind die Niemals-gesund-seit-Faktoren (NGS) oder „Beschwerden durch" Ereignisse?
8. Was ist die zentrale Wahnidee (CD)?
9. Wer ist der Patient? Wie ist sein Temperament, seine Konstitution, Haltung und seine dominante Funktion des Bewusstseins?
10. Was ist der aktive miasmatische Zustand des Patienten?
11. In welchem miasmatischen Zustand der gewählten Arznei befindet sich der Patient? Psorisch? Sykotisch? Syphilitisch?

Kapitel 2

Lokalisation des Energielecks und Erkennen einer akuten Exazerbation eines chronischen miasmatischen Zustandes

Frage 1: Wo ist das Energieleck der Lebenskraft (Qi)?

Mit dieser Frage möchten Sie herausfinden, auf welcher Ebene der Patient seine Symptome zum Ausdruck bringt. Die Fragen 1 und 2 (Was ist die Pathologie und welches System ist betroffen?) helfen Ihnen im Hinblick auf vier wichtige Aspekte: Prognose, Unheilbarkeit oder Heilbarkeit, Verdrängung oder Unterdrückung und Pathologie.

Abb. 2-1:

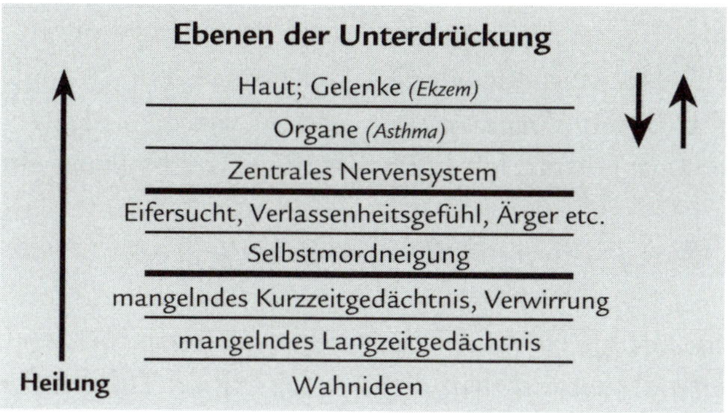

Bestimmung der Prognose

Eine Frage, die der Homöopath (oder auch jeder andere Arzt) hören wird, lautet: „Ist das heilbar?" Selbst wenn Ihnen der Patient diese Frage nicht direkt stellt, wird er sie doch immer im Kopf haben! Geben Sie am Telefon niemals eine Antwort darauf, bevor Sie nicht den gesamten Fall des Patienten aufgenommen haben.

Dort, wo die Allopathie zugeben muss (wenn sie ehrlich ist), dass sie eine Krankheit nur „kontrollieren" kann („Nehmen Sie diese Medikamente für den Rest Ihres Lebens"), haben Homöopathen die Möglichkeit, Krankheiten zu heilen, selbst wenn diese von den Allopathen als unheilbar bezeichnet werden. Das bedeutet, dass nicht nur Symptome verschwinden, sondern dass das erkrankte Terrain saniert wird.

Zwei beachtenswerte Erkrankungen (aus einer ganzen Reihe anderer) sind Ekzem und Asthma. Das wechselseitige Auftreten dieser beiden Krankheiten, wie es oft in der Praxis zu sehen ist, wird entweder durch eine Änderung der Stärke der Lebenskraft aufgrund vielfältiger Faktoren (emotional, umweltbedingt etc.) verursacht oder durch fortgesetzte allopathische Behandlung, welche die an der Oberfläche lokalisierte Erkrankung auf der Haut unterdrückt. Diese kann dann beispielsweise nach innen zur Lunge wandern. Die Traditionelle Medizin (TCM) versteht diesen Vorgang bereits seit mehr als 5.000 Jahren. Ich habe Fälle gesehen, in denen ein Ekzem unter dem Einfluss von Cortison und anderen unterdrückenden Therapien verschwand und durch epileptische Anfälle, also eine tiefer gelegene Ausdrucksform auf der körperlichen Ebene, ersetzt wurde. Die Prognose ist viel besser, wenn die Krankheit auf der Haut lokalisiert ist, als wenn sie ihren Sitz im Zentralen Nervensystem oder einem Organ (z. B. der Lunge) bzw. auf der emotionalen Ebene hat, wo das Ekzem durch Depressionen oder Angstzustände ersetzt wird.

Wir müssen aufpassen, keine falschen Hoffnungen zu wecken! Einige Praktiker versprechen eine Heilung, wenn die LK gar nicht in Form einer heilenden Nachwirkung (Paragraph 64) reagieren kann. Hier ist die Kenntnis von der „zweiten Verschreibung" unabdingbar, da sie Ihnen helfen wird, unheilbare Fälle zu erkennen. Es kann allerdings trotzdem schwierig sein, die Unheilbarkeit vorherzusagen; wir sind heutzutage oft in der Lage, Fälle an der Grenze zur Unheilbarkeit zu heilen, indem wir die Q-Potenzen gemäß der 6. Auflage des *Organon* einsetzen.

Die Identifikation möglicherweise unheilbarer Szenarien

- Den Allopathen zufolge ist die Rückkehr in den Normalzustand unmöglich, wenn Gewebe, Nerven, Knochen, Muskeln und Gelenke zerstört sind (fortgeschrittene strukturelle Schädigung). Beispiele hierfür sind: Blindheit durch Atrophie des Sehnerven (in diesem Fall muss man dennoch die Totalität des Patienten behandeln, um das andere Auge vor einem Angriff durch das syphilitische Miasma zu bewahren); fortgeschrittene Fälle von Zirrhose; Tuberkulose; Nierenerkrankungen; Krebs etc.

  Allopathen haben viele dieser Krankheiten als „unheilbar" deklariert und doch wurden solche Erkrankungen entweder durch die Homöopathie geheilt oder das homöopathische Eingreifen hat den Patienten vor weiterer Zerstörung des Organs bewahrt.

Ein Beispiel aus meiner Praxis veranschaulicht dies ganz deutlich. Bei dem Patienten wurde die Diagnose einer fortgeschrittenen Leberzirrhose mit vollständiger Obstruktion der Portalvene gestellt; er wurde auf die Lebertransplantationsliste gesetzt. Als er nach einem Jahr in homöopathischer Behandlung erneut in der Mayo-Klinik untersucht wurde, war die Obstruktion vollständig verschwunden. Dies verursachte eine derartige Verwirrung, dass der technische Assistent dem Arzt erklärte, dass man ihm den falschen Patienten geschickt habe, denn nach allopathischer Intervention sei es noch nie zu einer solchen Regression gekommen. Heute, zehn Jahre später, ist der Patient immer noch am Leben und wohlauf und er steht natürlich nicht mehr auf der Transplantationsliste. In all solchen Fällen müssen wir die Reaktion auf das Simillimum beobachten (vorausgesetzt, es liegt kein Heilungshindernis vor – siehe *Hahnemann im Brennpunkt*, Kapitel 14). Bevor wir also eine endgültige Aussage über den Zustand des Patienten abgeben, müssen wir seine Reaktion auf die Testdosis der Arznei abwarten und beobachten.

- Nach der Verabreichung des Simillimum hält die homöopathische Verschlimmerung über einen langen Zeitraum an, während das Fortschreiten der natürlichen Krankheit dem klinischen Bild zahlreiche neue Symptome hinzufügt (siehe Kapitel 12, Szenario #6 in *Der Weg zum Simillimum*). Es bessern sich nur wenige Lokalsymptome und es kommt nie zu einer Besserung des Allgemeinzustandes oder des Wohlbefindens des Patienten. Dies kann einen unheilbaren Fall anzeigen. Unter Berücksichtigung der Potenzwahl und Gabenwiederholung gemäß der 5. und 6. Auflage des *Organon* sollte diese Art homöopathischer Verschlimmerung in heilbaren Fällen gar nicht auftreten oder minimal sein.
- Nach der Verabreichung einer gut gewählten Arznei kommt es zu einer kurzen Besserung, auf die eine langdauernde Verschlimmerung folgt (siehe Kapitel 12, Szenario #9 in *Der Weg zum Simillimum*). Dies passiert oft bei Patienten mit fortgeschrittenem Krebs. Die Anwendung von Chemo- und Strahlentherapie führt diese Fälle oft in die Unheilbarkeit. In der Zeitung las ich von einem Krebspatienten, dessen „Behandlung überaus erfolgreich war, allerdings starb er an den Folgen der Bestrahlung“. Wenn es nicht so traurig wäre, würde ich darüber lachen.
- Nach der Verabreichung des Simillimum in einem Fall ohne Heilungshindernisse oder miasmatische Blockaden zeigt der Patient als Reaktion auf das Simillimum lediglich eine sehr kurzdauernde Besserung (siehe Kapitel 3, Szenario #9 in *Der Weg zum Simillimum*). Wir müssen sichergehen, dass kein entferntes Simile gewählt wurde. In diesem Fall könnte die Beschwerde ganz offensichtlich nach der Wahl des Simillimum geheilt werden.

- Trotz des Simillimum entwickeln sich die Symptome umgekehrt zu den Heringschen Regeln, es werden also tiefer liegende und wichtigere Organe zerstört (siehe Kapitel 12, Szenario #11 in *Der Weg zum Simillimum*).
- Bleiben die veranlassenden oder erhaltenden Ursachen bestehen, ist das Heilungspotenzial begrenzt. Wir denken hier besonders an die pseudo-chronischen Krankheiten entsprechend Paragraph 77 oder an die „lebens- und hygienebedingten" Zustände, sowie an Krankheiten aufgrund Mangel an geeigneter Nahrung und Vitaminen. Wir sprechen nicht über Malabsorptionssyndrome, die sehr gut homöopathisch behandelbar sind. Und natürlich besteht die primäre unterhaltende Ursache in einer psychologischen Situation, aus welcher der Patient nicht entfliehen kann. Nehmen wir beispielsweise eine *Staphysagria* Situation, in der eine Frau aus ökonomischen Gründen nicht aus ihrer Ehe entkommen kann oder wenn ein Kind an Unterdrückung leidet und keinen Weg aus der Familie findet. Wie Hering es so wortgewandt beschrieb: „Es besteht große Entrüstung über die Taten anderer und Kummer über die Folgen."
- Fälle können durch den wahllosen Gebrauch homöopathischer Arzneien unheilbar werden, wenn diese in zu hohen Potenzen gegeben und zu oft anstatt angemessen wiederholt werden. Solche Fälle sind oft noch schwieriger zu heilen als solche, die durch allopathische Medikamente unterdrückt wurden.
- Wurde ein lebenswichtiges Organ entfernt, ist Palliation oft das Einzige, was wir versprechen können, und keine vollständige Heilung. Ein Beispiel wäre die Entfernung der Milz bei Idiopathischer Thrombozytopenischer Purpura (ITP ist eine Blutungsstörung aufgrund eines Mangels an Blutplättchen; Ursache „unbekannt"). Was wir in solchen Fällen tun können, ist die Behandlung des syphilitischen Hintergrundes, damit es in anderen Systemen nicht zu weiterer Zerstörung kommt.
- In den 10 % der Fälle, in denen tatsächlich eine Operation notwendig *ist*, (Obstruktionen, Perforationen, Rupturen und zephalo-pelvines Missverhältnis im Rahmen der Geburt) ist eine Arznei nicht angezeigt und wird das Problem auch nicht lösen. Hier wäre es wichtiger, den eigentlichen Grund dafür zu suchen, warum es beispielsweise überhaupt zu einer Obstruktion kommen konnte. Ein Beispiel wäre die Bildung von Narbengewebe, wie sie so oft nach Bauchoperationen auftritt. Jahre später kann sie dann zu einer Obstruktion führen.

Ich erinnere mich an einen Fall in meiner Praxis, wo eine Frau an heftigen akuten Bauchschmerzen litt, die alle Charakteristika von *Colocynthis* aufwiesen. Als wiederholte Gaben der Arznei als Wasserauflösung nicht halfen, schickte ich sie zu weiteren Untersuchungen. Sie brauchte eine ganz einfache Bauchoperation. Ein einzelner Strang Narbengewebe hatte einen Teil des Kolon stranguliert; alles, was der Chirurg zu tun hatte, war, diesen Strang durchzuschneiden. Er hatte noch nie eine derartig einfache Operation durchführen müssen; aber wenn dieser Eingriff nicht stattgefunden hätte, hätte es zu einer Nekrose des Darmes und sogar zum Tod der Patientin kommen können.

In allen wirklich unheilbaren Fällen kann eine palliative Arznei gewählt werden, *nicht* aufs Geratewohl, sondern auch hier individualisierend; zwar nicht im Hinblick auf den Patienten als Ganzes, aber zumindest auf die bestehenden Symptome einschließlich der Krankheitspathologie. Der beste Weg, um in solchen Fällen ein Simillimum zu finden, besteht in der Anwendung der von Bönninghausen Methode (VB).

Das Wissen, auf welcher Ebene der Patient seine Symptome zum Ausdruck bringt, erlaubt uns auch, eine zweite Frage zu beantworten, die der Patient unausweichlich stellen wird: „Und wie lange wird meine Behandlung dauern?“ (Allerdings fragt der Patient seinen Hausarzt nicht immer danach.) Oberflächliche Haut- sowie Gelenkserkrankungen sollten nur sehr kurze Zeit brauchen, *sofern* sie nicht über einen langen Zeitraum unterdrückt wurden (selten in der Praxis) und *sofern* der Homöopath die 5. Auflage des *Organon* und die Split-dose-Methode mit der C 6 verstanden hat. Im Widerspruch zu Paragraph 2 ist eine schnelle, dauerhafte und *sanfte* Heilung nicht möglich, wenn eine starke allopathische Unterdrückung (oftmals mit Cortison) stattgefunden hat. Hier sind nur seltene kleine Gaben und niedrige Potenzen in der Lage zu heilen und die unterdrückte Krankheit nach außen zu bringen.

Es leuchtet ein, dass Patienten mit ausgeprägten psychotischen Erkrankungen wie Schizophrenie ebenso wie solche mit vielen Wahnideen mehr Zeit für eine echte Heilung benötigen. Der Homöopath muss sich mit dem Psychiater des Patienten kurzschließen, um die allopathischen Medikamente zu reduzieren (nicht abzusetzen), sobald die homöopathische Arznei „greift“ oder anfängt zu wirken. Die Prognose hängt von dem Sitz der Krankheit ab; dem Stadium und der Natur der Krankheit; der/den Krankheitsursache/n und davon, ob diese beseitigt werden kann/können; dem Ausmaß an strukturellen Schäden in den Organen; und natürlich von der Stärke der Lebenskraft des Patienten. Daher sollte ein homöopathischer Arzt über ausreichende Kenntnisse der Pathologie und Allgemeinmedizin verfügen.

Die Beantwortung der Fragen 1 und 2 hilft uns zum Dritten dabei, den Patienten bei nachfolgenden Konsultationen zu beobachten und zu bewerten (siehe die Heringschen Regeln). Ich rate Ihnen, dabei mit dem gesunden Menschenverstand vorzugehen. Wenn die Schicht des Patienten viele Jahre zurückreicht und seine Vorgeschichte nichts als Trauer und Unglück enthält, erwarten Sie nicht, dass sich nach der ersten oder auch den nachfolgenden Verschreibungen so etwas wie „Frohsinn“ zeigt! Eine homöopathische Arznei ist keine unterdrückende „glückselig machende“ Prozac-Pille. Folgendes können wir als Reaktion auf das Simillimum erwarten:

§ 253: *Unter den Zeichen die in allen, vorzüglich in den schnell entstandenen (acuten) Krankheiten, einen kleinen, nicht jedermann sichtbaren Anfang von Besserung oder Verschlimmerung zeigen, ist der Zustand des Gemüths und des ganzen Benehmens des Kranken das sicherste und einleuchtendste. Im Falle des, auch noch so kleinen Anfanges von Besserung - eine größere Behaglichkeit, eine zunehmende Gelassenheit, Freiheit des Geistes, erhöhter Muth, eine Art wiederkehrender Natürlichkeit.*
Im Falle des, auch noch so kleinen Anfangs von Verschlimmerung aber, das Gegentheil - ein befangener, unbehülflicher, mehr Mitleid auf sich ziehender Zustand des Gemüthes, des Geistes, des ganzen Benehmens und aller Stellungen, Lagen und Verrichtungen, was bei genauer Aufmerksamkeit sich leicht sehen oder zeigen, nicht aber in Worten beschreiben läßt.

Die mentalen und emotionalen Veränderungen stellen sich also *vor* dem Verschwinden der Hauptbeschwerde oder dem Wiederauftreten alter Symptome ein. Wir dürfen nicht vergessen, dass Träume, die Botschafter des Unbewussten, oft den ersten Anhaltspunkt für die Wirkung des Simillimum liefern. Natürlich können wir dies nach Hahnemann nur dann erwarten, *wenn* die angemessen *kleine* Gabe (so klein wie möglich) der homöopathisch angezeigten Arznei verabreicht wurde.

§ 253, Fußnote: *Die Besserungszeichen am Gemüthe und Geiste lassen sich aber nur dann bald nach dem Einnehmen der Arznei erwarten, wenn die Gabe gehörig (d.i. möglichst) klein war; eine* ***unnöthig*** *größere, selbst der homöopathisch passendsten Arznei, wirkt zu heftig und stört Geist und Gemüth anfänglich allzu sehr und allzu anhaltend, als daß man an dem Kranken die Besserung* ***bald*** *gewahr werden könnte; anderer Nachtheile (§ 276) allzu großer Gaben hier zu geschweigen (Betonung hinzugefügt).*

Wurden mentale und emotionale Symptome durch den Patienten oder allopathische Medikamente unterdrückt, so werden sich die emotionalen Symptome zu Beginn der Behandlung mit dem homöopathischen Simillimum tatsächlich erst einmal verschlimmern. Dies passiert, weil der Patient Zugang zu seinen Gefühlen bekommt. Und wenn die Emotionen nicht unterdrückt wurden, weil der Patient sehr bewusst war, können Sie mit jeder sorgfältig gewählten Gabe des Simillimum möglicherweise eine Verringerung der Tiefe des Kummers erwarten!

Die Erfahrung hat gezeigt, dass *Carcinosinum* eine Ausnahme zu der obigen Regel zu sein scheint. Die Patienten bezeichnen es als „fröhliches“ Mittel, weil sich oft spontan der Schlaf bessert und Erwartungsangst verschwindet. Die Heringschen Regeln werden ausführlich im zweiten Teil dieses Buches erläutert. Da bei unseren Patienten so häufig eine Unterdrückung stattgefunden hat, ist es unsere Pflicht zu schauen, was Carl Jung zu diesem Thema zu sagen hatte.

Jung: Verdrängung und Unterdrückung

Ich mag das, was Jung zur Unterdrückung zu sagen hat: Ihm zufolge dient die Verdrängung dazu, sich von einem schmerzlichen Komplex zu befreien; diesem muss man mit allen Mitteln entfliehen, weil man seine zwingende und bedrückende Macht fürchtet (*Jung 1991*, S. 63).

Es ist ganz offensichtlich, dass keine Heilung erwartet werden kann, wenn eine Unterdrückung und Verdrängung - bewusst oder unbewusst – des Komplexes stattfindet und dieser auf die Schattenseite verwiesen wird oder wenn eine unterdrückende allopathische Medikation zu einer ähnlichen Verdrängung führt. Diese Verdrängung stellt lediglich eine schmerzliche Verzögerung des Unausweichlichen dar, wie wir bereits gesehen haben und bei der Analyse von Arzneien weiterhin sehen werden. Die Rückkehr zur zentralen Wahnidee (Core delusion = CD) ist garantiert.

Nach Jung kann die Verdrängung zu einer augenscheinlich vollständigen Unterdrückung führen, die mit einer ausgeprägten Selbstkontrolle des Individuums zusammenhängt. Aber leider hat diese Selbstkontrolle Grenzen. Die nähere Beobachtung der Menschen zeigt, dass sie im kritischen Augenblick (dem Augenblick, in dem sie mit der verdrängten Erinnerung konfrontiert werden) zwar Ruhe bewahren, es aber doch zu bestimmten Folgeerscheinungen kommt, die in zwei Kategorien fallen. Zum einen tritt der unterdrückte - also auch verdrängte - Aspekt sofort nach dem kritischen Moment an die Oberfläche; selten direkt, sondern gewöhnlich in Form einer Übertragung auf ein anderes Objekt oder Subjekt. Das bedeutet, ein Mensch ist in seinen offiziellen Beziehungen höflich, unterwürfig, geduldig usw., aber er lässt seinen ganzen Ärger an seiner Frau oder seinen Untergebenen aus – seinen Kindern! (*Jung 1991*, S. 63)

Ich habe dies viele Male in der Praxis erlebt. Es ist so, als ob der Patient gezwungen wäre, seinen Ärger und seine Frustration an seinen Liebsten auszulassen.

Dies führt uns zu dem Gedanken an bestimmte Charaktere in der Homöopathie, an „gespaltene Persönlichkeiten", die als Kinder oder Erwachsene „Engel bei der Arbeit oder in der Schule und Teufel zu Hause" sein können! Dies spiegelt sich auch in den Rubriken wider: *Verächtlich; hart zu Untergebenen und freundlich zu Vorgesetzten*. Ich würde zu der letztgenannten Rubrik gern hinzufügen: freundlich zu Menschen, die er fürchtet und zu Menschen, die er beeindrucken oder von denen er geliebt werden möchte. Wir finden die Arzneien *Lachesis, Lycopodium, Platinum* und *Veratrum album*! Sie sind alle im ersten Grad aufgeführt und natürlich ist jedes Mittel aus einem ganz bestimmten Grund „hart"!

Ich würde gern *Silicea* ergänzen, denn ein Mensch, der *Silicea* braucht, kann eine harte, starrköpfige Haltung gegenüber seiner Familie einnehmen, aber sehr liebenswürdig und nachgiebig gegenüber allen anderen sein, sobald er sein Zuhause verlässt. Hering schrieb dazu: „Das Kind ist eigensinnig, halsstarrig; wenn man ihm widerspricht, muss er sich zusammennehmen, um nicht eine Gewalttat zu begehen; nachgiebige, verzagte, ängstliche

Stimmung.“ *Silicea* verhält sich so, weil es ihm an Selbstvertrauen und Mut mangelt und er nicht möchte, dass jemand herausfindet, was sich hinter dieser selbstbewussten Maske tatsächlich verbirgt.

Was ist mit den anderen Mitteln? *Lycopodium* mit seiner ausgeprägten Erwartungsangst ähnelt *Silicea* sehr stark (beide haben einen „Mangel an Rückgrat oder Charakter“, wenn sie nicht im Gleichgewicht sind). Ein Mensch, der *Lycopodium* braucht, fürchtet die Konfrontation mit Vorgesetzten, ist schnell arrogant gegenüber denjenigen, von denen er glaubt, dass er sie beherrschen kann (wie die Familie), aber freundlich und kooperativ am Arbeitsplatz. *Platinum* wird von ihren hochfahrenden Wahnideen angetrieben; sie denkt, dass ihr niemand in dieser Welt gleichrangig ist, weshalb sie auf die meisten Menschen herabschaut, außer wenn sie dem seltenen Individuum begegnet, zu dem sie aufblicken kann. Infolgedessen gerät sie in die soziale Isolation. *Veratrum album* wird von der *Verzweiflung in Bezug auf die gesellschaftliche Stellung* angetrieben, daher möchte er seine Macht gegenüber jenen ausleben, die unter ihm stehen und gleichzeitig denen gefallen, die mächtiger sind als er, da er hofft, dass diese Schmeichelei ihm schließlich die ersehnte Stellung verschafft!

Jung erklärt auch die zweite Folge der Unterdrückung von Emotionen (die erste ist ihm zufolge die Übertragung (Projektion)). Die Unterdrückung von Gefühlen führt zu Kompensationen. So rächen sich beispielsweise Menschen, die nach übertriebener Moral streben, die immer versuchen, altruistisch zu denken, zu fühlen und zu handeln (diejenigen, die wir als „selbstlos” bezeichnen), wegen der Unmöglichkeit, ihre Ideale (oder Wünsche im Hinblick auf Liebe, diese allgegenwärtige Sehnsucht besonders bei Frauen) auszuleben, mit subtiler Gemeinheit, die ihnen in ihrem Bewusstsein natürlich nicht als solche erscheint, aber zu Missverständnissen und unglücklichen Situationen führt. Diese sind dann (solchen Menschen zufolge) ganz offensichtlich einzig und allein „besonders unglückliche (und unvermeidbare) Umstände” oder die Schuld und Boshaftigkeit anderer Menschen oder auch tragische Komplikationen (*Jung 1991,* S. 63).

Welche Rubriken und Arzneien spiegeln diese Situation wider? Wir können uns an die Rubriken im Kapitel Gemüt des Repertoriums und an die Prüfungssymptome halten:

- *Tadelt andere*
- *Hass auf Menschen, die ihn beleidigt haben*
- *Wahnideen, er würde aufgrund seines Unglücks bemitleidet, bedauert und weint*
- *Beschwerden durch Betrogenwerden*
- *Er glaubt, überall etwas Hinderndes im Weg zu finden und dies bald von einem widrigen Schicksal, bald durch ihn selbst veranlasst* (Prüfungssymptom von *Aurum*)
- *Boshaft mit Zorn* (*China, Lycopodium, Natrium muriaticum*)
- *Boshaft, verletzt die Gefühle anderer (China, Tarentula)*
- Die bei weitem boshaftesten Mittel sind *Anacardium, Arsenicum album, Tuberculinum, Stramonium, Natrium muriaticum* (im dritten oder syphilitischen Stadium) und *Aurum*: Letzteres zeigt, dass je heller das Licht ist, desto dunkler ist auch der Schatten!

Frage 2: Was ist die Pathologie und welches System ist betroffen?

Wir müssen die kennzeichnende Pathologie und medizinische Terminologie kennen und verstehen. Patienten (und ihre Ärzte) fragen immer nach dem pathologischen Krankheitsnamen. Heutzutage können wir nicht zu unserem Patienten sagen: „Der Name der Krankheit interessiert mich nicht und der Name der Arznei hat Sie nicht zu interessieren.“, wofür Hahnemann nachgerade berühmt war. Leider hält der Patient die „Namensgebung“ für das einzige Kriterium, nach dem er die Verdienste seines Arztes beurteilt. Dies ist zwar ein sehr schlechtes Kriterium, aber dennoch hilft der Krankheitsname dem Homöopathen, den miasmatischen Zustand des Patienten zu bestimmen.

Außerdem reicht in praktischer Hinsicht, beispielsweise bei Totenscheinen, vor Gericht, beim Ausfüllen von Krankenversicherungsunterlagen etc. die Diagnose einer *Argentum nitricum* Colitis ulcerosa nicht aus, wie akkurat dies in den Augen des Homöopathen auch sein mag. In diesen Fällen muss der Homöopath die Natur der Krankheit in Form von diagnostischen Begriffen verstehen.

Die gewöhnlichen pathologischen Zeichen einer Krankheit sind für das Auffinden des Simillimum nicht sonderlich hilfreich, sie können jedoch indirekt helfen. Und zwar helfen uns die pathologischen Zeichen und der allopathische Name der Krankheit dabei, den chronischen und akuten miasmatischen Zustand des Patienten zu bestimmen, welche die Grundlage unserer Verschreibungen bei chronischen Erkrankungen bilden. So ist beispielsweise das syphilitische Miasma aktiv, wenn Sie Folgendes sehen: „Zerstörung“ (Parkinsonsche Krankheit, fortgeschrittener insulinabhängiger Diabetes, Multiple Sklerose, Alzheimer Krankheit etc.); Knochenmissbildungen (Hydrozephalus, Mikrozephalus, Skoliose etc.); Selbstzerstörung (Autoimmunerkrankungen wie Hashimoto-Thyreoiditis, rheumatoide Arthritis, Morbus Crohn, Colitis ulcerosa etc.), Krankheiten wie Anorexia nervosa oder Ulzerationen schon seit Anbeginn der Erkrankung (also eine Ulzeration, die sich nicht aus einer chronischen Entzündung entwickelt hat); weiterhin Krankheiten mit dem Präfix „Dys-“ (Dysphagie, Dysplasie etc.). Auf der anderen Seite zeigt sowohl überschießendes Wachstum (Tumore, Zysten, Warzen, Hämangiome) als auch mangelhaftes Wachstum (Hernie, Prolaps etc.) Sykose an. Alle funktionellen Erkrankungen sind psorischer Natur: bedingt durch einen Mangel. Die einzige Ausnahme ist die Überempfindlichkeit (gegenüber Nahrungsmitteln, der Umwelt etc.). Weitere Informationen zu den Miasmen finden Sie in Kapitel 15.

Für jeden gut ausgebildeten Homöopathen sollte es ein Leichtes sein, die miasmatische Ausdrucksform jeder allopathischen Krankheitsbezeichnung zu bestimmen. Nehmen wir beispielsweise dieses trügerische Syndrom, das als Autismus-Spektrum-Syndrom bezeichnet wird. Zu seinen Erscheinungsformen zählen:

- Vermeiden von Augenkontakt
- Rückzug von Menschen
- Gleichgültigkeit gegenüber anderen Menschen

- Kein Gesichtsausdruck
- Langsames Lernen und Monomanie
- Aggressive Verhaltensweisen: Zerbrechen, Beißen etc.
- Stummheit (manchmal das ganze Leben)
- Echolalie oder roboter-ähnliche Stimme
- Eingefrorene Haltung oder Schaukeln
- Änderungen in der Routine sind störend
- Schnelles Wachstum des Kopfes
- Fragiles-X-Syndrom: 5 Prozent haben ein defektes X-Chromosom

Auch wenn manche dieser Ausdrucksformen für sich betrachtet anderen Miasmen zugeordnet werden können, ist es doch das Gesamtbild des Patienten, das zu der korrekten miasmatischen Diagnose führt. So könnte z. B. „Rückzug" auch durch Schüchternheit bedingt sein (und damit zum psorischen Miasma gehören). Wenn er aber Teil zahlreicher anderer syphilitischer Erscheinungsformen ist, wie oben bei Autismus, dann können wir mit ziemlicher Sicherheit davon ausgehen, dass es sich um ein syphilitisches und nicht um ein psorisches Symptom handelt. In diesem Fall sind alle oben genannten Ausdrucksformen dem syphilitischen Miasma zugehörig!

Die Festlegung des miasmatischen Einflusses bei einem Patienten wird Sie davon abhalten, Fehler zu machen. So wäre es beispielsweise ein Fehler, in einem Fall, bei dem die Sykose in voller Blüte steht, ein Mittel wie *Pulsatilla* oder *Phosphorus* zu verordnen, da es sich bei beiden um tuberkulinische Arzneien handelt. Sollte eine davon tatsächlich Ihr Mittel der Wahl *sein*, nehmen Sie den Fall neu auf und betrachten Sie ihn genauer. Um eine dauerhafte, tiefgreifende Veränderung in der Pathologie des Patienten zu bewirken, *muss* das Simillimum dem vorherrschenden miasmatischen Zustand der Krankheit entsprechen! In Fällen von hochgradigem Rheumatismus stellen wir oft fest, dass die Symptome des Patienten der Arznei *Rhus tox.* entsprechen, aber dieses Mittel ist nur einwertig antisykotisch – und wird daher nicht zu einer dauerhaften Heilung führen. Wir müssen stattdessen eine stark antisykotische Arznei wie *Medorrhinum, Thuja, Natrium sulphuricum, Sulphur* etc. geben. Ein weiteres Beispiel bilden die vielen Asthma-Fälle, in denen *Arsenicum album* die Anfälle abzudecken scheint. Eine echte Heilung kann bei nahezu allen Asthma-Fällen aber nur durch eine tiefwirkende antisykotische Arznei erzielt werden, da Asthma vor allem sykotischer Natur ist.

Kenntnisse der Pathologie werden auch für das Fallmanagement benötigt; so muss man beispielsweise die Notwendigkeit von Quarantäne, diätetischen Maßnahmen, Ruhe, körperlicher Ertüchtigung, Klimaveränderungen und Vorbeugung verstehen. Ein Lehrer mit offener Tuberkulose darf nicht unterrichten und bei Nierenerkrankungen wird keine proteinreiche Diät empfohlen. Ein Patient mit chronischem Herzversagen darf keine anstrengenden Bergwanderungen unternehmen. Wenn wir vorbeugend behandeln wollen (was besser ist als zu heilen!), müssen wir auch die Natur der Krankheiten und ihre Übertragungsmodi, ebenso wie die zur Vorbeugung notwendigen Maßnahmen kennen. Wie sonst könnten wir unseren Patienten dabei helfen, sich vor diesen Krankheiten zu schützen?

Der zweite Teil dieser Frage bezieht sich auf das betroffene *System* des Patienten (was hauptsächlich durch die körperlichen Symptome zum Ausdruck kommt). Welches System war zuerst betroffen – das respiratorische, urogenitale, gastrointestinale, kardiovaskuläre oder zentralnervöse System? Warum ist das wichtig? Jede geprüfte homöopathische Arznei zeigt eine Affinität zu einem oder mehreren Systemen – und jede in einem unterschiedlichen Ausmaß. Diese Information ist in den meisten Arzneimittellehren zu finden! Wenn alle körperlichen Symptome des Patienten im Gastrointestinaltrakt zum Ausdruck kommen, wird unser anhand der Totalität gewähltes Simillimum neben dem Niemals-gesund-seit-Faktor (NGS oder „Beschwerden durch"), den Wahnideen und mentalen / emotionalen Symptomen auch das hauptsächlich betroffene System berücksichtigen!

Betrachten wir einen Fall von Autismus, der *Natrium carbonicum* benötigt. Dieses Kind wird eine Überempfindlichkeit gegenüber Milch zeigen sowie ein Hungergefühl im Magen um 5 Uhr morgens und 11 Uhr vormittags (*Sulphur*). Es besteht eine Verdauungsschwäche und Durst bei Störungen des Magens. Auch hier weisen die körperlichen Symptome wie so oft auf das betroffene System und das Simillimum hin. Sie können sie daher auch als Hilfsmittel verwenden, um zu überprüfen, ob die gewählte Arznei einen weiteren Aspekt des klinischen Falles abdeckt. Die Antworten auf diese Fragen stellen zahlreiche Kontrollpunkte dar – Bruchstücke von Informationen, die Ihre Wahl des Simillimum zuverlässiger machen! Haben wir am Ende unserer Untersuchung zwei Mittel, die in Frage kommen, aber eines hat die größere Affinität zu dem betroffenen System des Patienten, dann ist unsere Wahl einfach!

Ein weiteres Beispiel: *Calcium carbonicum* und *Aurum* können sich in ihren Endstadien (fortgeschritteneren Stadien) sehr ähneln, da sie beide eine ausgeprägte Depression zeigen. Nehmen wir an, die Hauptbeschwerde des Patienten sei Bluthochdruck. Wir wissen, dass selbst die Wahnideen von *Calcium carbonicum* denen von *Aurum* sehr ähneln können. *Aurum* kann die Wahnidee haben, *dass er vernachlässigt* oder *nicht wertgeschätzt wird*, während *Calcium carbonicum* jammert, dass er vernachlässigt wird. Stimmen alle anderen Punkte überein, so würde meine Wahl bei diesem Patienten mit Bluthochdruck auf *Aurum* fallen, da es eine weitaus größere Affinität zum kardiovaskulären System hat als *Calcium carbonicum*, welches hauptsächlich auf den Gastrointestinaltrakt wirkt.

Weitere Antworten zu den Fragen 1 und 2 finden Sie in *Der Weg zum Simillimum*, Kapitel 12, Seite 234-240, und *Hahnemann im Brennpunkt*, Kapitel 13, Seite 321.

Frage 3: Handelt es sich bei der Beschwerde meines Patienten um eine akute oder chronische Krankheit? Oder ist es eine akute Exazerbation eines chronischen miasmatischen Zustandes?

Der erste Teil dieser Frage scheint recht einfach zu beantworten zu sein. Zur Bestimmung einer echten akuten Krankheitsschicht berücksichtigen Sie unbedingt Paragraph 73! Wird eine akute interkurrente Arznei benötigt, sollten Sie sichergehen, dass Sie die chronische Behandlung nicht unnötig stören (siehe Kapitel 10 in *Der Weg zum Simillimum*). Beachten Sie, dass im Allgemeinen jede Krankheit, die länger als sechs Monate andauert, als chronisch bezeichnet wird. Die geeignete Potenz und Dosierung, die am häufigsten gewählt wird, um in einen chronischen Fall einzusteigen, ist die C 30 Split-dose nach Bedarf (NB) - auch wenn Hochpotenzen grundsätzlich möglich *sind* (siehe Kapitel 14). Akute Krankheiten werden oft mit der Split-dose-Methode in Verbindung mit entweder einer C 200 oder einer 1 M behandelt.

Die schwierigere Frage ist die folgende: Wie kann der Homöopath erkennen, dass der momentane Zustand des Patienten eine akute Exazerbation eines chronischen miasmatischen Zustandes ist und entsprechend eine chronische antimiasmatische Arznei in einer niedrigeren Potenz benötigt - statt eines oberflächlichen Akutmittels, das in hoher Potenz häufig wiederholt wird? Die korrekte Beantwortung dieser Frage ist nicht nur für die Potenzwahl entscheidend, sondern auch aus einem anderen Grund wichtig: Bei akuten Fällen, durch die die alte chronische Krankheit suspendiert wurde (Paragraph 38), berücksichtigen wir bei der Wahl des Simillimum nicht den miasmatischen Einfluss. Der Homöopath wählt stattdessen eine oberflächliche Arznei auf der Grundlage von Lokalisation, Empfindung, Modalitäten und Begleitsymptomen (von Bönninghausen-Methode), um auf diese Weise die vorherige (aufgeschobene) chronische Krankheit nicht zu stören.

Es gibt zwei mögliche Szenarien, die es dem Homöopathen ermöglichen herauszufinden, ob er es mit einer akuten Exazerbation eines chronischen miasmatischen Zustandes zu tun hat.

Erstes Szenario

Ich habe erlebt, dass Patienten über einen langen Zeitraum jedes Mal, wenn sie Schmerzen im unteren Rücken hatten, *Nux vomica* einnahmen, weil es half. In einem solchen Fall haben der Homöopath und die Patientin nicht erkannt, dass es sich hier immer um eine akute Exazerbation eines chronischen miasmatischen Zustandes handelt, die jedes Mal auftritt, wenn bestimmte Auslöser den Zustand anfachen. Der Homöopath sollte der Tatsache gewahr sein, dass solche rezidivierenden Rückenschmerzen häufiger einem emotionalen Ereignis als einem körperlichen Umstand wie dem Heben schwerer Lasten zuzuschreiben sind. Es mag wie ein wiederkehrendes „akutes" Ereignis erscheinen, aber bei Betrachtung der Vorgeschichte der Patientin stellen wir fest, dass es über einen langen Zeitraum immer wieder aufgetreten ist. Der beste Weg, um diese Situationen aufzulösen, ist die Anwendung der chronischen miasmatischen Arznei; in diesem Fall würde die Patientin eine 250 ml Arzneivorratsflasche (AVF) *Sepia* C 30 als Split dose erhalten. *Sepia* ist **das** chronische Komplementärmittel zu *Nux vomica.*

Um zu vermeiden, dass die Patientin ihre Schmerzen unterdrückt, kann der Homöopath im Akutfall *Nux vomica* C 200 oder 1 M geben, sogar während die chronische Arznei (*Sepia* C 30 Split dose, NB) wiederholt wird. Die chronische Arznei muss zu einem anderen Zeitpunkt als das Akutmittel verabreicht werden. Wird die chronische Arznei in der korrekten Dosierung gegeben, nimmt die Häufigkeit der akuten Ereignisse rasch ab. Musste die Patientin beispielsweise *Nux vomica* alle zwei Stunden einnehmen, um ihre Rückenschmerzen loszuwerden, so werden mit zunehmender Einnahmedauer des chronischen *Sepia* weniger Gaben der akuten Arznei benötigt und schließlich vielleicht gar keine mehr.

Zweites Szenario

Dieser Patient zeigt häufig in kurzen Abständen *verschiedene* akute Krankheitsbilder (wie Triebe), die alle zu *derselben* Wurzel gehören. Der aufmerksame Homöopath muss eine solche Situation als akute Exazerbation eines chronischen Miasmas erkennen und sollte nicht in die Falle tappen, jedes akute Ereignis zu unterdrücken (siehe die nächste Abbildung). Nehmen wir beispielsweise eine Patientin, die drei Frühaborte hatte. Sie masturbiert viel, hat eine zwischenzeitliche Vorgeschichte von Anämie, zeigt unwillkürliche Zuckungen und Krämpfe in den unteren Extremitäten, hat grün-gelbe Absonderungen (Leukorrhoe) und zeigt anfallsweise Eifersucht. All diese Symptome scheinen zu unterschiedlichen Zeitpunkten aufzutreten und lassen an verschiedene Arzneien denken. Manche Homöopathen versuchen, mit verschiedenen Mitteln, die auf das jeweilige akute Ereignis zugeschnitten sind, vorzugehen, sobald das entsprechende Bild sein hässliches Haupt erhebt. Wenn wir aber genauer hinsehen, werden wir feststellen, dass all diese Erscheinungsformen einen Bezug zu einem aktiven miasmatischen Zustand aufweisen und dass *eine einzige* chronische antisykotische Arznei benötigt wird, um all diese Manifestationen aufzulösen!

Abb. 2-2:

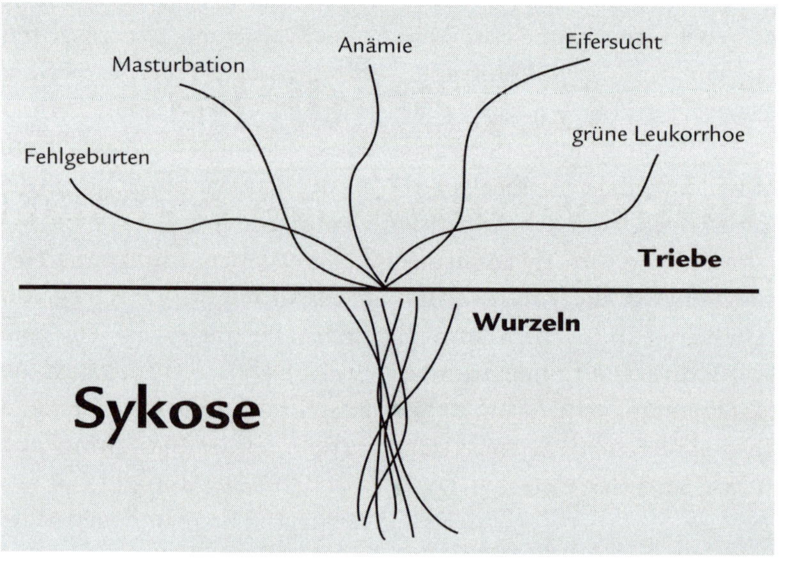

„Homöopath, sei wachsam"! Tappen Sie nicht in diese Falle. Fragen Sie Ihren Patienten, ob diese „akuten" Ereignisse wiederkehrend auftreten und finden Sie heraus, zu welchem Miasma sie gehören. Sind sie alle Ausdrucksformen ein und desselben Miasmas, wissen Sie, dass Sie es mit einer akuten Exazerbation eines chronischen miasmatischen Zustandes zu tun haben und dass die Behandlung auf die zugrundeliegende chronische Wurzel abzielen muss.

Was ist, wenn das akute Ereignis einem anderen Miasma anzugehören scheint? Dann hat sich eine unterschiedliche Schicht gebildet und es muss eine andere chronische Arznei gefunden werden. Ändert sich die Symptomatik trotz guter homöopathischer Detektivarbeit mit jedem Besuch, erwägen Sie, *Tuberculinum* zu geben, da es sich hier um ein Zeichen der immer wechselnden Ausdrucksformen des tuberkulinischen Miasmas handelt. Mehr Informationen dazu finden Sie in *Der Weg zum Simillimum*, Kapitel 10.

Kapitel 3

Gewöhnliche und ungewöhnliche Symptome

Frage 4: Welche Symptome sind gewöhnlich und daher unwichtig

Bei der Beantwortung dieser Frage kommt es schneller zu Fehlern als man denkt. So suchen zu Beispiel Eltern im Internet nach Informationen über die Symptome ihres Kindes, meist auf der Grundlage des allopathischen pathologischen Krankheitsnamens. Fragt der Homöopath diese Eltern: „Was ist die Hauptbeschwerde Ihres Kindes?", rattern sie eine Liste von Symptomen herunter, die sie im worldwideweb gefunden haben. Leider sagt dies dem Homöopathen überhaupt nichts Besonderes über das fragliche Kind. Worin unterscheidet sich dieses Kind von den anderen, die mit demselben Krankheitsnamen behaftet sind?

Ein gutes Beispiel ist das Autismus-Spektrum-Syndrom. Der Begriff „Spektrum" sollte Sie bereits vorwarnen, dass viele Symptome zu einer „Krankheit" zusammengepackt sind. Leider legen die Eltern ihr Augenmerk mehr auf die aufgelisteten Symptome als auf die wirklich eigentümlichen Symptome ihres Kindes – die Symptome, die wir kennen müssen, um die Arznei für das Kind zu finden. Die Allopathie hat die Angewohnheit, eine Liste von Kriterien zu erstellen, begleitet von dem Kommentar: „Wenn Ihr Kind so und so viele Punkte erreicht, leidet es an dieser Krankheit!" Eltern glauben, dass sie ausreichend informiert sind, wenn sie die gewöhnlichen Symptome auflisten können oder die allopathische Krankheitsbezeichnung kennen. Wenn Sie ihnen sagen, dass sie den Namen der Krankheit vergessen und sich auf die Symptome ihres Kindes konzentrieren sollen – wie es die Krankheit zum Ausdruck bringt – glauben sie vielleicht, dass Sie uninformiert sind. (Gewöhnliche Autismus-Symptome sind beispielsweise langsames Lernen, verzögerte Kommunikation, Flügelschlagbewegungen der Arme, Überempfindlichkeit gegenüber Lärm etc.; siehe auch Kapitel 2.)

Manche Krankheitszustände halten den Patienten in optimistischer Stimmung, so dass er auf die entsprechende Frage antwortet: „Mir geht es gut". Homöopathen wissen, dass ein Patient, der unter Schock steht und so etwas äußert, vielleicht *Arnica* braucht. Wenn *Arnica* sagt: „Es geht mir gut", handelt es sich um ein Paragraph 153-Symptom, aber bei anderen Zuständen kann es ein *gewöhnliches* Symptom sein. Ein Beispiel sei ein Patient mit Tuberkulose, der nach der Einnahme einer Arznei behauptet, dass es ihm „gut geht". Bei näherer Befragung finden wir heraus, dass sein Appetit vermindert ist, er schwächer geworden ist und abgenommen hat und bei der Auskultation stellen wir fest, dass sich der Zustand seiner Lunge sehr verschlechtert hat. Der Homöopath muss daraus den Schluss ziehen, dass sich die Krankheit verschlimmert hat, die Arznei nicht das Simillimum war und die natürliche chronische Krankheit fortgeschritten ist; daher muss er den Fall trotz des optimistischen Berichts des Patienten neu aufnehmen. Es ist bekannt, dass der Tuberkulose-Patient bis zum Schluss optimistisch bleibt: **Optimismus** ist ein **gewöhnliches Symptom** dieser Krankheit! (Siehe auch *Hahnemann im Brennpunkt*, Kapitel 9, Seite 223.)

Frage 5: Welche Symptome sind ungewöhnlich, eigentümlich und selten (Paragraph 153)?

Abb. 3-1:

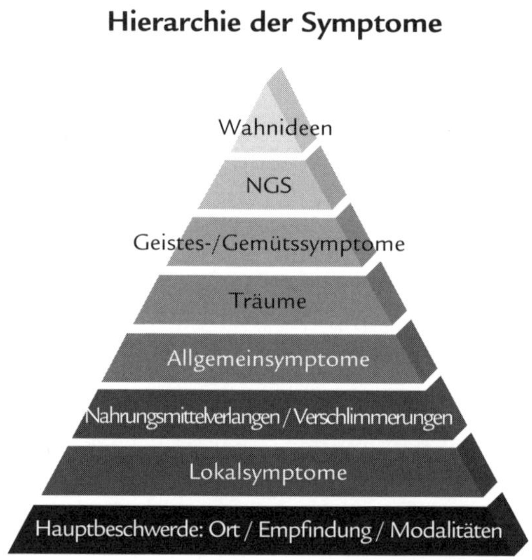
Hierarchie der Symptome
Wahnideen
NGS
Geistes-/Gemütssymptome
Träume
Allgemeinsymptome
Nahrungsmittelverlangen / Verschlimmerungen
Lokalsymptome
Hauptbeschwerde: Ort / Empfindung / Modalitäten

Diese Frage ist recht einfach zu beantworten. Überlegen Sie erst, welches Verhalten normal ist, dann wissen Sie, was ungewöhnlich ist. Einmal stellte ich 65 Studenten die Frage: „Wer von Ihnen würde einen Stuhl aus dem Fenster werfen, wenn er eine schlechte Nachricht bekäme?“ Nur einer hob die Hand. Diese Reaktion ist ungewöhnlich; die Mehrheit würde sich ganz offensichtlich anders verhalten. Es überraschte mich aber nicht, dass gerade derjenige, der die Hand gehoben hatte, als Reaktion auf Kummer oder schlechte Neuigkeiten einen Stuhl aus dem Fenster werfen würde - er hatte einen Klumpfuß, eine Erscheinungsform des syphilitischen Miasmas!

So kann beispielsweise jemand, der bei einer Beerdigung weint, nicht als *„mitfühlend“*, *„überempfindlich“* oder *„grundlos weinend“* betrachtet werden. Wenn auf der anderen Seite jemand auf einer Beerdigung nicht aufhören kann zu lachen, so bezeichnen wir dies als unpassendes und übertriebenes Lachen, das sich in den folgenden Rubriken wiederfindet: *lacht unmäßig*, *Lachen über Ernstes* und *unwillkürliches Lachen*. Wir stellen fest, dass *Natrium muriaticum* in all diesen Rubriken hochgradig vertreten ist. In der Rubrik *Lachen über Ernstes* finden wir Arzneien wie *Natrium muriaticum*, *Aurum muriaticum natronatum* und *Anacardium*. Dies zeigt, dass sich Traurigkeit oft hinter solch widersprüchlichem Verhalten verbirgt. Diese Paragraph 153-Emotionen sind instinktive, unwillkürliche Reaktionen, die die vernunftabhängige Ordnung des Bewusstseins mit ihren elementaren Ausbrüchen durcheinanderbringen. Paragraph 153-Emotionen sind nichts anderes als das Eindringen einer unbewussten Persönlichkeit in das Bewusstsein. Sie erscheinen ganz plötzlich, entspringen einer unbewussten Region, wohin sie vor langer Zeit entsorgt wurden: Es war eine Frage des Überlebens, einen solchen „schmerzlichen Komplex" in das Unbewusste zu verbannen. Einfache Menschen glaubten beim Auftreten solcher eigentümlicher Paragraph 153-Emotionen (z. B. Lachen bei einem Begräbnis), dass diese Person vom Teufel oder von einem Geist besessen war; unsere Sprache drückt immer noch denselben Gedanken aus. Die Menschen haben so gut wie keine Ahnung von der Existenz des Unbewussten. Der Homöopath muss es zu seiner vorrangigen Aufgabe machen, im Unbewussten zu fischen, um das Simillimum des Patienten herauszufinden.

Diese ungewöhnlichen Symptome erhalten einen anderen Wert, wenn es um die Bestimmung des Simillimum geht. Wahnideen, mentale und emotionale Symptome, sowie allgemeine und lokale Symptome, sie alle können „eigentümlich, selten und sonderlich" sein, sind aber bei der Bestimmung des Simillimum des Patienten für den Homöopathen von unterschiedlichem Wert (siehe *Hahnemann im Brennpunkt*, Kapitel 9).

Damit wir zum Beispiel die Paragraph 153-Symptome im Fall eines Kindes erkennen können, müssen wir mit der normalen kindlichen Entwicklung vertraut sein. Natürlich ist das, was normalerweise in der Entwicklung als Meilenstein betrachtet wird, nichts absolut Feststehendes. Den Homöopathen mit seinem Wissen von den Konstitutionen überrascht es nicht, dass das dickköpfige *Calcium carbonicum*-Kind bis zum Alter von 16 Monaten kein Wort spricht, mit zwei Jahren aber plötzlich anfängt, in vollständigen Sätzen zu reden! Ein Kind, das *Calcium* braucht, hat auch keine Eile zu laufen oder Zähne zu bekommen!

Die sexuellen Meilensteine des Kindes sind besonders wichtig, den Ärzten und Eltern aber gleichermaßen wenig bekannt. Der Kinderarzt fragt niemals spontan nach dem Sexualverhalten des Patienten. Die Mutter ist oft verlegen, unwissend oder sie hofft, dass abnorme sexuelle Verhaltensweisen verschwinden werden, daher erwähnt sie sie nicht gegenüber dem Arzt. Sie wären überrascht, wie viele Mütter, Homöopathinnen eingeschlossen, ungewöhnliche sexuelle Aspekte ihrer Kinder leugnen!

Natürlich ist es erforderlich, zu verstehen, was angemessenes Sexualverhalten tatsächlich bedeutet. Im Alter von drei Jahren können der Elektra- und Ödipus-

Komplex als normal bezeichnet werden, aber wenn das Liebesobjekt auch jenseits der Pubertät noch ein Familienmitglied ist, sehen wir darin Inzest, ein syphilitisches Charakteristikum und den Ursprung vieler Neurosen und rückläufiger Verhaltensweisen (*Hyoscyamus, Pulsatilla*).

Bei einem Menschen, der *Hyoscyamus* braucht, spielt sich Folgendes ab: Die Libido kann nicht von der Mutter- oder der Vaterfigur oder wer auch immer diese Rolle einnimmt, gelöst werden; das können auch Sie, der Homöopath, sein. Mehr als bei irgendeinem andern Mittel zeigt sich überschießendes Sexualverhalten bei der *Hyoscyamus*-Person. Natürlich ist es für *Hyoscyamus* ein „positives" Mittel, seine Wahnidee „Ich werde heiraten" aufrechtzuerhalten. Die Botschaft darin lautet: „Ich gebe mich dir voll und ganz hin.", „Ich möchte mit dir eine vollkommen innige Verbindung eingehen und niemand soll sich zwischen uns stellen." Die Patientin, die *Hyoscyamus* braucht, kommuniziert mit ihrem „Geliebten" auf vielerlei Weisen, die ganz und gar nicht subtil sind. Die folgenden Rubriken geben die Natur eines Patienten, der *Hyoscyamus* benötigt, wider: *er liegt nackt im Bett und schwatzt; liebt schmutziges Gerede; singt schlüpfrige und obszöne Lieder; erotische Manie begleitet von Eifersucht; Masturbation seit der Kindheit; hat sich schon immer vom anderen Geschlecht angezogen gefühlt und vorzeitig mit Gedanken an Heirat beschäftigt (Wahnidee von einer Hochzeit); laszive Manie, entblößt den Körper, besonders die Geschlechtsteile; läuft fast nackt herum, will nicht bedeckt werden; wirft beständig das Bettzeug oder die Kleider von sich; völliger Verlust des Schamgefühls; er liegt nackt im Bett und läuft in der Sommerhitze im Pelz herum; möchte nackt sein und neigt sehr zu unziemlichen und schamlosen Handlungen, Gesten und Ausdrücken; sinnlich, lasziv; Nymphomanie;* und *Erotomanie.*

Es ist sehr gut möglich, dass dieses übertriebene sexuelle Verhalten mit dem Heranwachsen des Kindes verschwindet und durch ein listigeres Verhalten ersetzt wird, weil die Patientin jetzt schlauer ist und erfolgreichere Methoden entwickelt hat, um sich zu behaupten.

Kinder berühren ihre Genitalien (*Genitalien, fasst sich an die*) oder die Brust ihrer Mutter, häufig in Gegenwart anderer Personen; sie lassen vor ihrer Mutter das Handtuch fallen, wenn sie aus der Dusche kommen oder verwenden sexuelle Begriffe (*schmutzige Reden*). Ich frage mich, ob eine Mutter so etwas jemals ihrem Kinderarzt erzählt. Und selbst wenn sie es täte, was würde er empfehlen? Einen Psychiater für ein zweijähriges Kind? Oder Antidepressiva? Setzt ein Homöopath sich mit einem solchen Verhalten auseinander, besteht der richtige Weg in einer Differenzialdiagnose zwischen *Hyoscyamus, Medorrhinum, Pulsatilla, Platinum, Origanum, Fluoricum acidum* und anderen stark sykotischen Arzneien. Solange der *Hyoscamus*-Patient ein sexuelles Ventil findet, wird ihn dies vor einem völligen psychischen Zusammenbruch, Psychose oder Paranoia bewahren, welche ein noch tieferes Stadium darstellen (zentrale Wahnidee: *er wird verkauft; Wahnidee, wird verletzt durch seine Umgebung*). Ein mögliches Ventil besteht darin, dass das Kind im selben Bett schläft wie seine Mutter, selbst noch im Alter von 10 Jahren oder älter. Dies passiert oft in Scheidungsfällen, wenn der Vater gegangen ist. Wird dieser Zyklus durchbrochen, wird das Kind ein gewalttätigeres Verhalten an den Tag legen, da seine Wahnideen, insbesondere die zentrale Wahnidee, überhandnehmen.

Eine Behandlung dieser Kinder vor der Pubertät ist zwingend notwendig. Die psychosexuelle Reifung beginnt mit der Pubertät. Damit „dringt" das Thema Sex in die Psyche des unvorbereiteten heranwachsenden Kindes „ein". Bei normalen Kindern sind psychologische Probleme oder auflehnende Tendenzen nicht pathologisch, bei vielen homöopathischen Charakteren wie *Pulsatilla, Lachesis, Lilium tigrinum, Kalium bromatum, Platinum, Origanum* und *Hyoscyamus* werden sie aber akzentuiert. Der physiologische Reifungsprozess geht mit dem Erwachen eines jeglichen bereits bestehenden latenten oder schlummernden Miasmas einher. Die verstimmte Lebenskraft (LK) muss nun gegen einen Ansturm hereditärer Prädispositionen kämpfen und wird oft von diesen überwältigt.

Jung beschreibt frühe Anzeichen für die sexuelle Stimulation eines Kindes: heftige Kreisbewegungen mit dem Zeigefinger an der Schläfe, im Mund oder Ohr, als ob es ein Loch bohren würde. Viele dieser Kinder masturbieren (die *Origanum*-Persönlichkeit). In seltenen Fällen geraten sie als Erwachsene in einen schizophrenen Zustand, der durch irgendein unglückliches Ereignis ausgelöst wird. Jung beschreibt einen solchen Fall. Eine Frau litt an einem depressiven katatonischen Zustand, bedingt durch den Tod ihres Kindes, mit dem sie sich durch eine übermäßig beschützende Liebe identifiziert hatte (*Jung 1991*, S. 139-141). Jung geht noch weiter und bringt das Beißen der Fingernägel (*Barium carbonicum*), Lutschen an den Fingern (*Pulsatilla*) und Zupfen an Gegenständen (*Hyoscyamus*) mit einer unterdrückten Libido in Verbindung. Wir finden diese Arzneien in den Rubriken: *Gesten, Hände, Greifen; Gesten, Finger, zupft an den;* und *Gesten, Finger, spielt mit den.* Für Homöopathen gehören all diese Persönlichkeiten zu den abhängigen Mitteln der Gruppe 2 des Periodensystems (Lithium, Kohlenstoff, Stickstoff, Fluor) oder zu den bedürftigen Kohlenstoff-Persönlichkeiten wie *Pulsatilla* (*De Schepper 2003,* Kapitel 5). Ein Kind oder schizophrener Erwachsener zeigt möglicherweise weniger schöne Symbole als Begrüßung oder Liebesbeweise, zum Beispiel das Beschmieren des Gesichts und Körpers mit Exkrementen (*Jung 1991*, S. 185).

Um weitere ungewöhnliche Symptome aufzufinden, versucht der Anfänger vielleicht festzustellen, ob der Patient irgendetwas sagt, was sich ungewöhnlich und eigentümlich anhört. Es ist immer gut zu fragen: „Würden die meisten Menschen so in dieser Situation reagieren?" Wie Jung es ausdrückte (siehe Kapitel 8), erfolgt die Reaktion auf jede Situation als Antwort auf ein fixes, vorbestimmtes, hereditäres Muster, *nicht wahlweise*, sondern zwingend; sie korrespondiert dabei mit dem vorherrschenden miasmatischen Zustand unseres Patienten. Ein Beispiel könnte die Reaktion verschiedener Menschen auf dieselbe Situation sein, beispielsweise den Verlust des Partners. Die psorische Person sucht Trost, indem sie mit allen, die sie kennt, telefoniert, redet und Emails austauscht. Der sykotische Mensch geht vielleicht in Bars und betrinkt sich selbst besinnungslos oder greift sogar zu Drogen. Die syphilitische Person wird zerstörerisch (wirft z. B. mit Möbeln oder zerreißt Bilder) oder selbstzerstörend (nimmt Alkohol und Drogen, die ihn schließlich den Job, die Gesundheit, das Heim etc. kosten).

Ein anderer Tipp, wie Sie gewöhnliche und ungewöhnliche Symptome unterscheiden können, ist Folgender: Wenn Sie sich Rubriken im Allgemeinen ansehen, werden Sie die eigentümlicheren Symptome in Rubriken finden, die weniger Mittel enthalten. Rubriken mit 500 Arzneien (z. B. *Müdigkeit, Erschöpfung* etc.) können kaum als eigentümliche Symptome bezeichnet werden. Aber die Rubrik *Wahnidee, Gehen, Knien, er geht auf den* – spiegelt die extreme Schüchternheit von *Barium carbonicum* wider und qualifiziert sie als eigentümliches Symptom in einem Fall.

Ein erfahrener Homöopath wird keine gewöhnlichen Symptome aufschreiben. Margaret Tyler sagt zum Beispiel: „Je länger ich praktiziere, desto weniger schreibe ich auf." Ihre Befragung zielt auf die seltenen und sonderlichen und weniger auf die gewöhnlichen Symptome ab. Hier kann der beginnende Homöopath viel lernen, indem er einen erfahreneren Homöopathen bei einer Live-Anamnese beobachtet. Weitere Informationen finden Sie in *Hahnemann im Brennpunkt*, Kapitel 9, S. 223).

Kapitel 4

Die Frage nach den Schichten

Frage 6: Wie viele Schichten liegen bei dem Patienten vor?

Neben der Bestimmung der Konstitution und des Temperamentes des Patienten, des Niemals-gesund-seit-Ereignisses (NGS) bzw. der Ätiologie, des vorherrschenden miasmatischen Zustandes und des Simillimum muss bei der Erstanamnese noch eine weitere „Diagnose" gestellt werden: Wie viele Schichten liegen bei diesem Patienten vor?

Abb. 4-1: **Heilung einer vielschichtigen Krankheit**

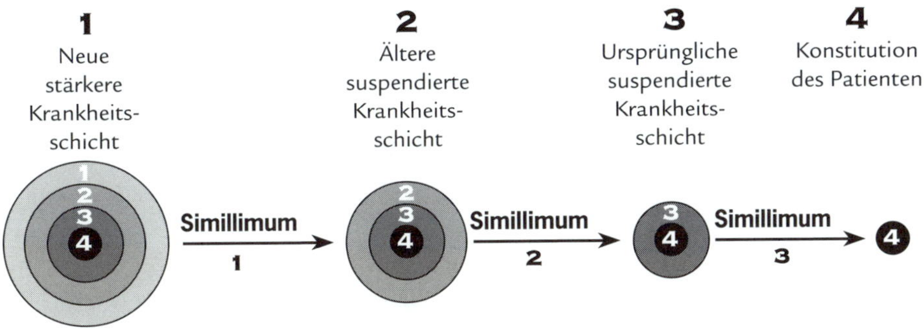

Verschiedene Schichten werden durch ein vollkommen unterschiedliches Bild und verschiedene Ursachen / Auslöser charakterisiert.

Bevor Sie eine Entscheidung hinsichtlich der Anzahl der Schichten treffen, sollten Sie sicher sein, dass Sie gründlich über diese Frage nachgedacht haben. Die wahre Konstitution (*Phosphorus, Sulphur, Calcium carbonicum* etc.) des Patienten stellt dabei keine Schicht dar – zumindest nicht meiner Auffassung nach. Sie entspricht eher der Endphase der Behandlung. **Verschiedene Schichten werden durch ein vollkommen unterschiedliches Bild und verschiedene Auslöser charakterisiert!** Stellen Sie deshalb die Frage: „Gehört dieses oder jenes Symptom, das ich meinem Simillimum zuordnen würde, zu einer Schicht mit einem anderen NGS-Faktor als der, die ich gerade behandle?" Viele Schichten werden gewöhnlich durch unterdrückende allopathische und homöopathische Behandlungen, sowie durch die Verleugnung von Emotionen, die auf der Schattenseite existieren, gebildet. Die Schichten lassen sich oft durch das Aufzeichnen eines genauen Zeitschemas, in dem jede auftretende Symptomatik, ihre Auslöser oder Ursachen und das entsprechende therapeutische Vorgehen notiert werden, auffinden. Wir können die Trennlinie zwischen zwei Schichten auch sehen, wenn zwei aufeinanderfolgende Schichten einen unterschiedlichen miasmatischen Einfluss erkennen lassen. Zum Beispiel dort, wo die jüngste Schicht syphilitische Erscheinungsformen zeigt und die vorhergehende Schicht psorischer Natur ist.

Sie müssen vor allem feststellen, ob alle Krankheiten und Ausdrucksformen des Patienten *eine einzige Geschichte* ergeben! Hat der Patient eine Vorgeschichte von „Verlassensein“ und das Verlassenheitsgefühl wurde ursprünglich von der Familie (unter Umständen bereits intrauterin) und später von Freunden, Geliebten und Partnern hervorgerufen, dann wird dies als fortgesetzte Geschichte von „Verlassensein“ betrachtet, die eine entsprechend große Schicht mit diesem Thema erschaffen hat. Hier wird nur eine Arznei benötigt! Ich hatte eine 80-jährige Patientin, deren bereits lebenslang bestehendes Isolationsgefühl mit einem „Verlassensein“ als Baby zusammenhing: Ihre überarbeitete *Sepia*-Mutter stellte einfach sechs Milchflaschen in das Kinderbett, damit das Kind sich selbst fütterte! Dieser Fall war ein langer Prozess, in dem diese Schicht mit sorgfältig dosierten Gaben einer einzigen Arznei aufgelöst wurde!

Vergessen Sie nicht, dass *Carbon*-Menschen (*Graphites, Pulsatilla, Calcium carbonicum,* besonders letzteres) dickköpfig sind, sogar im Hinblick auf die Entwicklung von mehr als einer Schicht. Sie bleiben oft in einer Schicht stecken und erweitern diese über Jahre! Allerdings begegnen wir in der Praxis häufig Fällen, die mehrere verschiedene Schichten bei einem Patienten repräsentieren. Wie immer, sind auch hier die schwierigen Fragen:

Wie erkenne ich, dass die nächste Schicht auftaucht, nachdem ich die darüber liegende Schicht aufgelöst habe?

Wann wechsle ich zum nächsten Mittel?

Die Beantwortung dieser Fragen gestaltet sich noch schwieriger, wenn zwei Komplementärmittel benötigt werden, da sie viele eigentümliche Symptome gemeinsam haben. Erinnern Sie sich, jede Schicht braucht ein anderes Mittel!

Komplementärmittel: Die Schwierigkeit, Schichten zu trennen

Zusätzliche Schwierigkeiten beim Erkennen unterschiedlicher Schichten treten dann auf, wenn zwei Komplementärmittel aufeinanderfolgend gebraucht werden, so wie *Sepia* und *Natrium muriaticum*. Dem Homöopathen kann es Probleme bereiten, eine Patientin im *Sepia*-Zustand mit ihrem erschöpften und verwirrten Gehirn von den überaus ähnlichen Symptomen des *Natrium muriaticum*-Zustandes zu differenzieren. „An welchem Punkt gleitet die *Sepia*-Patientin in den *Natrium muriaticum*-Zustand und umgekehrt?“ Diese Frage muss gestellt werden, um zu bestimmen, wann ein Mittelwechsel (von *Sepia* zu *Natrium muriaticum* oder umgekehrt) vonnöten ist.

Hier muss der Homöopath jeder Änderung im Bild der Patientin besondere Aufmerksamkeit schenken und die zentralen Wahnideen und Beschwerden von *Sepia* und *Natrium muriaticum* vergleichen. Nur dann kann er die Patientin auf dem schwierigen Weg, der vor ihr liegt, sicher führen.

Auf den folgenden Seiten werden wir zwischen dem dritten bzw. Endstadium dieser beiden Mittel differenzieren. Jede Arznei hat Symptome, die als psorisch, sykotisch oder syphilitisch eingestuft werden können. Wird ein Patient nicht oder nicht angemessen behandelt, entwickeln sich die Symptome mit der Zeit vom Psorischen zum Sykotischen und schließlich zum Syphilitischen (Luetischen). Luetische Symptome stellen das dritte oder Endstadium dar. So ist das voll entwickelte Bild beispielsweise von *Natrium muriaticum* nicht die naive Patientin, die singt und tanzt und sogar auf schamlose Weise ihren Körper zur Schau stellt und bei *Sepia* ist es nicht die erregbare, pflichtbewusste und tanzende Person. Die genannten Symptome beschreiben das Anfangsstadium dieser Arzneimittelbilder.

Nehmen wir an, eine erschöpfte *Sepia*-Patientin kommt in Ihre Praxis. Sie werden herausfinden müssen, an welchem Punkt der *Sepia*-Zustand von einem *Natrium muriaticum*-Zustand abgelöst wird.

Abb. 4-2:

Wie man bestimmt, wann eine Schicht von einer anderen abgelöst wird

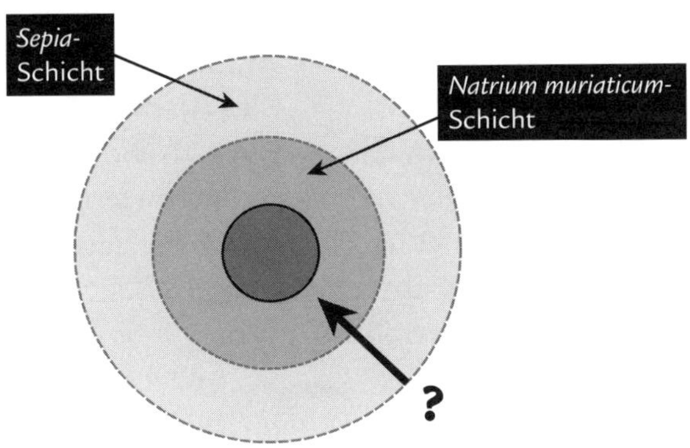

Wenn Sie glauben, dass das Bild von *Natrium muriaticum* als Komplementärmittel auftaucht, müssen Sie, bevor Sie es verschreiben, sichergehen, dass die veränderten Symptome der Patientin von Dauer sind. Nur wenn das Bild verändert **und** die Symptome dauerhaft sind (und man noch ein paar Tage abgewartet hat), wechselt man zu *Natrium muriaticum*!

Wie bestimmt man also den Punkt, an dem *Sepia* in einen *Natrium muriaticum*-Zustand gleitet? Beginnen wir mit dem Vergleich der Wahnideen, Beschwerden durch und Kompensationen dieser beiden Mittel. Vergleichen wir die Wahnideen von *Sepia* im dritten bzw. syphilitischen Stadium mit jenen von *Natrium muriaticum* im selben Stadium.

Abb. 4-3:

WAHNIDEEN: *SEPIA* UND *NATRIUM MURIATICUM*	
- **Sie ist arm (CD)** - Ganz allein auf dem Friedhof - Drei Ärzte kommen - Ausgelacht werden - Krank sein; wird nicht arbeiten - Sie hat Pech	- **Die Mutter ist tot (CD)** - Verdammt sein - Wird verrückt werden - Bemitleidet aufgrund von Unglück - Krank sein - Reden mit Toten - Sieht elend aus, schaut in den Spiegel

Sepia hat die folgenden Wahnideen:

- **Sie ist arm** *(zentrale Wahnidee)*
- *Ganz allein auf dem Friedhof*
- *Drei Ärzte kommen*
- *Sie ist krank und arbeitet aus diesem Grund nicht*
- *Sie wird ausgelacht*
- *Sie hat Pech*

Diese Wahnideen spiegeln ein Gefühl von Isolation während eines schwerkranken Zustandes wider. *Sepia* hat das Gefühl, dass sie sehr viel medizinische Fürsorge benötigt (*drei Ärzte kommen*), aber sie befürchtet, dass man sie nicht ernst nehmen wird (*ausgelacht werden*). Diese Wahnideen zeigen den ausgebrannten, erschöpften *Sepia*-Zustand: jemanden, der nicht in der Lage ist, mit Arbeit und Beziehungen fertig zu werden. Jede kleine Forderung ist zu viel: *Wahnidee, dass sie krank ist und deshalb nicht arbeiten wird.* Ein ganz schöner Kontrast zu der gewissenhaften, pflichtbewussten und fleißigen *Sepia* im Anfangs-, also psorischen Stadium!

Vergleichen wir dies mit den Wahnideen von *Natrium muriaticum*:

- **Seine Mutter ist tot** *(zentrale Wahnidee)*
- Verdammt sein
- Sie wird verrückt werden
- Sie wird wegen ihres Unglücks bemitleidet und weint
- Krank sein
- Sie redet mit Toten
- Sieht Diebe im Haus
- Sie sieht elend aus, wenn sie in den Spiegel schaut

Was bedeutet das alles? *Natrium muriaticum* blickt auf unglückliche Ereignisse in ihrem Leben zurück: die Trennung von ihrer Familie (*die Mutter ist tot*, zentrale Wahnidee), wodurch auch der Mangel an emotionaler Fürsorge durch die Mutter oder jegliche andere nährende Quelle wie Großeltern, Partner, Kind, Freund, Mentor, Guru, Therapeut, Homöopath etc. widergespiegelt wird.

Die Patientin, die *Natrium muriaticum* braucht, wird von dem hartnäckigen Gedanken verfolgt, dass sie wegen all dieser herzzerreißenden Dinge bemitleidet werden sollte (*sie schließt es aus den Blicken der Menschen*, Hering). Die *Natrium muriaticum*-Patientin weint oft im Gespräch mit ihrem Psychotherapeuten oder Homöopathen. Im Gegensatz zu der Rubrik *stiller Kummer* besteht ein Bedürfnis, sich Menschen, denen sie vertraut oder vertraute oder die sie liebte (*Reden mit Toten*), mitzuteilen, was sich auch in der Rubrik *Heimweh* wiederfindet. *Natrium muriaticum* sehnt sich nach den guten alten Zeiten zurück, d. h. danach, wie die Dinge früher einmal waren (z. B. vor der Scheidung, vor dem Tod der Mutter oder des Kindes etc.).

Ihr Gefühl von Isolation wird noch durch die Überzeugung gesteigert, krank und hässlich (*Wahnidee, elend, wenn sie in den Spiegel schaut*) und verletzlich zu sein (*Wahnidee, sieht Diebe im Haus*; was, nebenbei bemerkt, etwas völlig anderes ist als die entsprechende Furcht von *Arsenicum album*). Bei *Arsenicum album* hat diese Wahnidee mit dem Bewahren seines Reichtums und Besitzes für die Zukunft zu tun. Bei *Natrium muriaticum* spiegelt sie dagegen eine Furcht vor körperlichem Schaden wider; darum träumt sie auch von Einbrechern! Auch hier gibt es eine erweiterte Bedeutung dieser Rubrik: „Einbrecher“ sind all jene Menschen, die gegen ihren Willen in ihr Privatleben eindringen.

Begegnet ein Homöopath einer *Natrium muriaticum*-Patientin zum ersten Mal, muss er ihr Vertrauen gewinnen, damit sie sich im Hinblick auf private Angelegenheiten öffnet. Stellt er zu früh private Fragen, wird sie sich zurückziehen und zugeknöpft sein. *Silicea* und *Kalium carbonicum* weichen ähnlich aus (*Abneigung, berührt zu werden*). Für einen solchen Menschen ist es buchstäblich schierer Horror, berührt zu werden (zu intim). Dennoch muss ein guter Homöopath ihn auf der emotionalen Ebene „berühren“; dieser Teil der Konsultation bedarf besonderer Vorsicht und Empathie.

Die Wahnideen von *Natrium muriaticum* beinhalten keine Aspekte, die mit Arbeit in Zusammenhang stehen - nur mit dem *Verlust von Beziehungen*. Hahnemann sagt: *„Er sucht in Gedanken immer die ehemaligen Unannehmlichkeiten auf, um darüber, sich kränkend, nachzudenken.“* Hier sehen wir, dass langdauernde, nicht aufgelöste, schmerzliche Themen (oft bei Frauen), die mit Liebe zu tun haben, zu Wahnideen (*keiner liebt mich; niemand kümmert sich um mich* etc.), und fixen Gefühlen führen und Stoff für Träume liefern! Immer wenn jemand auch nur mit einer Geste oder einem Wort auf diesen „hochgradig gefühlsbetonten Komplex“ anspielt (in der Homöopathie fällt dieser in den Bereich „Beschwerden durch“ und spiegelt die Essenz der zentralen Wahnidee (CD) wider; siehe auch Kapitel 6: Wie man die zentrale Wahnidee in der Praxis findet“), wird sie heftig darauf reagieren. *Natrium muriaticum* erkennt nicht, dass sie eine Abhängigkeit von diesen negativen Gefühlen entwickelt hat (*Gedanken, traurig, hartnäckig*).

Dies steht im Gegensatz zu *Sepia*, die versucht, sich durch den Tag zu kämpfen, ein tägliches Nickerchen braucht (zwischen 15 und 18 Uhr) und dem, was sich um sie herum abspielt und sogar ihren eigenen Gefühlen gleichgültig gegenübersteht (*Gleichgültigkeit, gegen alles, sogar gegenüber Angenehmem*). Auf den ersten Blick ist es schwierig, *Sepia* und *Natrium muriaticum* zu differenzieren, da sie in diesem Krankheitsstadium gemeinsame

Erscheinungsformen zeigen. Sie sind beide **wortkarg, fühlen sich bei jedem Wort angegriffen und scheuen Gesellschaft**. Aber *Sepia* meidet auch ihre engere Familie: *Abneigung gegen den Ehemann und die Kinder; Abneigung gegen die Arbeit und Familie; große Gleichgültigkeit gegenüber der Familie und denjenigen, die sie am meisten liebt. Natrium muriaticum* ist gewöhnlich in einer prekären Lage, da sie diese Menschen für immer verloren hat (Familie, Geliebten, Ehemann, Kind oder Haustier) und es nun aufgegeben hat, nach einer neuen Beziehung zu suchen; stattdessen fängt sie an, für eine gute Sache zu kämpfen. Sie möchte sich **immer noch** „einigen" Menschen verbunden fühlen, und zwar denjenigen, die dasselbe Leid wie sie erlitten haben. *Natrium muriaticum* schöpft aus einer solchen Mission Energie; diese wird zu ihrem einzigen Lebensinhalt. Vielleicht wird sie in beruflicher Hinsicht sogar Psychotherapeutin oder Sozialarbeiterin, da es ihr erlaubt, ihren eigenen Kummer entweder weiter zu verarbeiten oder ihn zu unterdrücken bzw. zu verschieben. *Sepia* würde sich weniger kümmern (*Gleichgültigkeit gegen alles*). Damit ist *Sepia* in gewisser Weise problematischer als *Natrium muriaticum*. Bei *Natrium muriaticum* geht es um Beziehungen - bei *Sepia* um **Arbeit und Beziehungen**!

Wir wollen sehen, ob sich dies den Prüfungen beider Mittel entnehmen lässt; fangen wir mit den „Beschwerden durch" oder „Niemals-gesund-seit" Ereignissen an.

Abb. 4-4:

NGS: *SEPIA* UND *NATRIUM MURIATICUM*

- Geistige Überanstrengung - Sexuelle Exzesse / Schwangerschaften / Fehlgeburten - Ausgelacht werden - Ärger / beruflicher Misserfolg - Emotionale Aufregung	- Ärger / stiller Kummer - Schreck / Verdruss - Täuschung / Betrug - Kummer - Enttäuschte Liebe - Kränkung

Sepia hat die NGS-Faktoren *Überanstrengung des Geistes; zu viele Fehlgeburten und Schwangerschaften; sexuelle Exzesse* (3); *Gemütserregung* (2); *Ärger* (2); *geschäftlicher Misserfolg* (1). *Beschwerden durch geschäftlichen Misserfolg* hat bei einer Patientin, die *Sepia* braucht, eine erweiterte Bedeutung. Bei *Sepia* kann der NGS-Faktor „zu hohe Anforderungen bei der Arbeit" und sogar bei der Hausarbeit auch dann auftreten, wenn sie glaubt, dass sie als Mutter versagt hat. Andrea Yaeger, in den USA unbekannt, ertränkte ihre fünf Kinder in der Badewanne, als sie sich in den Abgründen einer Nachgeburtsdepression befand. Sie wurde schon Monate, bevor sie diese grässlichen Taten vollbrachte, von der Wahnidee verfolgt, eine schlechte Mutter zu sein! Wir können klar erkennen, dass die NGS-Ereignisse von *Sepia* mehr auf die Anforderungen hinweisen, die von Seiten des Ehemannes, der Familie, Kinder **und** der Arbeit an sie gestellt werden oder auf die körperliche Erschöpfung aufgrund dessen, was ihrem Körper abverlangt wird (z. B. Schwangerschaften). Leidet *Sepia* an den Folgen sexueller Exzesse, so hat sie nichts gemeinsam mit Patientinnen oder Patienten, die *Platinum, Lachesis, Lycopodium, Medorrhinum* oder *Fluoricum acidum* brauchen; diese haben vielleicht zu einer bestimmten Zeit einen ausschweifenden Lebenswandel geführt, weil sie nach einem übertriebenen sexuellen Ventil suchten, um ihrer zentralen Wahnidee zu entfliehen. *Sepia* hat kein ausgeprägtes sexuelles Verlangen, sondern leidet eher aufgrund ihres Pflichtbewusstseins und vielleicht, weil sie einen in Sachen Sex sehr fordernden Ehemann geheiratet hat.

Natrium muriaticum hat üble Folgen von: *Ärger; Schreck; Schikane; Kränkung* (3); *Ärger mit stillem Kummer; unterdrücktem Ärger; dem Hören schlechter Nachrichten; Enttäuschung; Täuschung; Betrug* (3), *Kummer* (3); *enttäuschter Liebe* (3). Die Beschwerden von *Natrium muriaticum* drehen sich um alles, was mit Liebe oder verlorener Liebe zu tun hat – um genauer zu sein, mit eingebildeter oder echter Täuschung und Betrug. Dadurch entsteht sehr leicht Ärger. Aber wir wollen sehen, wie diese beiden Charaktere ihre NGS-Faktoren kompensieren. Vielleicht liegt darin eine weitere Möglichkeit für den Homöopathen, zwischen den beiden Komplementärmitteln zu differenzieren.

Die Kompensationen von Natrium muriaticum und Sepia: Ähnlich und doch so verschieden

Sepia ist still, introspektiv und spricht selten freiwillig ein Wort; *sie sitzt stundenlang da, mit Stricken beschäftigt.* Es besteht eine *Unfähigkeit zu geistiger Arbeit*; nur zu denken ist bereits eine Anstrengung. Wenn Sie sie an diesem Punkt um irgendetwas bitten, wird sie ein *aufbrausendes und gereiztes Verhalten an den Tag legen, da sie schlechte Laune bekommt, wenn es um Arbeit geht. In diesem Moment kann es zu heftigen Wutausbrüchen kommen, besonders wenn ihr widersprochen wird. Sie hatte den ganzen Tag das Gefühl, als wäre es ihr egal, was passierte,* und es besteht *große Gleichgültigkeit gegenüber allem.* Hier ist ein weiterer Unterschied zu *Natrium muriaticum*: Bei *Sepia* kommt es zu *häufigem Weinen, das sie kaum unterdrücken kann, sie könnte alle paar Minuten weinen, ohne den Grund dafür zu kennen.* *Sepia* weint mehr als jedes andere Mittel in unserer Materia medica, sogar mehr als *Pulsatilla.*

Lassen Sie *Sepia* allein und es geht ihr gut! *Sepia* möchte **Urlaub**, wohingegen *Natrium muriaticum* eine **Berufung** sucht! *Sepia* engagiert sich nicht für irgendein Projekt oder einen guten Zweck wie *Natrium muriaticum* – an diesem Punkt interessiert sie sich einfach nicht dafür!

Natrium muriaticum liebt klassische Musik, da diese in Resonanz mit ihr steht. Sepia hat eine Verschlimmerung durch Musik (außer im ersten Stadium, wo Tanzen eine Möglichkeit für *Sepia* darstellt, mit dem Gefühl von Stagnation umzugehen). *Sepia weint, wenn sie ihre Symptome schildert. Natrium muriaticum* unterdrückt ihre Symptome und weint nicht, wenn sie von diesen berichtet, außer wenn sie glaubt, dass sie bemitleidet wird. *Natrium muriaticum* regt sich viel mehr über Kleinigkeiten auf und hat eine hasserfüllte und rachsüchtige Natur. *Sepia* hingegen ist alles gleichgültig. *Natrium muriaticum* hat morgens beim Erwachen Herzklopfen und Kopfschmerzen (vgl. *Lachesis*).

Man kann erkennen, wie viel Aufmerksamkeit notwendig ist, bevor der Homöopath entscheiden kann, dass eine *Sepia*-Situation in einen *Natrium muriaticum*-Zustand übergegangen ist. Der entscheidende Punkt ist folgender: Befindet sich eine Patientin in einem *Sepia*-Zustand, wissen Sie, dass Probleme im Beruf **und** in den Beziehungen bestehen! Glauben Sie, dass sich *Natrium muriaticum* im Bild der Patientin zeigt und seine Symptome persistieren, fragen Sie, wie es der Patientin bei der Arbeit geht. Sie antwortet vielleicht: „Bei der Arbeit ist jetzt alles in Ordnung!“ Möglicherweise hat sie eine andere Arbeitsstelle oder einen neuen Chef bekommen etc. Aber ihre persönlichen Beziehungen zu ihrem Mann, Freund, Elternteil, Kind etc. sind immer noch schwierig. Hier wissen Sie, dass die Wahrscheinlichkeit sehr groß ist, dass Sie jetzt zu *Natrium muriaticum* wechseln müssen.

Das angemessene Akutmittel zeigt uns vielleicht den Weg

Abgesehen von der Berücksichtigung dieser Unterschiede in den Wahnideen, NGS-Ereignissen und Kompensationen, wie können wir diese verschiedenen Schichten noch weiter differenzieren? Eine Möglichkeit herauszufinden, dass das chronische Komplementärmittel gegeben werden muss, besteht darin, dass eine akute Situation auftritt, die auf ein Simillimum hinweist, welches das **Akutmittel** des nächsten chronischen Komplementärmittels ist. Nehmen wir zum Beispiel eine Patientin, die *Sepia* einnimmt, nun aber Kopfschmerzen vom Aufenthalt in der Sonne bekommt. Wiederholte Gaben von *Sepia* helfen nicht, auch *Nux vomica*, das Akutmittel von *Sepia*, führt keine Linderung herbei. Aber *Bryonia*, (das Akutmittel von *Natrium muriaticum*) beseitigt die Kopfschmerzen innerhalb von Minuten! Schmerzen im rechten Eierstock reagieren gut auf eine Gabe *Apis* (ein weiteres Akutmittel von *Natrium muriaticum*) oder Ödeme um die Augen werden durch eine Dosis *Apis* gebessert. Nun kommt uns der Verdacht, dass *Natrium muriaticum* entweder schon gebraucht wird oder dass wir sehr nahe an einer Schicht sind, die *Natrium muriaticum* benötigt! Vielleicht klagt die Patientin über wiederkehrenden Herpes simplex, Wasseransammlungen und Gewichtszunahme; dies alles sind Indikationen für *Natrium muriaticum*. Außerdem bringt sie jetzt mehr ihre Abneigung gegenüber denjenigen, die sie in der Vergangenheit gekränkt haben, zum Ausdruck. Sind diese Symptome von Dauer – sie halten also eher eine Woche als einen Tag lang an – ist *Natrium muriaticum* bei dieser Patientin ernsthaft in Betracht zu ziehen.

Im Gegensatz dazu sind die ersten Symptome, die anzeigen, dass ein Wechsel von einem *Natrium muriaticum*- zu einem *Sepia*-Zustand stattfindet, vielleicht akute Schmerzen im unteren Rücken und Ohnmachtsanwandlungen, ebenso wie sehr reizbares Verhalten, selbst gegenüber denjenigen, die sie am meisten liebt – ihren Kindern und Ehemann.

Denken Sie daran, dass die Symptome dauerhaft sein müssen, um die Schicht der nächsten chronischen Arznei anzuzeigen; aber schon das Auftreten bestimmter Symptome zeigt an, dass die Patientin sich dem nächsten Mittel nähert und die Wiederholung des vorherigen chronischen Mittels vorsichtig gehandhabt werden muss. Weitere Informationen dazu finden Sie in *Hahnemann im Brennpunkt*, Kapitel 10, S. 167, und *Der Weg zum Simillimum*, Kapitel 13, S. 243.

Muss der Patient leiden, während die Arznei wirkt?

Dies führt uns zu einem weiteren Thema im Hinblick auf das Fallmanagement. Eine meiner Studentinnen stellte die folgende Frage und beantwortete sie teilweise selbst. Nachdem sie etwas über die Erstwirkung und kurative Gegenwirkung gelesen hatte (Paragraphen 63-64), suchte sie nach weiterer Klärung.

Frage der Studentin: „Stimmt es, dass empfindliche Patienten immer eine gewisse kurative Gegenwirkung erleben werden, die unangenehmer Natur ist? Nehmen wir zum Beispiel eine Klientin, die Antidepressiva und Schmerzmittel einnimmt und *Ignatia* braucht. Sie geben eine kleine Gabe einer niedrigen Potenz (z. B. eine C 6-Potenz gemäß der Split-dose-Methode mit nur einem Schüttelschlag; oder sie lassen die Patientin an der Arznei riechen – Riechmethode). Ist die Lebenskraft (LK) der Patientin stark genug, wird sie vielleicht weinerlich und unvernünftig und empfindet dies als Bedrohung ihres emotionalen Gleichgewichts. Natürlich sieht der Behandler darin eine arzneibedingte ähnliche Verschlimmerung – die zur kurativen Gegenwirkung führt. Ist die Arznei stark genug, um eine tiefgreifendere Wirkung als allopathische Medikamente hervorzurufen?"

„Bei jedem Patienten, insbesondere dem empfindlichen, kann die Gabe von *Ignatia* dazu führen, dass unterdrückter Kummer und Entrüstung vom Unbewussten ins Bewusstsein gelangen, was natürlich schmerzhaft ist und der betäubenden Wirkung der allopathischen Medikamente entgegenwirkt. Gehen wir also mit der Potenz herunter, schränken wir den Zugang zum Mittel ein, verschütteln wir nur einmal oder was tun wir?"

Meine Studentin fuhr fort: „In Paragraph 69 erklärt Hahnemann, *dass die antipathische Arznei die entgegengesetzten natürlichen Krankheitssymptome nur oberflächlich kaschiert*. Wollte die Klientin ihren „Schmerz" oder Kummer nie fühlen, wird sie jede kurative Gegenwirkung als Bedrohung empfinden, da diese nicht „oberflächlich", sondern heilend ist."

„Ist es möglich, die unangenehmen Seiten der Arzneiwirkung vollkommen aufzuheben, indem man noch weiter mit der Potenz heruntergeht? Gibt es einen Punkt, an dem der Spruch „kein Schmerz, kein Erfolg" in gewisser Weise zutrifft? Das erinnert mich irgendwie an eine „Intervention" (mit anderen Worten, der „Schmerz" mag zwar unangenehm sein, kann aber zu einem gesünderen, glücklicheren Leben führen)."

Dr. Lucs Antwort: „Hahnemann hat in diesen Paragraphen ganz recht: es ist sehr schwierig, nahezu unmöglich, die Dosis so klein zu halten, dass kein **psychologisches Unbehagen** auftritt. Dies hängt NICHT mit einer ähnlichen Verschlimmerung zusammen, sondern eher mit dem Erwecken unterdrückter Emotionen. Natürlich tut es weh, wenn solche Gefühle wieder an die Oberfläche kommen, aber die fortgesetzte sorgfältig angepasste Einnahme der Arznei wird der Patientin helfen, sich vorwärts zu bewegen! Die antipathische (allopathische) unnatürliche Behandlung betäubt den Patienten oder anders ausgedrückt, lässt ihn stagnieren, da die Medikamente jegliche emotionale Freiheit, die ihm noch geblieben ist, abtöten!"

„Wir finden dies auch bei körperlichen Problemen. Nehmen wir den Fall eines *Helleborus*-Schlaganfalls: Erwacht der Patient „wieder zum Leben", wird seine Taubheit zu einem schmerzhaften Kribbeln, das eine Rückkehr des physischen Körpers ins Leben ankündigt. Sie können dies mit der emotionalen Erweckung des Körpers vergleichen. Natürlich wollen wir nicht das machen, was Kent tat, als er einem Kind *Helleborus* 10 M verabreichte, das dann vor Schmerzen schrie, weil es viel zu schnell aus der Bewusstlosigkeit herauskam (s. Kent, *Gesamte homöopathische Arzneimittellehre*, S. 650). Hahnemanns Split-dose-Methode entsprechend der 5. Auflage des *Organon* wird das Unbehagen minimieren, nichtsdestotrotz wird ein solches auftreten! Passen wir die Dosis und / oder Potenz an? Nur wenn die unterdrückten Symptome zu heftig sind!"

„Eine solche Situation finden wir oft in Fällen von Hemiplegie oder Schlaganfall. Unter dem Einfluss des Simillimum entwickelt sich die anfängliche Paralyse von hochgradiger Taubheit zu einem starken, sogar schmerzhaften Kribbeln. Während wir uns über diese Entwicklung freuen, da es sich um einen Schritt in Richtung Heilung handelt, leidet der Patient vielleicht mehr als nötig, weil der Homöopath nicht in der Lage ist, die Dosis / Häufigkeit der Gabe des Simillimum anzupassen. Glücklicherweise haben wir die 5. und 6. Auflage des *Organon*, die Methoden aufzeigen, um solches Leiden zu mindern!"

„Im Verlauf der Behandlung eines unterdrückten emotionalen Zustandes kann sich eine besondere Situation ergeben, wenn beispielsweise in einem Fall von langdauernder Unterdrückung *Staphysagria* benötigt wird. Sorgfältig angepasste Gaben von *Staphysagria* können, selbst wenn die Split-dose-Methode gemäß der 5. Auflage angewendet wird, dazu führen, dass bislang wohlverborgene Gefühle von Ärger und Traurigkeit mit großer Schnelligkeit auftauchen und die Patientin behauptet, „sehr empfindlich" auf die Arznei zu reagieren. Hier sind weitere Anpassungen der *Dosis*, die niemals zu klein sein kann, wenn es sich tatsächlich um das Simillimum handelt (siehe Hahnemann *Die chronischen Krankheiten*,

S. 149, und Kapitel 14) und der Wiederholung erforderlich. Ich habe auch bemerkt, dass diese Patienten empfindlicher auf alle möglichen Umwelteinflüsse reagieren: Gerüche, toxische Substanzen etc. Es ist so, als ob das Wiedererwecken der Emotionen bei einem Menschen, der so viele Jahre empfindungslos gewesen ist, zu einem generellen Wiedererwachen aller Sinne führt, die nun Schwierigkeiten haben, mit den Herausforderungen fertig zu werden. Sie können dies mit jemandem vergleichen, der jahrelang im Dunkeln gefangengehalten wurde und nun dem Tageslicht ausgesetzt wird. Was ein anderer Mensch tolerieren kann, ist für ihn eine Tortur! Dieses Wiedererwachen der Sinne folgt dem Verlauf der Heilungsrichtung entsprechend den Heringschen Regeln. Wir erkennen hier auch die Entwicklung von Taubheit / Paralyse, die syphilitischer Natur sind, zu Überempfindlichkeit, einem psorischen Zustand. Dieser Verlauf vom Syphilitischen zum Psorischen ist ein weiteres Indiz für Heilung. Der Homöopath sollte sichergehen, dass die Dosis so klein wie möglich bleibt (evtl. sogar durch Reduktion auf Tropfen) und die Intervalle zwischen den einzelnen Gaben gut gewählt sind; daneben sollte er die Anzahl der Schüttelschläge hoch halten und möglicherweise sogar die Potenz der Arznei erhöhen (von C 6 auf C 30), sobald die LK des Patienten eine verbesserte Reaktivität erkennen lässt und daher mehr Unterstützung braucht (siehe Kapitel 14)."

Zweite Frage der Studentin: Die vorhergegangene Diskussion führte zu einer weiteren hervorragenden Frage einer Studentin: „Wie differenzieren Sie zwischen einer ähnlichen Verschlimmerung und „psychologischem Unbehagen"?"

Logischerweise entspringt eine ähnliche Verschlimmerung der Erstwirkung einer Arznei (diese ist zu stark). Psychologisches Unbehagen dagegen ist eine Nachwirkung, die vermutlich von der LK hervorgerufen wird.

Abb. 4-5:

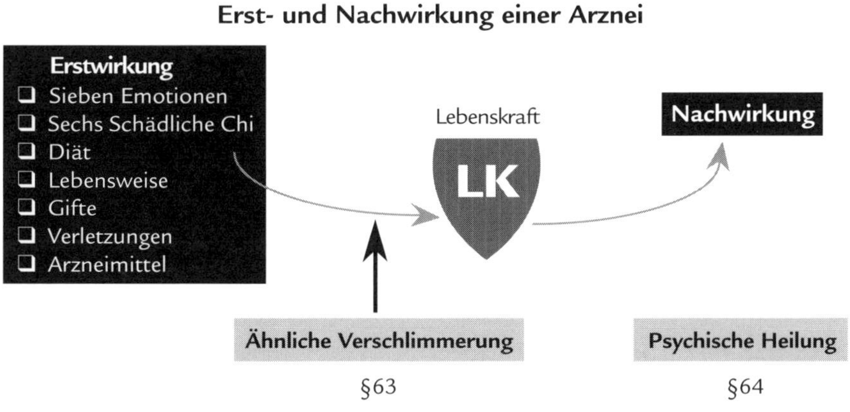

Die Studentin fuhr fort: „Wenn ich mit den Patienten spreche und versuche, die Wirkung der Arznei zu interpretieren, scheine ich nicht den Unterschied in den Symptomen, die sie zum Ausdruck bringen, erkennen zu können; deshalb bin ich mir unsicher, wie ich den Fall handhaben soll. Die Unterscheidung wird noch schwieriger, wenn es sich bei den Symptomen des Patienten um vergangene Symptome handelt und sie gleichzeitig auch Symptome der Arznei sind. Gestern hatte ich eine Patientin, die die Anzahl der Schüttelschläge ihrer chronischen Arznei, die sie wegen Beschwerden in der Menopause bekommt (*Lachesis*), vor ein paar Tagen erhöht hatte. Seither fühlt sie sich ungeliebt, ungewollt, nicht wertgeschätzt und nicht unterstützt. Mit weniger Schüttelschlägen hatte sie nicht solche Gefühle, aber es schien sich mit der Arznei in der bisherigen Potenz auch nicht viel zu bewegen. Sie hat eingeräumt, solche Gefühle in der Vergangenheit gehabt zu haben. Machen wir mit der Arznei und der erhöhten Anzahl von Schüttelschlägen weiter, entsprechend dem Motto „kein Schmerz, kein Erfolg" oder sollten wir als zweite Möglichkeit die Dosis reduzieren, weil die Symptome eine durch die Arznei verursachte ähnliche Verschlimmerung sein könnten?"

Dr. Lucs Antwort: „Wir reden hier über die korrekte Interpretation der Heringschen Regeln. Es gibt zwei Möglichkeiten: Die emotionalen Symptome gehören immer noch zu der Schicht, die Sie gerade behandeln (Wiederkehr alter Symptome). In diesem Fall müssen Sie tatsächlich mit der vorherigen Anzahl der Schüttelschläge (bevor die Patientin sie erhöhte) und Menge der Dosis weitermachen. Erklären Sie der Patientin genau, was sich hier abspielt. Denken Sie daran, dass eine einfache Skizze hilfreich sein kann. Sie können die Patientin nicht an einem „schlechten Platz" lassen. Sie müssen den Fall vorwärts bringen."

Abb. 4-6:

Der Heilungsprozess des Patienten

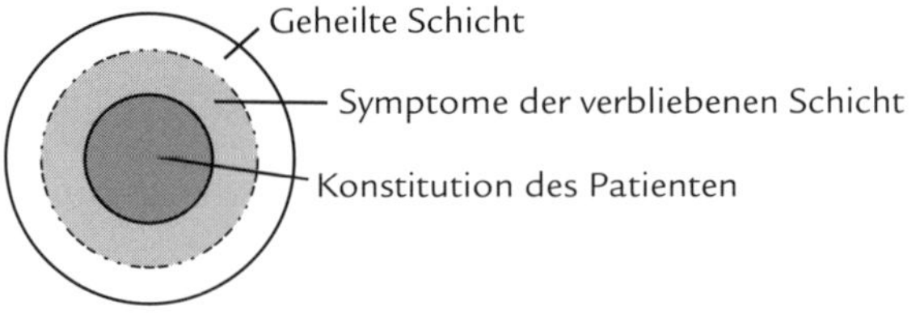

Psychische Schmerzen entstehen durch die Auflösung unterdrückter und verdrängter Emotionen und sind tatsächlich ein Zeichen für die Nachwirkung der Arznei (Paragraph 64). Die ähnliche Verschlimmerung dagegen ist die Folge der Erstwirkung der Arznei (Paragraph 63)!

Diese Frage stellt ein ernstes Thema dar, wenn wir von „psychischen" und nicht „physischen" Schmerzen reden. Heilung in körperlicher Hinsicht beeinflusst die Menschen auf unterschiedliche Weise: Bei einem sykotischen Menschen zum Beispiel erfolgt die Heilung auf der körperlichen Ebene nur langsam. Im „körperlichen Bereich" würde ich sagen: „Keine Schmerzen, MEHR Gewinn". Denken Sie nur an die Menschen, die ihre Körper durch Überanstrengung beim Gewichtheben etc. ruiniert haben. Wir wollen nicht die Praktiker nachahmen, die nach den Methoden der 4. Auflage des *Organon* vorgehen – und eine ähnliche Verschlimmerung sehen **wollen**. Daher muss die Intensität und Zeitdauer wiederkehrender alter körperlicher Symptome auf ein Minimum reduziert werden, indem man die Dosis und Potenz entsprechend anpasst (was mit der Split-dose-Methode der 5. Auflage ein Leichtes ist).

Es bleibt die Frage: Was ist, wenn die Hauptbeschwerde ein psychologisches Problem, beispielsweise Eifersucht, ist?

Da *Lachesis* die Arznei war, welche die Patientin der Studentin bekommen hat, was ist, wenn die Person nach einer Gabe mit noch heftigerer Eifersucht reagiert? Wie unterscheiden wir zwischen einer psychologischen Störung (oder dem Wiederauftreten alter Symptome) und einer ähnlichen Verschlimmerung, da Eifersucht doch eindeutig ein Prüfungssymptom von *Lachesis* ist? Dies ist vor allem eine Frage des Zeitpunktes, an dem die „Verschlimmerung" einsetzt. Eine ähnliche Verschlimmerung tritt innerhalb eines Tages, wenn nicht eher auf; die Wiederkehr alter Symptome setzt erst später ein. Greifen wir das Beispiel Eifersucht auf: Eine Rückkehr alter Symptome äußert sich oft in derselben Form wie bei früheren Anlässen. Bei der ähnlichen Verschlimmerung dagegen tritt das eifersüchtige Verhalten vielleicht unter anderen Umständen auf oder es wird von anderen emotionalen Erscheinungsformen, die zu den Prüfungssymptomen der Arznei zählen (Erwartungsspannung, Ruhelosigkeit, Melancholie und leicht beleidigt sein), begleitet. Nehmen wir an, dass sich die Patientin, bevor sie ihre Dosis einnahm, emotional „im Gleichgewicht" gefühlt hat, da sie ihre „empfindlichen Charakteristika" auf die Schattenseite verschoben hatte. Jetzt, unter dem Einfluss des Simillimum, zerbricht das „falsche und brüchige Gleichgewicht", da es sich nur um eine gut ausgebildete Kompensation gehandelt hat.

Daneben gibt es ein anderes Thema, das einen völlig anderen homöopathischen Ansatz erfordert. Ich stelle fest, dass meine Studenten auf beträchtliche Schwierigkeiten stoßen, wenn sie die verschiedenen Schichten bei ihren Patienten differenzieren müssen. Wir wissen, dass die Arznei bei einer Wiederkehr alter Symptome entsprechend den Heringschen Regeln nicht gewechselt, sondern stattdessen weitergegeben werden sollte, um eine Heilung zu bewirken. Dies trifft allerdings nicht zu, wenn Symptome aus der nächsten unbehandelten Schicht wiederauftreten. Wie oben erwähnt, handelt es sich **tatsächlich** um eine unterschiedliche Schicht mit einem anderen NGS-Faktor und einer anderen Symptomatik als der, die meine Studentin bis vor Kurzem behandelt hatte (der *Lachesis*-Schicht). Die ursprüngliche Hauptbeschwerde dieser Patientin war extreme Eifersucht in der Menopause. Die Totalität der Symptome wies auf *Lachesis* hin. Nach einer Zeitspanne, in der die Patientin mit *Lachesis* behandelt wurde und diese Symptome erfolgreich beseitigt wurden, klagte sie nun über das Gefühl, dass ihr nichts gelänge; alles würde fehlschlagen. Sie fühlte sich recht weinerlich und in ihrer Situation gefangen. Es handelte sich um alte Symptome, die sie zu einer bestimmten Zeit ihres Lebens gefühlt hatte.

Da es sich um eine „Wiederkehr alter Symptome“ handelt, könnten wir annehmen, dass wir *Lachesis* weitergeben müssen. Aber die Wahnideen bzw. fixen Ideen, die diese Patientin nun zum Ausdruck bringt (Wahnideen: *ihr gelingt nichts; sie macht alles falsch; sie wird versagen; sie macht nichts richtig; sie passt nicht in diese Welt; sie ist wertlos;* und *Versagensangst*), weisen alle auf *Aurum* hin! Es handelt sich um neue Symptome und es wäre an dieser Stelle ratsam, in die medizinische Vorgeschichte der Patientin zu schauen, um zu sehen, ob es andere Beschwerden gab oder gibt, die zu *Aurum* gehören (*Kummer, Geldverlust, Hören von schlechten Nachrichten, enttäuschte Liebe*). Als sich meine Studentin den Fall auf meinen Rat hin noch einmal vornahm, fand sie weitere Charakteristika von *Aurum*: extreme Schuldgefühle, als Mutter und Partnerin „versagt“ zu haben (obwohl sie in Wahrheit keinen Fehler begangen hatte), die zu der Wahnidee, *ihre Pflichten vernachlässigt zu haben*, führten. Und tatsächlich lagen auch noch etliche Beispiele für die NGS-Faktoren von *Aurum* vor: *enttäuschte Liebe, Kummer, Schreck, verhöhnt werden* und *Gewalt*. Daran sollte der Homöopath erkennen, dass diese alten „wiederkehrenden“ Symptome **wirklich** zu der nächsten Schicht gehören und ein anderes Mittel benötigt **wird**!

Abb. 4-7:

Aufdecken verschiedener Schichten

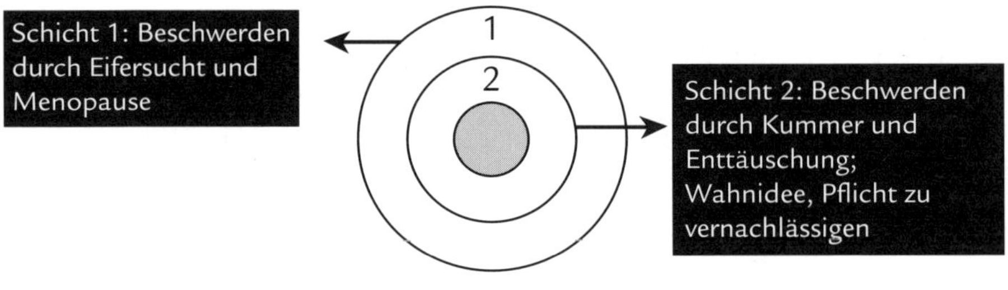

Dies berichtete die fragliche Patientin nach der ersten Dosis von *Aurum*:

Ich mag mein *Aurum* wirklich sehr. Nach der Gabe hatte ich meine schönste Fahrradtour seit ungefähr einem Jahr und heute habe ich mein bestes Racketball-Spiel überhaupt hingelegt. Mein Mann und ich haben herumgealbert und uns kaputtgelacht. Ich hatte das Gefühl, als hätte mir jemand eine Verrücktheits-Pille gegeben. Und hier kommt das Beste: Meine Libido scheint zurückgekehrt zu sein, nachdem sie lange Zeit so gut wie weg war! Ich habe mich insgesamt auch sehr beschwingt gefühlt.

Hier hat eine klare Reaktion auf das Simillimum stattgefunden. Dies verdeutlicht wieder, dass wir wirklich **die aktive Krankheitsschicht des Patienten behandeln** müssen! Was wäre passiert, wenn wir mit *Lachesis* weitergemacht hätten? Es hätte sich eine komplexe Krankheit gebildet (Paragraph 40), ein noch schwerer zu behandelnder Zustand.

Kapitel 5

Die Ätiologie

Frage 7: Was sind die Niemals-gesund-seit-Faktoren (NGS) oder „Beschwerden durch" Ereignisse?

NGS-Faktoren und die Entstehung von Wahnideen

Bei der Suche nach dem Simillimum ist die Identifikation der Causa aus homöopathischer Sicht das zweitwertvollste Symptom. Die zentralen und sekundären Wahnideen sind am wertvollsten. Was hat den Beginn der Symptome ausgelöst? Stellen Sie sicher, dass Sie diesen Auslöser mit der ersten Schicht, die Sie behandeln werden, in Zusammenhang bringen!

Der Auslöser kann oft durch ähnliche Emotionen oder Rubriken ausgedrückt werden. Berücksichtigen Sie zahlreiche Rubriken, die dieselben Gefühle ausdrücken, um zu vermeiden, dass Sie Ihren Fall in Richtung einer bestimmten Arznei lenken. So können die Rubriken *Beschwerden durch Kummer, enttäuschte Liebe, Ärger, Masturbation* und *Grobheit* alle zu einer Schicht und auch zu einer Arznei gehören – zu *Staphysagria*! Dies überrascht nicht, da die meisten Mittel verschiedene Ursachen unter ihren Prüfungssymptomen haben. Befolgen Sie bitte nicht die Anweisung mancher Schulen, dass man nur einen NGS-Faktor nehmen kann. Nicht, wenn sie alle zu derselben Schicht gehören! Warum sollte man nur einen NGS-Faktor berücksichtigen, wenn andere für die Entstehung der Wahnideen und Kompensationen des Patienten verantwortlich sind? Das würde überhaupt keinen Sinn ergeben!

Abb. 5-1: **Auffinden des Simillimum**

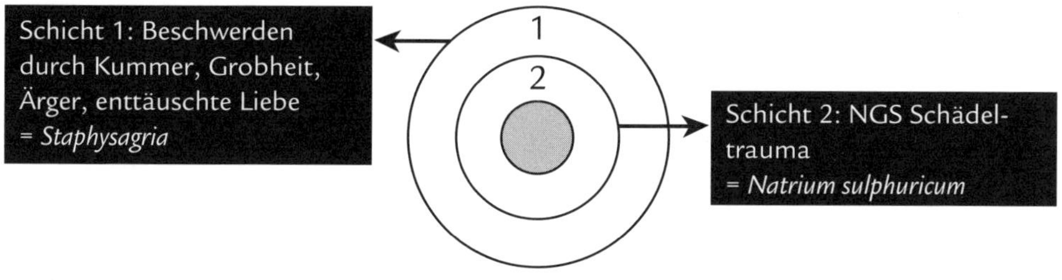

Berücksichtigen Sie alle NGS-Faktoren derselben Schicht, um das Simillimum zu finden!

Natürlich wird man in der Homöopathie, mehr als bei jeder anderen Behandlungsform, eher versuchen, eine emotionale Causa herauszufinden als eine physische. Bei Frauen stehen die durch ernsthafte fixe Emotionen (schmerzhafte, verdrängte Komplexe nach Jung) hervorgerufenen Wahnideen am häufigsten mit Herzensangelegenheiten in Verbindung (seien sie eingebildet oder echt): Täuschung, Mangel an Liebe, Verlust von oder unerwiderte Liebe etc. Bei Männern sehen wir am ehesten, dass die Wahnideen mit geschäftlichen Dingen, dem Image und Prestige zu tun haben: Der schwertschwingende Mann interessiert sich mehr dafür, Land zu erobern und berühmt zu werden, als sein Herz zu schützen.

Abb. 5-2:

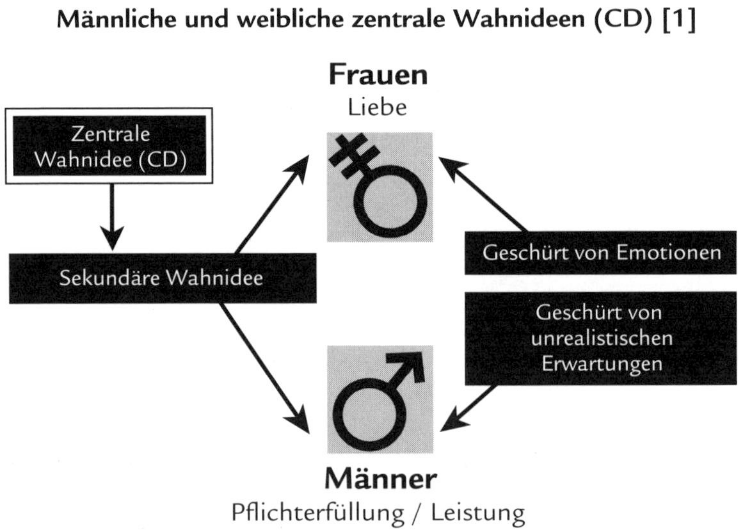

Die Suche nach dem NGS-Faktor: eine schwierige Aufgabe

Unterschätzen Sie nie, wie weit man als Homöopath manchmal in der Vorgeschichte des Patienten zurückgehen muss (sogar bis zu intrauterinen Ereignissen). Den Homöopathen sollte es nicht überraschen, wenn er in den verschiedenen Schichten eines Falles auf dieselben Auslöser stößt, denn der Mensch neigt dazu, tief zu fallen, bevor er seine Lektion lernt, bzw. immer wieder dieselben vertrauten Situationen zu durchleben, so schrecklich sie auch sein mögen. Manche Patienten werden bedauerlicherweise das Opfer wiederholter starker Emotionen (die Chinesen würden diese als „edles Unglück" bezeichnen, im Gegensatz zu dem sogenannten „unedlen Unglück", das wir uns selbst auferlegen), wie zum Beispiel Schreck, der dann zu einer zentralen Wahnidee führt, die für das Verhalten des Patienten verantwortlich ist. Die Wiederholung einer Situation, beispielsweise wiederholte Beschwerden durch Schreck, stehen mit einer zentralen Wahnidee in Zusammenhang, der der Patient schließlich ausgeliefert ist (siehe Kapitel 6).

Ein Beispiel für die Wiederholung eines solchen „edlen Unglücks" trat in einem Jungen zutage, der in der Schule und zuhause „Verhaltensprobleme" zeigte. Sein Verhalten zuhause umfasste den Verlust seiner Beherrschung, Schlagen, Boshaftigkeit, Unverträglichkeit von Widerspruch, hasserfüllte Sprache, grausame Behandlung von Tieren und mangelndes Selbstwertgefühl. Diese Verhaltensweisen standen im Gegensatz zu seinem Benehmen in der Schule, wo er schweigsam war, weinte, wenn er Fehler machte und sich dumm und albern aufführte, während er sich von den anderen schlecht behandeln ließ. Er stand nicht für sich selbst ein, weil er „jedermanns Freund sein wollte".

Bei diesem Kind wurde die neueste Modediagnose gestellt: „Selektiver Mutismus". Dem scharfsinnigen Homöopathen ist eine solche „gespaltene Persönlichkeit" allerdings recht vertraut.

Auf der Suche nach möglichen Ursachen ging ich bis zur Schwangerschaft zurück, um herauszufinden, ob die Mutter möglicherweise ein emotionales Trauma erlitten hatte, das auf den ungeborenen Fetus übertragen worden war. Da ihr Ehemann die ganze Zeit auf Reisen war, war die werdende Mutter während der Schwangerschaft allein. Sie fühlte sich verlassen **und** voller Ängste. „Was ist, wenn mir etwas zustößt? Ich bin hier ganz allein." Und selbst wenn ihr Mann zuhause war, arbeitete er bis spätabends: „Er hat mir nie irgendwelche Aufmerksamkeit geschenkt!" Diese Umstände weckten in der Mutter heftige Gefühle von Ärger und Reizbarkeit, die auf den Fetus übertragen wurden; den besten Beweis dafür erhielt man durch das derzeitige Verhalten dieses Kindes. Die emotionale Ablehnung führte beinahe zu einer körperlichen, als die Mutter im dritten Trimenon an Eklampsie litt. Ich wusste nun, ich brauchte ein „Schreck-und-Ärger-erfülltes Mittel", um diesen Fall zu lösen.

Das ausgeprägte „Jekyll und Hyde" Verhalten dieses zwölf Jahre alten Kindes wurde durch eine spätere Wiederholung der bereits als Fetus erlebten Emotionen hervorgerufen. Als der Junge zwei Jahre alt war, schloss sich seine Mutter versehentlich auf dem Balkon aus. Getrennt durch die Glastür sah sie, wie ihr Sohn hysterisch schreiend und weinend vollkommen zusammenbrach. Als die Feuerwehrmänner kamen und den Jungen aufhoben, schrie er vor Angst, weil er darin eine weitere Trennung von seiner Mutter sah, die ihm noch mehr Angst einjagte. Dies war das zweite Ereignis, bei dem das Kind in Angst und Schrecken gestürzt wurde und sich verlassen fühlte.

Ein drittes Trauma war die Geburt einer jüngeren Schwester. Obwohl er anfangs sehr liebevoll auf das Baby reagierte, hatte sich sein Verhalten bereits verändert, als das Baby erst 14 Tage alt war. Nun schien er eifersüchtig auf seine Schwester zu sein und legte seinen Eltern gegenüber extremes sexuelles Verhalten an den Tag. Den Homöopathen lässt das an die Wahnidee von *Hyoscyamus, er wird verkauft*, denken, die mit der Furcht, verlassen zu werden, in Verbindung steht.

Nun kann er die drei Traumata leicht in einen Zusammenhang bringen und das Simillimum für diesen Fall finden (*Hyoscyamus*).

Die meisten Patienten werden Sie mit einer exakten Erinnerung an den jeweiligen Auslöser überraschen; oft wissen sie noch die genaue Zeit und das Datum. Das schließt natürlich die Patienten aus, die ihren NGS-Faktor kompensatorisch verdrängen. Dieser erinnerungsfreie Geisteszustand stellt einen Akt der Selbstverteidigung dar, wie man es auch bei dem Waisenkind findet, das vielleicht *Magnesium carbonicum* braucht. Warum soll man sich an Dinge aus der Vergangenheit erinnern, die einfach zu schmerzhaft sind? Nehmen wir beispielsweise an, der NGS-Faktor war großer Kummer: Der Patient wuchs bei zwei alkoholkranken Elternteilen auf, wodurch er buchstäblich zur Waise wurde. Er sagt: „Ich muss vorwärts kommen. Ich kann mir nicht leisten, darüber zu grübeln. Ich möchte nicht dahin. Ich habe mit dem Thema bereits abgeschlossen!" Natürlich hat er das nicht; da hat er noch jede Menge Arbeit vor sich! Menschen, die ihre Emotionen unterdrücken, sind anfangs gleichermaßen abgeneigt, über ihren NGS-Faktor zu sprechen, auch wenn sie sich daran erinnern. Der Grund ist Selbstschutz. Es ist besser, übervorsichtig zu sein, als sich noch einmal die Finger zu verbrennen! Auch wenn diese Charaktere ihren NGS-Faktor bewusst oder unbewusst gut unter Verschluss halten, so können sie die Art und Weise, wie sie damit umgehen, doch nicht verbergen. Der Homöopath kann sich durch die Paragraph 153-Rubriken und fixen Ideen (Kompensationen) arbeiten, um den geheimen NGS-Faktor des Patienten herauszufinden und entsprechend zu behandeln. Begehen Sie nicht den Fehler, sämtliche Veränderungen beim Patienten der Arzneimittelwirkung zuzuschreiben. Eine meiner Studentinnen, eine großartige Mutter, war so aufgeregt, als sie eine Änderung im Verhalten ihres Teenagers bemerkte, dass sie ausrief: „Das Mittel wirkt!" Das machte den Teenager wütend, weil er dazu überhaupt nicht gefragt worden war. Es ist oft besser, nur zu beobachten und erst dann Unterstützung anzubieten, wenn man darum gebeten wird!

Manchmal ist die Mutter des zu behandelnden Kindes / der Kinder gestorben und Sie erhalten vom Vater keine Angaben zur intrauterinen Vorgeschichte, da dieser solche Informationen oft als puren Unsinn ansieht, insbesondere wenn der Auslöser (das „Verbrechen") auf ihn deutet. Bohren Sie nicht weiter nach und machen sich damit zum Feind! Mit Hilfe der übrigen Informationen (nicht zuletzt durch aufmerksame Beobachtung des Verhaltens des Kindes) können Sie herausfinden, was sich wahrscheinlich abgespielt hat. Das sollten Sie dann allerdings für sich behalten und nicht den allwissenden Richter spielen.

Häufig fehlen Informationen zum NGS-Faktor, weil ein Kind adoptiert wurde; aus rechtlichen Gründen wird nichts, nicht einmal die medizinische Vorgeschichte der leiblichen Eltern, preisgegeben. Dies ist zwar sehr schade, aber trotzdem kann der Homöopath das Simillimum immer noch finden. Es ist wie ein Puzzle mit 100 Teilen, bei dem ein wichtiges Teil fehlt: Setzt man die restlichen Teile zusammen, sieht man trotzdem das ganze Bild.

Ich kann hier ein schönes Beispiel von einer Adoptivmutter geben, die sich nicht an den NGS-Faktor bei ihrem Kind erinnern konnte und tatsächlich in absoluter Unkenntnis darüber war (die von mir gewählten Rubriken sind in Kursivdruck).

Dies ist der Fall eines Adoptivkindes, das ein leichtsinniges und albernes Verhalten zeigte. Ich sah den Jungen, als er sechs Jahre alt war. Die Mutter erzählte:

Er tanzt zu Musik wie ein Affe (*albernes Verhalten; empfindlich* und *Musik amel.*); er ist impulsiv und kann nicht stillsitzen, außer wenn er Fernsehen schaut (*Ruhelosigkeit im Sitzen*). Er mag keinen Widerspruch (*verträgt keinen Widerspruch*) und er ärgert andere Leute bis zu dem Punkt, an dem er gemein ist (*Boshaftigkeit*). Er gehorcht mir nie. Wenn er draußen spielt, muss ich zu ihm gehen, um ihn zu holen und ihn buchstäblich ins Haus schleifen (*Ungehorsam*). Was mir aber Sorgen macht, ist, dass er mit jedem Fremden redet, zum Beispiel mit Straßenarbeitern (*Sinnlichkeit, lasziv*). Er *weigert sich oft zu antworten* oder gibt eine Antwort, die überhaupt nichts mit der Frage zu tun hat. In der Schule benimmt er sich genauso. Er ist grausam (*boshaft; grausam*) zu unserem blinden Hund, er schlägt ihn oder springt auf ihn. Er erzählt Lügen über seine ältere Schwester: „Sie ist gemein, bringt mir schlechte Wörter bei und ärgert mich." Natürlich macht er das immer dann, wenn er dabei erwischt wird, dass er schmutzige Wörter benutzt (*hinterhältig*).

Dieses ganze fixe Verhalten konnte zu der leiblichen Mutter des Jungen zurückverfolgt werden. Sie wurde mit dem zweiten Kind schwanger, um ihren Freund dazu zu bewegen, sie zu heiraten! Das erste Kind war von derselben Familie adoptiert worden (die oben erwähnte ältere Schwester) und war vollkommen normal und liebenswert! Zu meinem Glück kannte die Adoptivmutter die Geschichte der leiblichen Mutter, eine seltene Ausnahme!

Beide Kinder stammen also von denselben biologischen Eltern ab und doch sind sie zu 100 % verschieden. Warum? Die leiblichen Eltern hatten schon früh in der ersten Schwangerschaft beschlossen, das Kind zur Adoption freizugeben, daher entstanden keine negativen Gefühle. Bei dem zweiten Kind aber, bei dem die Mutter mit der Absicht schwanger geworden war, ihren Freund dazu zu zwingen, sie zu heiraten, entschied sich die leibliche Mutter erst zwei Wochen vor der Geburt, es zur Adoption freizugeben, nachdem ihr Freund nicht von seiner Entscheidung abgewichen war, auch dieses Kind nicht zu behalten!

Eine Situation, die als „*Beschwerden durch unerwiderte Liebe*" bezeichnet werden kann, war in der intrauterinen Umgebung auf dieses bedauernswerte Kind übertragen worden; nun zeigte es alle Symptome von *Tarentula*, das auch tatsächlich sein Simillimum war. Die für *Tarentula* typische Triade – hinterhältig, ruhelos und boshaft – lässt sich im Fall dieses Jungen leicht erkennen.

Kapitel 6

Die zentrale Wahnidee

Frage 8: Was ist die zentrale Wahnidee (CD)?

Die Entstehung von Wahnideen und von der zentralen Wahnidee

Den Wahnideen wird unter den Paragraph 153-Symptomen der höchste Wert zugeschrieben (siehe *Hahnemann im Brennpunkt*, Kapitel 9). Wahnideen bzw. fixe Ideen entstehen infolge nicht aufgelöster, langdauernder schmerzhafter Ereignisse. Sie enthalten immer ein Körnchen Wahrheit. Wie bereits erwähnt, haben Wahnideen bei Männern oft mit Pflichterfüllung, Arbeit, Erfolg und dem gesellschaftlichen Status zu tun. Bei Frauen hingegen hängen Wahnideen meist mit Herzensangelegenheiten zusammen: Verlust von Liebe, eingebildet oder echt; unerwiderte Liebe; Täuschung; Betrug etc. So ist es zum Beispiel in der Regel die Frau, die zu ihrem Ehemann sagt: „Du hast heute meinen Geburtstag vergessen." Für ihn ist das kein besonderes Ereignis und daher eins, das er sehr wahrscheinlich vergisst. Viele unserer Wahnideen entspringen unrealistischen und übertriebenen Erwartungen. Wahnideen entstehen dadurch, dass wir Dinge erstreben, die unerreichbar sind, Schwierigkeiten unterschätzen, ungerechtfertigt optimistisch oder übermäßig ängstlich, eifersüchtig, gierig, egoistisch etc. sind.

Unter all den Wahnideen, die der Patient hat, ist eine, die den ganzen Prozess in Bewegung gesetzt hat: die zentrale Wahnidee (core delusion = CD) – die primäre, archaische oder ursprüngliche Wahnidee. Die CD ist die Quelle aller nachfolgenden Wahnideen oder fixen Ideen, die dadurch entstehen, dass der Patient keine angemessene Unterstützung oder Therapie erhält. Die CD ist das Zentrum oder der Kern, der Anfang der Geschichte des Patienten und sie zeigt das Mittel an, das er braucht! Daher ist die Enthüllung der CD ein wichtiger Schritt, nicht nur um den springenden Punkt bei dem Leiden des Patienten zu formulieren und zu verstehen, sondern auch, um die ähnliche Arznei zu finden, die ihn von den Ketten seiner zentralen fixen Idee befreien wird. Daneben hilft die CD dem Homöopathen, am Ende der Konsultation zwischen zwei oder drei Mitteln zu differenzieren. Bei der korrekten Interpretation der CD müssen die sekundären Wahnideen und deren Kompensationen mit den Prüfungen der Arznei abgeglichen werden. Prüfungen sind der **einzige** Standard, den wir in der Homöopathie anwenden, um Wahrheit und Fiktion voneinander zu trennen. (Ich beziehe mich in der Regel auf die Prüfungen von Hahnemann, Hering und T. F. Allen.) Bei der Betrachtung der Totalität der Symptome kann die CD nicht aus dem Zusammenhang gerissen werden (siehe die Paragraphen 5 und 7). Die CD bringt das wichtigste Charakteristikum der Totalität des Patienten zum Ausdruck. Dies hat mich auf eine andere Definition für die CD gebracht: *Die CD ist das emotionale oder spirituelle Zentrum, umgeben von einer Gruppe von Bildern oder Ideen, welche die Kompensationen des Patienten sind.*

Wie sollen wir die CD weiter definieren? Wie können wir sie identifizieren?

Abb. 6-1:

Identifikation der zentralen Wahnidee (CD)

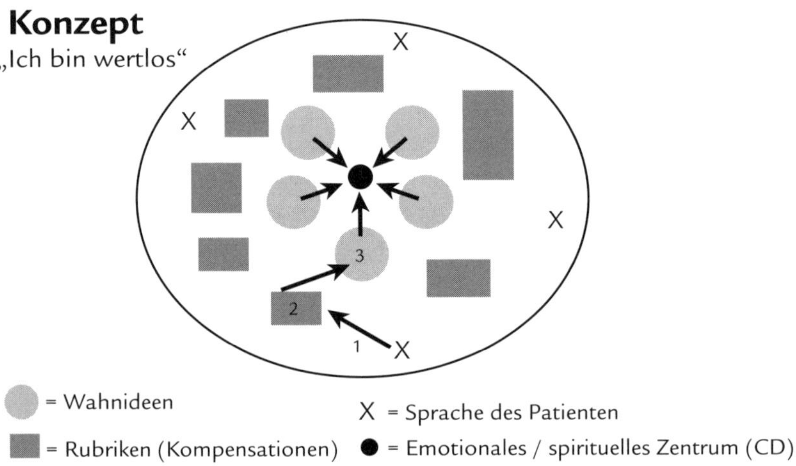

Die CD ist die *Ausdrucksform der dominierenden, herrschenden Emotion.* Sie bestimmt die Handlungen, Gedanken und Pläne des Patienten, wobei sie *sekundäre* Wahnideen erzeugt. So hat beispielsweise *Lachesis* die CD, dass *er von seiner Umgebung verletzt wird; dass ihm Unrecht getan wird.* Ist diese Situation dauerhaft (wie es per definitionem bei einer Wahnidee der Fall **ist**), entstehen unausweichlich sekundäre Wahnideen wie: *er wird in eine Irrenanstalt geschickt* und *er wird mit Medikamenten vergiftet.* Diese sind Erscheinungsformen eines paranoiden Wahnzustandes und Hinweis auf eine sich weiter entwickelnde Pathologie, die oft mit Schizophrenie endet. Somit haben alle Kompensationen und sekundären Wahnideen ihren Ursprung in der CD. So kann zum Beispiel eine Patientin, die *Lachesis* braucht, geschwätzig und religiös fixiert sein, meditieren und eine gesteigerte sexuelle Aktivität zeigen. Es besteht für jeden Menschen die zwingende Notwendigkeit (da wir *alle* eine CD haben), Kompensationen zu entwickeln; diese können als *Verteidigungsmechanismen* betrachtet werden, die darauf abzielen, vor einer negativen CD zu fliehen oder eine positive CD zu verstärken. Der Patient entwickelt vielleicht eine große Zahl von Kompensationen, um seinem Schicksal zu entgehen, aber

Abb. 6-2:

Wege der Wahnideen

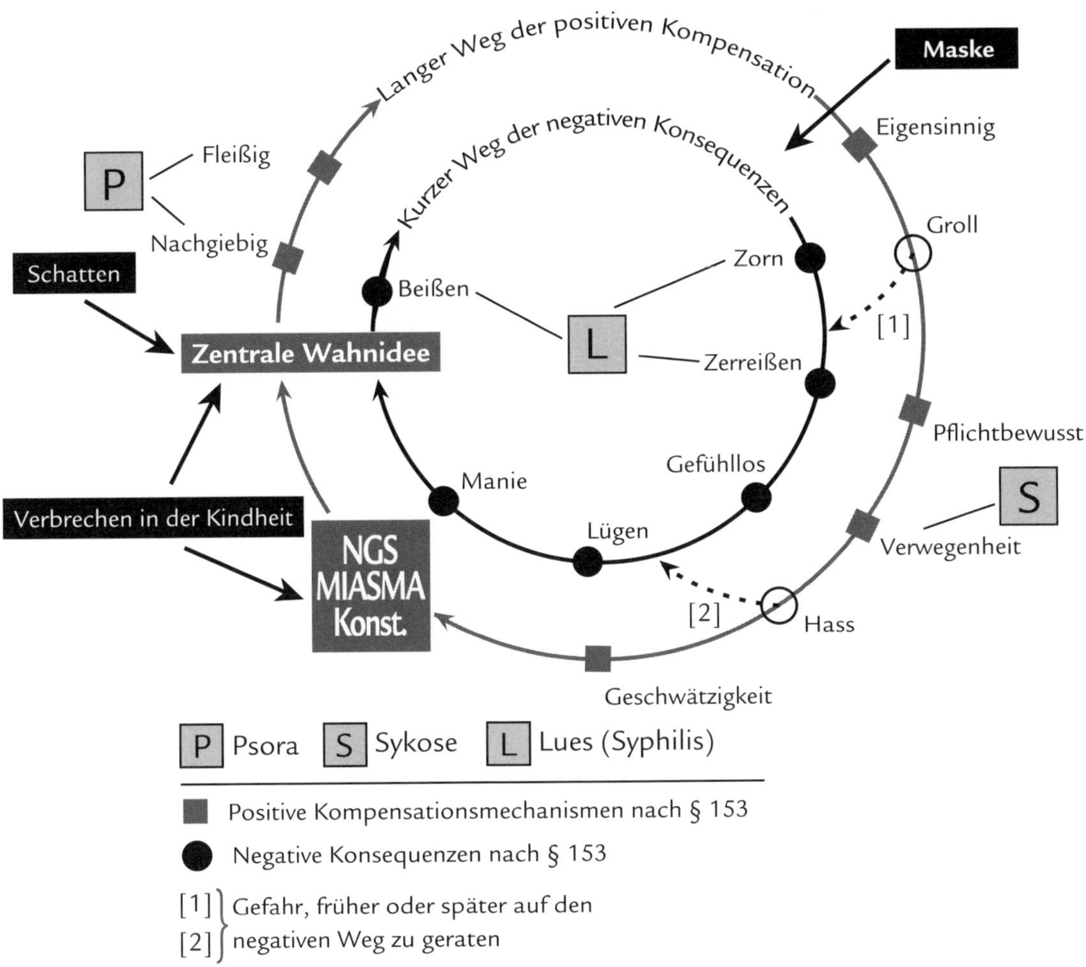

schließlich wird er sich doch an einem bestimmten Zeitpunkt in seinem Leben seiner CD stellen müssen. Selbst eine „gute" Wahnidee wie *Schlechtigkeit und Minderwertigkeit der anderen, während er großartig ist* (*Platinum, Staphysagria*), ist offensichtlich schlecht für die Person, da sie Größenwahn widerspiegelt und das eigene Wachstum behindert. Bestehen „positive" psorische Kompensationen, wird ihre Intensität mit der Zeit exzessiv zunehmen (Sykose) und sich schließlich für andere und das eigene Selbst zerstörerisch auswirken (syphilitisch oder luetisch).

Eine meiner besten Studentinnen, Rachele Mazza-Aives, brachte die CD wunderbar zum Ausdruck: *Die CD ist die eine fixe Idee, die jede meiner Bewegungen leitet.* Die untenstehenden Fragen von Bönninghausen verdeutlichen, was Rachele meinte (*Lesser Writings of C. von Boenninghausen*, S. 105-112). Die CD sagt mir:

Wie (Quomodo)?	ich reagieren, fühlen, handeln soll
Was (Quid)?	ich essen, anziehen, tun oder nicht tun, sagen soll
Wo (Ubi)?	ich Trost, Zuwendung und Anregung finde
Wann (Quando)?	meine beste / schlechteste Tageszeit ist; wann ich in Hochform bin und wann ich einen Leistungsabfall habe
Wer (Quis)?	Wen lasse ich in meinen inneren Kreis? Wem kann ich vertrauen? Wer bin ich? Was ist meine Persona?
Womit (Quibus auxiliis)?	kann ich meine Ziele erreichen? Was sind meine Werkzeuge?
Warum (Cur)?	handle ich auf diese Weise? denke ich so?

Dieselben Fragen können gestellt werden, um den vorherrschenden miasmatischen Zustand des Patienten zu bestimmen; dies verdeutlicht den engen Zusammenhang zwischen dem vorherrschenden Miasma und der CD.

Die fünf Warums: Die Bestätigung der zentralen Wahnidee

Wir müssen versuchen, die folgende Frage zu beantworten: Wie finden wir die Erscheinungsform oder Kompensation, die der CD am nächsten kommt oder noch besser diese direkt zum Ausdruck bringt? Wie vermeiden wir, auf der Grundlage von Kompensationen (der Persona oder Maske) zu verschreiben, die weit von der CD entfernt sind? Sobald wir die CD oder eine nahestehende Kompensation herausgefunden haben oder glauben, sie gefunden zu haben, ist es wichtig sicherzugehen, dass es sich tatsächlich um die *grundlegende* oder *primäre* Wahnidee handelt; dies können wir, indem wir, sofern möglich, noch ein WARUM mehr fragen.

Auf einer Konferenz hörte eine meiner Studentinnen den Vorschlag des Redners, dass man sich in jeder verhaltensbedingten Situation fünfmal „warum" fragen und dabei jedes Mal von der vorherigen Antwort ausgehen sollte. Beim fünften „Warum" wird ein Hinweis auf den dem Gefühl oder der Situation zugrundeliegenden emotionalen Zustand zum Vorschein kommen. Auch wenn es willkürlich erscheinen mag, gerade fünfmal „warum" zu fragen, so wird doch zumindest durch die Konzentration auf die Zahl Fünf verhindert, dass der Homöopath bei der Konsultation zu früh mit der Befragung seines Patienten aufhört. Hat die Patientin beispielsweise beschlossen, zu einem Ex-Freund zurückzukehren, mag sich dies zuerst nach Versöhnung anhören, was ein positiver Schritt wäre und beim Auffinden des Simillimum keine Berücksichtigung finden würde. Bei der weiteren Befragung findet der Homöopath allerdings heraus, dass die Patientin nicht aus dem Grund zurückkehrte, weil sie die Trennung für einen Fehler hielt oder ihren Freund immer noch liebte; der wahre Grund dafür, dass die Patientin zurückgehen wollte, war, dass sie sich einsam fühlte und nach Aufmerksamkeit sehnte (möglicherweise ein Hinweis auf *Pulsatilla*). Vielleicht war die Motivation aber auch Rache: zurückzukehren, um die Beziehung selbst zu beenden, sozusagen „das letzte Wort" zu haben (eine klassische Reaktion von *Aurum*). Oder nehmen wir an, dass jemand auf die höhere Schule möchte; nicht, weil er durch Bildung in seinem Leben weiterkommen möchte, sondern einfach, um Respekt und Liebe von seiner Familie zu bekommen, wonach er sich so sehr sehnt. Hier wird die Wahnidee *Ich werde nicht geliebt* nach einen weiteren „Warum" vielleicht zu der Wahnidee *Ich bin wertlos*, die wiederum in die Wahnidee *Ich habe nie Erfolg* umgewandelt wird (*Aurum muriaticum natronatum, Argentum nitricum, Anacardium, Barium carbonicum*). Ist die Antwort auf das nächste „Warum": „Weil alle mich kritisieren", haben wir die Wahnidee *kritisiert*; diese fixe Idee ist für die oben genannten Mittel alles andere als typisch. Stellen Sie dann die Frage: „Was fühlen Sie dabei?", um die beherrschende Emotion und damit die CD herauszufinden, antwortet der Patient vielleicht: „Ich fühle mich wie ein Krüppel und kann überhaupt keine Entscheidungen treffen." Diese Behauptung kann in die folgende Wahnidee übersetzt werden: *geht auf den Knien; die Beine sind abgeschnitten*. Und diese Antwort würde die Verschreibung von *Barium carbonicum* bestätigen. Kann an dieser Stelle keine weitere Warum-Frage gestellt werden, können wir sicher davon ausgehen, dass wir bei der CD des Patienten angekommen sind, die zu *Barium carbonicum* gehört.

Auch wenn dieser Mensch glaubt, dass ihm ein Abschluss den Weg zu einem größeren Selbstwertgefühl ebnen wird, weiß er nicht, dass er seine Wahnidee, nicht geliebt zu werden, einfach nur ins Unbewusste verschoben hat, wo sie auf die nächste Gelegenheit wartet, um wieder aufzutauchen.

Stellen wir nicht genügend Warum-Fragen, zeigt uns der Patient nur Kompensationen, die weit von seiner CD entfernt sind. Dann verschreiben wir eher für die Maske, die von all diesen Kompensationen gebildet wird und nicht für die Schattenseite. Dies führt zu der Wahl eines Simile, denn:

Die Maske ist das Simile; die Schattenseite ist das Simillimum!

Ein altes chinesisches Sprichwort besagt dasselbe:

Konfuzius sagt: Zur Wurzel [CD] zurückzukehren, heißt, die Bedeutung herauszufinden, aber dem Schein [den Kompensationen] zu folgen, heißt, den Ursprung zu verpassen!

Abb. 6-3:

Die Frage nach dem WARUM, um die zentrale Wahnidee (CD) zu finden

„Ich bin wertlos" - Anac., Aur., Lac-c., Thuja - **WARUM?**

↓

„Ich habe nie Erfolg" - Anac., Arg-n., Bar-c. - **WARUM?**

↓

„Ich bin verwirrt" - **WARUM?** - Zwei gegensätzliche Kräfte wirken

↓

Zentrale Wahnidee: Teufel und Engel - Anac. ist das Simillimum

Nehmen wir zum Beispiel einen Patienten, der sagt: „Ich bin wertlos." Bei der ersten Betrachtung handelt es sich um ein Paragraph 153-Symptom, das zum Auffinden des Simillimum herangezogen werden kann. An dieser Stelle denkt der Homöopath vielleicht an Mittel wie *Anacardium, Aurum, Lac caninum* und *Thuja*. Wir müssen aber trotzdem fragen. „Warum empfinden Sie das so?", um ein Paragraph 153-Symptom zu finden, das die Schattenseite oder CD noch genauer beschreibt. Dies hilft uns bei der Differenzialdiagnose zwischen den oben genanten Arzneien. Der Patient antwortet vielleicht: „ Weil ich mit nichts Erfolg habe" (Wahnideen: *er macht alles falsch; er kann keinen Erfolg haben* - siehe *Anacardium, Argentum nitricum, Aurum, Barium carbonicum*). Wenn wir hier aufhören, sieht es so aus, als würden *Aurum* und *Anacardium* das Rennen machen, da sie beide Male vertreten sind. Auf das nächste „Warum" antwortet der Patient möglicherweise: „Weil ich verwirrt bin, denn es sind zwei gegensätzliche Kräfte am Werk, und ich kann mich zu keiner Entscheidung durchringen. Manchmal gerate ich wegen meiner Entscheidungen in Schwierigkeiten. Es ist so, als wären in mir zwei Personen mit zwei verschiedenen Meinungen. Eine Stimme sagt mir, dass ich meine Arbeit schnell erledigen soll, sogar auf unehrliche Weise, da es mir so mehr Profit einbringen wird. Gleichzeitig sagt mir die andere Stimme, ich nehme an, es ist mein Gewissen, dass ich ehrlich sein und lieber den Menschen dienen als sie ausnutzen soll. Und ich weiß wirklich nie, wer gewinnen wird: mein Gewissen oder die unehrliche Stimme."

Nun haben wir schließlich die CD erreicht - den springenden Punkt im Leiden des Patienten. Er leidet an der Wahnidee, dass *ein Teufel in das eine Ohr spricht und zum Morden auffordert, und ein Engel in das andere Ohr spricht und zu Taten der Güte auffordert.* Dieses Symptom gehört zu *Anacardium* und entsteht oft infolge von *Beschwerden durch Unterdrückung* in der Kindheit.

Auslöser, die zur zentralen Wahnidee führen

Das schmerzliche Ereignis, das zur Entstehung der CD führt, ist meistens mentaler oder emotionaler Natur: Tod einer geliebten Person; Betrug; die Entdeckung im Teenageralter, dass der Vater eine Affäre hatte; Entrüstung; Grobheit; Unterdrückung etc. Allerdings kann auch eine *körperliche Krankheit* wie Pneumonie den Beginn einer Wahnidee einleiten. So kann beispielsweise eine Lungenentzündung, die zu chronischer Erschöpfung führt, den Patienten in einen Menschen mit niedriger Energie und Mangel an Selbstvertrauen verwandeln. Jetzt hat er die Wahnidee, *es wird ihm nichts gelingen*, auch wenn seine physische Energie nach einiger Zeit zurückkehrt. Die Pneumonie hat eine „Narbe“ hinterlassen, die tiefer reicht als nur bis zur körperlichen Ebene, eine Narbe, die sein Selbstvertrauen erschüttert hat. Dies passiert noch sehr viel häufiger bei Patienten, die einen Herzinfarkt oder Schlaganfall hatten: Sie entwickeln die Wahnidee, *dass sie sterben werden* und fühlen sich dadurch als eine minderwertigere Person als sie vorher waren. Um diese Wahnidee zu beseitigen, ist *Aconitum* erforderlich. Oder der Patient sagt: „Ich habe eine Lungenentzündung bekommen, weil ich vor Jahren viele Monate lang acht Zigaretten am Tag geraucht habe.“ Dies stünde mit der fixen Idee in Zusammenhang, *dass er seine Gesundheit ruiniert hat* (*Chelidonium*).

Ein weiteres Beispiel könnte ein Mensch mit Chronischem Erschöpfungs- und Immundefizienz-Syndrom (CFIDS) sein, welches sich in Form von verschiedenen Leber- und Gallenblasenproblemen manifestiert. Die einst vor Lebendigkeit sprühende Person fühlt sich nun aufgrund der Krankheit vollkommen isoliert, bis zu dem Punkt, an dem sie glaubt, *dass sie keine Freunde hat*. Hier erkennen wir alle die syphilitische Phase von *Magnesium muriaticum*, dem Friedensstifter in der Familie und dem weiteren Umfeld, der sich auf Kosten seiner eigenen Wünsche und Emotionen anderen fügt.

Betrachten wir eine kurze Zusammenfassung eines solchen Beispiels aus der Praxis. Eine 30 Jahre alte Frau kommt in die Sprechstunde. Beide Eltern rauchten Marihuana, als ihre Mutter mit ihr schwanger war. Nach ein paar Jahren ließ sich die Mutter vom Vater, zu dem die Patientin ein enges Verhältnis hatte, scheiden (*Heimweh*); dann heiratet die Mutter einen Alkoholiker, der die Tochter psychisch und physisch quält (*Beschwerden durch Unterdrückung*; Wahnidee, *jemand geht hinter ihm*). Dieser Jemand ist kein freundlicher Führer, sondern eine negative kontrollierende Person. Die Mutter verfällt auch dem Alkohol. Wir können uns lebhaft vorstellen, dass sich das Kind zu dieser Zeit allein gefühlt haben muss (Wahnideen: *ganz allein auf der Welt zu sein; sie hat keine Freunde*).

Die Patientin beginnt im Alter von 12 Jahren, fast täglich Marihuana zu rauchen (vermutlich, um in eine Traumwelt zu entfliehen und ihrem Schmerz zu entgehen, da sie auch versuchte, Selbstmord zu begehen, indem sie sich die Venen aufschnitt – *Qual, Abscheu, Heimweh* – und damit den syphilitischen Einschlag zum Ausdruck brachte). Sie heiratet einen freundlichen

Mann, aber während ihrer Schwangerschaft wird sie mit einem ernsthaften Leberproblem ins Krankenhaus eingeliefert, was zu noch größerer Angst und Depression führt (*Furcht bei Erkrankungen der Leber*). Obwohl sich das Leberproblem gebessert hat, leidet sie nun an Depressionen, weswegen sie allopathische Medikamente nimmt und sich einer psychotherapeutischen Behandlung unterzieht.

Nach dem Beginn der Therapie verliert sie ihr Gedächtnis für vergangene Ereignisse. Sie möchte, „dass jeder sie mag" (CD: *Sie hat keine Freunde!; Traurigkeit, wenn allein*); sie tut alles, um Liebe und Zuneigung zu bekommen. Sie kann es nicht ertragen, wenn Menschen nicht miteinander auskommen und sie hat das Gefühl, dass es *ihre* Pflicht ist, Frieden zu stiften. Sie ist verbittert, weil sie meistens, wenn sie jemandem hilft, dafür getadelt wird (*entmutigt*). Jeder muss glücklich sein, auch wenn sie in ihrem Bemühen, einen solchen Zustand herbeizuführen, selbst Leiden und Erniedrigung erntet; sie kann nicht Nein sagen. Wenn Menschen sich nicht leiden können, grübelt sie darüber nach, wie sie den Frieden wiederherstellen kann. Manchmal sprechen zwei Stimmen in ihr (*geistige Verwirrung*).

Behandlung: 1 Kügelchen *Magnesium muriaticum* 1M in einer 250 ml Arzneivorratsflasche (AVF), 1 Schüttelschlag, Verdünnung von 1 Teelöffel in einem 125 ml Becher mit gereinigtem Wasser, Einnahme von 1 Teelöffel als Testdosis.

Ergebnis: Zwei Tage später ist sie voller Energie, sie putzt das Haus und wirft alte Sachen weg. Ihr Ehemann sagt, dass er sie seit langem nicht mehr so energiegeladen erlebt hat. Sie bemerkt, dass sie jetzt besser ihre Meinung in der Therapiegruppe im Krankenhaus äußern kann. Sie fühlt sich so gut, dass sie sogar anfängt zu befürchten, dass ihre Ärzte ihre Behandlungstermine beenden werden (sie geht gerne zur Therapie und mag es, mit anderen über ihre Kindheit zu sprechen). Sie hat das Gefühl, als hätte sie 20 Tassen Kaffee am Tag getrunken. Interessanterweise ist ihr Verlangen nach Süßigkeiten ebenfalls verschwunden! (Sie ist aufgrund des ganzen Zuckers übergewichtig.)

Drei Tage später: Das Verlangen nach Süßigkeiten ist gestern zurückgekehrt. Und ihr Energiepegel fällt. Ein Schüttelschlag und Wiederholung der Arznei.

Bericht: Die Arznei hat nicht so fantastisch wie bei der ersten Gabe gewirkt. Das Verlangen nach Süßigkeiten ist geblieben. Es wird eine 125 ml AVF *Magnesium muriaticum* 1M zubereitet und zwei Schüttelschläge hinzugefügt (damit hat diese AVF ebenso viele Schüttelschläge erhalten wie die vorherige 250 ml AVF). Diese Patientin hat eine starke Lebenskraft (LK) und es waren keine Verschlimmerung oder akzessorischen Symptome aufgetreten. Dies zeigt an, dass die Patientin eine stärkere Potenz vertragen kann. Der Homöopath kann daher von einer 250 ml AVF zu einer 125 ml AVF wechseln.

Am Morgen des folgenden Tages fügt die Patientin zwei Schüttelschläge zu der 125 ml AVF hinzu, verdünnt 1 Teelöffel in 125 ml gereinigtem Wasser und nimmt aus dem 125 ml Becher 1 Teelöffel ein.

Am nächsten Tag: Die Arznei hat wieder gewirkt! Kein Verlangen nach Süßigkeiten. Sie beginnt, Hitze im Gesicht zu fühlen.

Drei Tage später: Die Arzneiwirkung lässt wieder nach. Wiederholung alle drei Tage, jedes Mal 4 Schüttelschläge!

Die einzige „Krankheitswirkung“, die genannt werden muss, ist eine Erkältung, die sie nach der ersten Gabe entwickelte; es kam zu einer reichlichen Absonderung aus der Lunge, aber sie sagte, dass sie so etwas jeden Winter bekommt, somit ist es nichts Ungewöhnliches. Für mich ist es auch ein Zeichen für ein „Nach-außen-bringen und eine Heilungsreaktion“, also eine Reaktion der LK (Paragraph 64).

Andere körperliche Ursachen, die einem in den Sinn kommen, sind Autounfälle, die vielleicht zur Entstellung führen und damit die Wahnidee erzeugen: *elend, wenn er in der Spiegel schaut* (*Natrium muriaticum*); *er ist zu klein; er hat an Wert verloren; er ist abstoßend und entstellt.* Ein Mensch, der *Lac caninum* braucht, kann diese Wahnideen aufgrund einer Situation entwickeln, in der jemand schlecht von einer „gemeinen Stiefmutter“ behandelt wird.

Wie man die zentrale Wahnidee in der Praxis findet

Unsere ganzen Bemühungen zielen darauf ab, die zentrale oder „Mutter“- Wahnidee zu finden. Sie können aber von Ihrem Patienten keine Antwort auf die Frage erwarten: „Was ist Ihre zentrale Wahnidee?“ Er kommt nicht einfach zu Ihnen und liefert die Information: „Herr Doktor, ich habe die grundlegende Wahnidee, eine Flasche zu sein!“ Wie gehen wir also vor, um die CD zu bestimmen?

Der erste Hinweis auf die CD ergibt sich, wenn man auf die Art und Weise achtet, wie der Patient mit Ihnen **kommuniziert**. Es ist interessant, wie Patienten mit stark entwickelten Wahnideen dazu neigen, in absoluten Begriffen zu sprechen, indem sie Wörter wie *„immer, nie, jeder, niemand, alles oder nichts“* verwenden. Ihre Wahrnehmung von der Welt scheint für jeden und alle Zeit zu gelten. Für Menschen mit ausgeprägten Wahnideen gibt es keine Grauzonen. Alles ist Schwarz oder Weiß. Es gibt keine Flexibilität, nur in Stein gegossene Meinungen, die die Richtlinien für die Weiterentwicklung des Lebens bilden, zumindest entsprechend der Denkweise des Patienten. Das Reden in solchen absoluten Begriffen zeigt fixe Ideen an. Achten Sie darauf, an welchen Stellen der Patient diese Begriffe verwendet: In diesen Momenten erfolgt ein Hinweis auf die CD.

Einen zweiten Fingerzeig erhält man dadurch, dass der Patient die CD während einer Live-Anamnese oft preisgibt, wenn ein sehr schmerzhaftes Thema berührt wird, sei es durch einen noch so kleinen Hinweis, Bezug oder Gedanken. Die CD steht immer mit einem schmerzhaften, nicht aufgelösten Komplex aus der Vergangenheit in Verbindung, der so weit wachsen durfte, bis der Patient ihm völlig verfallen ist. Es ist der „Ballast“, den der Patient mit sich herumschleppt und in jede Beziehung einbringt; er ist zu einem integrierten Bestandteil des Patienten geworden. Solch ein „gefühlsbetonter Komplex“ wird schnell berührt, geradezu zwangsläufig schon durch ein unschuldiges Wort oder eine Frage.

Ein „Komplex" ist ein Bild – oft psychologisch traumatischer oder schmerzhafter Natur – der zu einem Bestandteil des Unbewussten geworden ist.

Er bildet die persönliche und private Seite des psychischen Lebens und wird daher oft unterdrückt (die *Natriums*) oder verdrängt (die *Magnesiums*).

Wann immer der Homöopath solch einen empfindlichen Komplex berührt, kann es sein, dass der Patient mit verräterischen **Indikatoren** wie Schweigen, Ärger, Reizbarkeit, Weinen, wiederholtem Versagen bei dem Versuch, sich an die Antwort zu erinnern, Zögern, verlängerter Zeitdauer bis zur Antwort oder Stottern reagiert. Die Patientin schließt vielleicht sogar für einen Moment die Augen. **Unterdrückung:** Der Patient fühlt die Emotionen und unterdrückt sie! **Verdrängung:** Der Patient fühlt die Emotionen nicht einmal mehr. Verdrängung ist stärker als Unterdrückung.

Wenn dies passiert, muss dem Homöopathen klar sein, dass seine Worte oder Gesten ein schmerzhaftes Niemals-gesund-Seit-(NGS-)Ereignis in der homöopathischen Vorgeschichte des Patienten heraufbeschworen haben. Lassen Sie es sich setzen, lassen Sie die Patientin weinen und konzentrieren Sie sich inzwischen im Stillen auf das, was Sie gerade berührt haben. Nehmen wir zum Beispiel die Mutter eines körperlich oder geistig „gestörten" Kindes, die bei der Konsultation eine Reaktion zeigt, als Sie auf ihre Schwangerschaft zu sprechen kommen. Fühlt sie sich schuldig, weil sie, als sie von der Schwangerschaft erfuhr, „das Kind nicht wirklich wollte", aus welchem Grund auch immer? Oder haben Sie ihre „Achillesferse" berührt und die Erinnerung an einen unterdrückten Kummer, den wahren Grund für den Beginn ihres physischen Problems, an die Oberfläche gebracht? Sehr oft, wenn ich auf sanfte Weise versuchte, zum „Schauplatz des Verbrechens" vorzudringen, konnte ich das schmerzhafte Konzept entdecken, das Anlass zu der CD gab. (Ich verweise den Leser auch auf die 11 Fragen zur Fallaufnahme, siehe Kapitel 1.) Denken Sie daran, bei Ihrer Befragung Mitgefühl zu zeigen! Sie wollen nicht als Verfolger auf einer nach Tatsachen suchenden Mission erscheinen, auch wenn wir von dem NGS-Faktor als dem „Schauplatz des Verbrechens" sprechen!

Die dritte Möglichkeit, Zugriff auf die CD Ihres Patienten zu erhalten, ergibt sich, wenn er gezwungen ist, sich einer Situation mit den untergeordneten Funktionen seines Bewusstseins zu stellen (siehe Kapitel 10!). Dabei gilt die folgende Regel:

Die negative CD kommt besonders deutlich zum Vorschein, wenn jemand gezwungen ist, mit der untergeordneten Funktion seines Bewusstseins zu arbeiten. Dieser Mensch wird versuchen, die CD mit Hilfe der ihm verfügbaren positiven Kompensationen zum Verschwinden zu bringen. Die positive CD wird dagegen von der dominanten Funktion des Bewusstseins *und* den positiven Kompensationen unterstützt.

Wir sehen, dass positive Kompensationen zu einem der negativen CD völlig entgegengesetzten Zweck verwendet werden. Wir wollen dies mit einem Beispiel erklären.

Ein Beispiel für die erste Regel (Erscheinen einer negativen CD) ist *Lycopodium*, ein überwiegend denkender Mensch. Solange er sich hinter seiner Hauptfunktion (dem Denken) verstecken kann, hat er die Kontrolle über seine Handlungen, wird er aber gezwungen, einer Situation mit seinen Gefühlen zu begegnen, verliert er die Kontrolle und flüchtet sich in kindisches Verhalten. An dieser Stelle bricht seine CD *er hat Unrecht getan und alles wird verschwinden*, mit aller Macht hervor.

Ein Beispiel für die „positive" Wahnidee ist die CD von *Ignatia*: *sie ist verheiratet und schwanger. Ignatia* ist eine vorwiegend fühlende Person. Ist sie gezwungen, auf der Ebene des Denkens und der Vernunft zu handeln, löst sich ihre positive Wahnidee auf! *Ignatia* hat so viel von ihrem emotionalen Ballast in eine Beziehung gesteckt, dass bereits eine unbedeutende Bemerkung von dem Objekt ihrer Sehnsucht wie z. B. „du siehst heute gut aus" zu einem mächtigen und objektiven Beweis für seine Liebe wird. Das kleinste Zeichen der Wertschätzung wird in die Wahnidee eingebaut; es besteht völlige Blindheit selbst gegenüber den schwerwiegendsten Argumenten, die das Gegenteil belegen. Nur wenn sie in ihrer fühlenden Funktion bleibt, kann sie diese CD mit Hilfe ihrer positiven Kompensationen aufrecht erhalten: romantisch, sentimental, empfindsames Gemüt, Milde und ruhige Disposition. Sie erträgt Leiden ohne Zorn oder Jammern; Denken an geliebte Personen bessert.

Weitere Hilfsmittel, um die zentrale Wahnidee während der Konsultation herauszufinden

Die beherrschende Emotion

Manchmal gibt der Patient seine *beherrschende Emotion* direkt während der Anamnese zu: „Ich habe das Gefühl, dass ich nicht in diese Welt passe!" Ein anderes Mal wird dieselbe dominante Emotion (wie oben erwähnt, *das Gefühl, verlassen zu sein*), in der Erstanamnese zum Ausdruck gebracht, wenn der Patient verschiedene Fragen beantwortet (siehe das Beispiel in Kapitel 5, Abschnitt „Die Suche nach dem NGS-Faktor: eine schwierige Aufgabe"). Auch wenn der Patient verschiedene Ausdrücke verwendet und von unterschiedlichen Situationen spricht, kommt dabei doch immer das Verlassenheitsgefühl zum Ausdruck. Es kann mit der *intrauterinen Geschichte* des Patienten beginnen, als seine Mutter ein Erlebnis hatte, wo sie sich „verlassen" fühlte, mit Mangel an emotionaler Zuwendung von den Eltern weitergehen, gefolgt von fehlgeschlagenen Beziehungen; dem Tod guter Freunde; vom Partner betrogen werden; Isolation am Arbeitsplatz; Gefühl von Isolation wegen einer Behinderung, Sprachbarriere, kulturellen Unterschieden etc. Wie dick die Maske auch sein mag, die der Patient präsentiert, die beherrschende Emotion schafft es immer durchzusickern, wenn sich der Homöopath die

Frage stellt: „Welche Empfindung, welche beherrschende Emotion bringt mir dieser Patient entgegen?"

Der Homöopath muss diese dominante Emotion weiter einkreisen können. Homöopathen verfügen über eine ausgezeichnete *Beobachtungsgabe*, die sehr hilfreich sein kann, um dieses Rätsel zu lösen. Ich denke daran, wie manche Patienten vor mir sitzen und in übertriebenem, hysterischem Tonfall über eine Vielzahl von Beschwerden reden und sogar noch häufiger über Kleinigkeiten wie: „Warum verblasst meine Bräunungslinie nicht schneller?" und „Warum wächst dieser eine Nagel nicht genau so schnell wie die anderen?" Ihr schmerzerfüllter Gesichtsausdruck und ihre gehetzte Geschwätzigkeit bestätigen, dass diese Patienten solche „Unvollkommenheiten" als lebensbedrohlich ansehen oder für direkte Hinweise auf eine schwindende Gesundheit halten (Wahnideen: *leidet an einer unheilbaren Krankheit; er ist krank*).

Außer zu beobachten und dem, was der Patient indirekt zum Ausdruck bringt, genaue Aufmerksamkeit zu schenken, können wir den Patienten auch noch **direkt befragen**. Diese Art der Befragung ist nur bei einem intelligenten Patienten hilfreich, der unbedingt möchte, dass es ihm besser geht und Ihnen dem Homöopathen, gegenüber aufrichtig sein kann. Fragen Sie direkt: „Was ist Ihre stärkste negative Emotion? Was ist Ihre stärkste positive Emotion? Welches Gefühl „beherrscht" Sie?" Zu meiner Überraschung können die Patienten mir oft genau sagen, was ihre alles vereinnahmende Emotion war oder ist: Kummer, Eifersucht, Zukunftsangst, Mangel an Selbstwertgefühl, finanzielle Sorgen, Mangel an Führung und Fehlen eines Lebenssinnes etc. Kann der Patient diese Emotion nicht benennen, fragen Sie den Partner / die Partnerin!

Eine der besten Methoden, um Wahnideen in der Praxis zu identifizieren, ist eine allgemeine Diskussion mit dem Patienten: über seine Arbeit, Politik, die Welt, Familie, Freunde, seine Kindheit, Urlaub etc. Das trifft besonders auf die Kategorie von Patienten zu, die gewisse Aspekte der Vergangenheit für sich behalten bzw. derer sie sich schämen oder solche, die von ihrem Partner gezwungen werden, Sie aufzusuchen oder auf den aufsässigen Teenager, der überhaupt nicht zu diesem komischen Doktor will, der unangenehme Fragen stellt. Beobachten Sie während der Diskussion, wie der Patient denkt und sich selbst ausdrückt. Zeigen Sie Empathie für den Patienten, wird er sich wohl fühlen und ist vielleicht in der Lage, Ihnen seine tiefsten Gefühle mitzuteilen, selbst wenn es unbewusst geschieht. Auf diese Weise gewinnen Sie wertvolle Informationen, die Sie verwenden können, um das Simillimum zu finden.

Ein schönes Beispiel dafür aus meiner Praxis war ein Patient, der mich gar nicht aufsuchen wollte. Er kam in einem schwarzen Anzug mit einem großen Kreuz auf der Brust und ich fragte ihn sofort nach seiner „Mission". Ich brauchte keine weitere Frage zu stellen. Er erzählte mir alles über seine Wahnidee, dass er in Verbindung mit Gott stünde". Sein Gefühl, dass er Gottes Wort verbreiten (Wahnidee, *er ist im Himmel und redet mit Gott*; *Veratrum album* ist zweiwertig und das einzige Mittel in dieser Rubrik) und die Seelen der

Prostituierten und Obdachlosen in Los Angeles retten müsse, wurde sofort offensichtlich. Er wurde von dem starken Wunsch angetrieben „jemand zu sein“; dies übersetzen wir in die Rubrik *„Verzweiflung an der sozialen Stellung“*. Auf die erste Frage: „Was kann ich für Sie tun?“ hatte er allerdings geantwortet: „Mit mir ist alles in Ordnung; meine Frau hat mich hergebracht.“ Natürlich erzählte er mir nicht, dass er aus jeder Kirche ausgeschlossen worden war, weil er die Gottesdienste unterbrach, um seinen eigenen Sermon loszuwerden oder dass er gewalttätig wurde, wenn ihm jemand widersprach, während er das Geld der Familie verplemperte (*Veratrum album*). Bei dieser Technik handelt es sich um das Auffinden der CD durch „indirekte“ Befragung.

Die dominante Emotion steht eindeutig mit dem NGS-Faktor in Verbindung. Manchmal passiert es, dass der Patient sich nicht an den NGS-Faktor oder ein wichtiges emotionales Ereignis erinnern kann. So konzentrieren sich beispielsweise *Carbon*-Menschen im Allgemeinen auf die kleinsten körperlichen Wehwehchen und stellen keine Verbindung zu psychologischen Auslösern her. Sie tun das nicht absichtlich, während andere, wie die *Natriums*, Fragen zu ihrem privaten emotionalen Leben als anmaßend und aufdringlich empfinden; erst wenn Sie ihr Vertrauen gewonnen haben, werden sie Ihnen die intimsten Einzelheiten, die sie lange Zeit unterdrückt haben, mitteilen. Die *Magnesium*-Persönlichkeit wiederum hat ihre Emotionen nicht unterdrückt, sondern verdrängt: Diese Empfindungen werden nicht einen Augenblick lang gefühlt, denn die *Magnesiums* sind sich dessen, was sie verstecken, nicht bewusst. Es muss erwähnt werden, dass entschieden weniger Schaden angerichtet wird, wenn wir uns dessen, was wir verbergen, bewusst sind (wie die *Natriums*), als wenn wir gar nicht wissen, was wir verdrängen (die *Magnesiums*) oder noch schlimmer, wenn wir nicht einmal wissen, dass wir überhaupt etwas verdrängt haben. Unterdrückte und verdrängte Gefühle sind oft mit einem Geheimnis verbunden, etwas, das nicht an die Oberfläche dringen darf, weil die Erinnerung daran zu schmerzhaft oder beschämend ist. Diese Emotionen werden Teil unserer unbewussten Welt unserer Schattenseite, und sind sicher verstaut, aber bereit, die Büchse der Pandora zu verlassen, sobald die Tür zum Unbewussten durch homöopathische Arzneien oder Psychoanalyse aufgestoßen wird. Dies kann durch einen Auslöser geschehen, irgendein Ereignis, Wort oder eine Geste, die auf diese gespeicherte, fixe, schmerzhafte oder beschämende Emotion oder Wahnidee anspielt und bewirkt, dass diese mit aller Macht in das Bewusstsein des Patienten eindringt! Emotionen wegzusperren und zurückzuhalten ist ein *psychischer Fehler*, den die Natur durch die Erschaffung körperlicher Krankheiten kompensiert.

Es ist leicht zu verstehen, warum *Magnesium carbonicum* seine Gefühle verdrängt. Er hatte ein Leben wie ein Waisenkind (*Träume, sich verlaufen zu haben, im Wald und zu Hause*) und braucht all seine praktischen Sinne, um jeden einzelnen Tag zu bewältigen. Emotionen stellen für ihn nur ein Hindernis dar, sie lenken ihn ab und trüben seinen Sinn für praktische Dinge, den er benötigt, um zu überleben und seine grundlegendsten Bedürfnisse zu befriedigen. Auch wenn solche Patienten ihre Gefühle bewundernswert gut unter Kontrolle haben, können sie von diesen doch schrecklich beunruhigt werden, wie sich an ihrer *Reizbarkeit* und den heftigen krampfartigen Schmerzen am ganzen Körper mit Durchfall sowie schneidenden Schmerzen zeigt. Ich frage mich, wie viele sogenannte „Fibromyalgie"-Patienten solche Wurzeln in ihrer Vorgeschichte haben! Der *Magnesium muriaticum*-Mensch ist der Unglücksrabe, der davon bedroht ist, eine bestehende Beziehung zu verlieren (zu den Eltern, Geschwistern oder Freunden) und der deshalb alles daransetzen und insbesondere seine eigenen Gefühle unterdrücken wird (wie *Carcinosinum*), um Frieden zu stiften (*Wahnidee, er hat keine Freunde*) und die Beziehung zu sichern.

Ein Beispiel dafür wäre ein Kind, das versucht, zwischen seinen sich streitenden Eltern zu vermitteln, die über Scheidung reden. Die körperlichen Folgen können fatal sein, da diese Verdrängung sowohl zu Leber- und Gallenblasenbeschwerden als auch zu CFIDS führen kann (siehe das obige Beispiel für *Magnesium muriaticum*).

Die Haltung und Professionalität des Homöopathen spielt ebenfalls eine Rolle bei der Enthüllung der dominanten Emotion des Patienten. Empathie und Aufmerksamkeit sind unabdingbar. Die Ausübung jeder Kunst und Wissenschaft erfordert **Disziplin** und der Homöopath muss seine Wissenschaft regelmäßig studieren. Heutzutage ist es schwer, Selbstdisziplin zu erlangen, da der moderne Mensch außerhalb seiner Routinetätigkeit oft einfach nur faul sein möchte. Wie immer ist eine absolut perfekte Befragung Voraussetzung für eine gute Praxis, d. h. eine Anamnese, die wir nach bestem Wissen durchführen. **Konzentration** ist ebenfalls ein Muss und in unserer Kultur eher selten. Der Homöopath wird viel zu oft von alltäglichen Problemen abgelenkt, die nichts mit dem Patienten vor ihm zu tun haben. **Geduld** ist eine weitere Notwendigkeit und vielleicht das größte Hindernis von allen. Der Konsument verlangt schnelle Ergebnisse, es stehen viele andere Behandlungsmethoden zur Verfügung, es werden leere Versprechen im Hinblick auf rasche Linderung gegeben; dies alles führt dazu, dass Homöopathen die meisten ihrer Fehler beim Fallmanagement begehen, indem sie nicht lange genug warten, bis die LK auf das Simillimum reagiert.

Für manche Homöopathen ist **Intuition** eine ganz natürliche Sache, die ihnen erlaubt, Aspekte des Patienten intuitiv zu verstehen, noch bevor sie sie intellektuell erfassen können. Diese Intuition macht das wett, was wir nicht wahrnehmen, denken oder fühlen können und stellt daher für jeden guten Homöopathen bzw. eigentlich für jeden Arzt eine Notwendigkeit dar. Viele gute Einsichten entspringen dieser äußerst mysteriösen Funktion.

Die beste und wichtigste Eigenschaft jedes Heilers ist schließlich **Bescheidenheit**. Um objektiv und urteilsfrei zu sein, muss man bescheiden sein – dies ist die emotionale Haltung, die hinter der Vernunft steht. Sie sind beide untrennbar miteinander verbunden!

Keine Methode für physische Probleme?

Die Frage „Was ist die vorherrschende Emotion?" erweckt den Eindruck, dass es sich hier nicht um eine Methode zur Behandlung körperlicher Beschwerden handelt, sondern dass sie eher auf Fälle beschränkt ist, bei denen mentale und emotionale Symptome vorherrschen. Der Homöopath muss sich daran erinnern, dass die meisten chronischen körperlichen Probleme zu Beginn oder als Causa auch einen mentalen oder emotionalen Hintergrund haben. Ein Beispiel wäre eine Vorgeschichte von chronischen Kopfschmerzen oder Migräne, wenn das Problem gleichzeitig mit einer Scheidung auftrat. Oder wir finden chronische Rückenschmerzen bei einer Frau, die in einer ungesunden Beziehung gefangen ist (z. B. *Natrium muriaticum*, *Sepia*). Auch hier müssen wir Informationen zu den grundlegenden Gefühlen und Reaktionen der Patientin einholen. Welches physische Problem haben die Emotionen der Patientin erschaffen?

„Körperliches Leiden" und Ausdrucksformen, deren Ursprung in den Emotionen liegt, werden in einer anderen Patientengeschichte sehr deutlich. Die Frau machte vier Tage allein Urlaub am Meer, wo sie schwamm, spazieren ging und sich wunderte, dass ihre Ischialgie, Steifheit der Gelenke und die Absonderung aus der Nase in dieser Zeit verschwunden waren. Als sie zu ihrem Ehemann zurückkehrte, der sie in der Vergangenheit betrogen hatte, öffneten sich sofort wieder die Tore zu ihren körperlichen Symptomen. Es verwundert nicht, dass in Anbetracht der deutlichen Besserung am Meer und den Beschwerden durch Täuschung und Betrug, *Natrium muriaticum* das Simillimum war. Noch besser, die Patientin war gezwungen, die ursächliche Verbindung zwischen ihrem körperlichen Leiden und den Gefühlen, die durch ihre negative emotionale Umgebung bedingt waren, anzuerkennen. Auf der anderen Seite sollte diese CD-Methode beispielsweise nicht angewendet werden, wenn chronische Kopfschmerzen von einem Schädeltrauma im Rahmen eines Autounfalls herrühren; in diesem Fall wäre eine Analyse nach von Bönninghausen evtl. ein logischerer Ansatz.

Ein weiteres Beispiel für Wahnideen, die mit negativen emotionalen Ereignissen zusammenhängen und zu körperlichen Erscheinungen führen, ist der Fall eines dreijährigen Mädchens, das eine Ansammlung von Warzen auf dem Handrücken hatte. Diese waren kurz nach dem Tod ihres Großvaters aufgetreten, den sie sehr mochte und jeden Tag besucht hatte! Nach seinem Tod malte sie mehr als acht Monate lang keine Bilder mehr, was sie sonst immer sehr gerne getan hatte (*Wahnideen, allein zu sein; dass sie immer allein ist*)! Der Kummer erweckte offensichtlich ein latentes sykotisches Miasma, das in Form von Warzen zum Vorschein kam. Daher wurde hier ein sykotisches Kummermittel benötigt und nicht *Thuja*!

Paragraph 153-Symptome

In vielen Fällen kennt der Patient weder den NGS-Faktor noch die beherrschende Emotion. Wie gehen wir hier vor? Wir beginnen mit einem leeren Bild von den Wegen der Wahnideen (siehe Abbildung 6-2). Dieses ist der Hintergrund bzw. die **Blaupause**, auf der Sie Ihr Puzzle, also den Patienten, zusammensetzen werden!

Jedes ausgeprägte und eigentümliche Symptom, das wir beim Patienten erkennen und das in gleicher Intensität bei der Arznei zu finden ist, bildet ein wichtiges Teil des Puzzles. Wir können uns nun auf dieser Blaupause rückwärts arbeiten. Werden die verschiedenen Teile des Puzzles zusammengesetzt, entwickelt sich vielleicht das Bild von zwei oder drei sehr ähnlichen Mitteln. Betrachten Sie die Wahnideen dieser Mittel, um zu bestimmen, welche Gruppe von Wahnideen (oder falls Sie sie kennen, welche CD) am besten zum Fall des Patienten passt. Eine der einfachsten Möglichkeiten, sich mit der Bedeutung von Wahnideen vertraut zu machen, besteht darin, Live-Fälle zu beobachten. Ein Live-Fall veranschaulicht besser als alles andere die Bedeutung von Wahnideen.

Kann sich der Patient nicht an das NGS-Ereignis erinnern, muss der Therapeut mit einer Reihe von „Warum und zu welchem Zweck"-Fragen fortfahren, die die eigentümlichsten mentalen und emotionalen Paragraph 153-Charakteristika des Patienten betreffen, da diese die CD weiter in den Vordergrund rücken werden. (Der NGS-Faktor ist immer hochrangiger als die Paragraph 153-Symptome, wie in *Hahnemann im Brennpunkt* erläutert wird.) Sonderbar, selten und eigentümlich können auch Symptome physischer Natur sein, beispielsweise das gemeinsame Auftreten von Schnupfen und Schweißausbruch bei der Arznei *Mercurius.* Im Allgemeinen wird sich der Homöopath beim Gebrauch der CD-Methode auf die mentalen und emotionalen Paragraph 153-Symptome beschränken. Dabei interessieren wir uns besonders für solche Rubriken, die Jung als Emotionen, weniger als Gefühle bezeichnet. Ich stimme mit der Unterscheidung überein, die er zwischen diesen beiden macht: Emotionen beherrschen uns, Gefühle sind weniger leidenschaftlich.

Im Französischen bezeichnet der Begriff „sentiment" sowohl „Gefühl" als auch „Meinung", z. B. „Es ist die Gesinnung des Fürsten, dass...". Wenn jemand Gefühle hat, v. a. wenn ihm ein emotionales Element fehlt – beispielsweise mit sich im Frieden zu sein, sich zufrieden zu fühlen, heiter und ausgeglichen zu sein – hat er sich immer noch unter Kontrolle. Emotionen beeinflussen und beherrschen einen vielleicht sogar. Die Emotionen anderer bewegen Sie auch, z. B. wenn Sie inmitten einer enthusiastischen Menge ein Fußballspiel schauen. Die meisten von uns können es nicht verhindern, dass sie von der begeisterten Emotion der Menge mitgerissen werden. Ich erinnere mich noch, wie ich 2000 bei einem Fußball-Europapokal-Spiel in Belgien inmitten von Spaniern und Jugoslawen stand, da es ein Spiel zwischen Spanien und Jugoslawien war. Als Belgier hatte ich keinen Favoriten; ich hoffte nur, einem großartigen

Spiel beizuwohnen. Und doch, als das jugoslawische Team ein Tor schoss, tanzte ich triumphierend mit einem Anhänger der Jugoslawen herum – nicht weil ich wollte, dass Jugoslawien gewinnt, sondern einfach, weil ich von dem Freudentaumel und Überschwang mitgerissen wurde! Dann schoss Spanien ein Tor und ich tanzte Arm in Arm mit einem spanischen Fan. Bin ich ein Verräter? Nein! Ich wurde von der Emotion um mich herum überwältigt und angesteckt.

Wie Sie sehen, ist es wirklich eine Frage der Graduierung: Eine „Emotion" weckt stärkere physiologische Reaktionen (Puls, Atmung) als ein „Gefühl". Man könnte ein „Gefühl" in Situationen, in denen die psychische Kontrolle teilweise verloren ist, als den Vorläufer einer „Emotion" bezeichnen. Für uns Homöopathen wird die beherrschende Emotion – die oft in Form einer Wahnidee verdrängt wird – klar, sobald wir genug von diesen wahren, ausgeprägten emotionalen Paragraph 153-Rubriken, den hartnäckigsten und tiefsten Emotionen also, gesammelt haben.

Hier ist ein Beispiel. Der Patient wurde von einer Geliebten betrogen, möchte Ihnen aber nichts darüber erzählen, weil er glaubt, dass es nichts mit seiner Hauptbeschwerde, nämlich zuckenden Beinmuskeln, zu tun hat. Auf der anderen Seite benutzt er unanständige Ausdrücke, redet von sexuellem Verlangen, regt sich schnell auf und kann im Zustand der Wut sogar versuchen, jemanden zu töten, meist mit einem Messer. Dennoch sehnt er sich nach Gesellschaft und fürchtet sich vor dem Alleinsein; daher könnte man an *Hyoscyamus* denken. Beim Studium von *Hyoscyamus* finden wir Wahnideen *verkauft zu werden, von der Umgebung verletzt zu werden* und *Unrecht erlitten zu haben*. Wenn diese Wahnideen zu dem Fall passen, kommen wir zum NGS-Faktor des Patienten, bei dem es sich im Fall von *Hyoscyamus* sehr oft um Beschwerden durch *Kummer und enttäuschte Liebe mit großer Eifersucht* handelt. Es wird deutlich, dass wir uns immer fragen: „Passen diese Paragraph 153-Rubriken zu der eingebildeten Wahnidee?" Falls ja, können wir die CD des Patienten enthüllen und sein Simillimum bestätigen. Wenn wir den Teufelskreis aufdecken, dem der Patient zum Opfer gefallen ist und dem Patienten alles auf empathische Weise erklären, werden wir seine Entwicklung in eine sehr positive Richtung beschleunigen. Lesen Sie auch das Fallbeispiel für *Tarentula* am Ende von Kapitel 5.

Der folgende Fall zeigt, wie sich der Praktiker rückwärts arbeiten kann. In einer Unterrichtspause fragte mich einer meiner Studenten, ob ich ihm bei einem Fall helfen könne. Ich hatte gerade darüber gesprochen, wie man kompensierende Paragraph 153-Symptome betrachtet und versucht, sich rückwärts zu arbeiten, falls nötig, sogar bis in die intrauterine Zeit, um die wahre CD mit Hilfe des NGS-Faktors zu finden.

Die folgende Geschichte handelt von einem vierjährigen Jungen mit einem geradezu krankhaften Bedürfnis nach Zuneigung und Aufmerksamkeit. Man denkt sofort an Mittel wie *Pulsatilla* und *Hyoscyamus*, aber er zeigte weder gewalttätiges noch sexuelles Verhalten, benutzte keine unanständigen Ausdrücke und war nicht einmal eifersüchtig. Der Junge hatte eine jüngere Schwester und er war sehr um ihre Sicherheit besorgt und kümmerte sich immer um sie (*mitfühlend, Angst um andere*). Das schloss *Hyoscyamus* natürlich aus. Ich hatte meine Zweifel an *Pulsatilla*, als ich hörte, dass er nicht nur nicht eifersüchtig auf seine Schwester war, sondern dass er auch keine Probleme gehabt hatte, als er das erste Mal in den Kindergarten musste. Es war sogar so, dass er zu seiner Mutter, die im Flur wartete, sagte, „dass sie nach Hause gehen solle und es ihm gut ginge" - und das tat es tatsächlich.

Zu Hause konnte er stundenlang allein spielen und brauchte niemand anderen. *Pulsatilla* schien einfach nicht zu passen. Er zeigte noch die folgenden Symptome: leicht verärgert, empfindlich gegenüber Tadel (ein sykotischer Zug), *im Widerstreit mit sich selbst*, mangelndes Selbstwertgefühl („Ich bin dumm"), das so weit ging, dass er sogar um Bestrafung bat. Er war sehr redselig (ein Hinweis auf ein Silbermittel im Periodensystem!) und weinte schnell (*Weinen aufgrund von Hoffnungslosigkeit* - wenn es zur intrauterinen Geschichte passt). Er hatte auch von Geburt an Koliken, daher brauchen wir ein Kolikmittel! Es bereitet ihm Schwierigkeiten, Dinge zu teilen, sogar sein Essen, da er Erwartungsangst hat („Ich werde nicht genug haben" - *Angst vor der Zukunft*).

Er empfand so viel Angst darüber, ob seine Mutter ihn liebte, dass er sie ständig fragte. „Liebst Du mich wirklich?" Seine Mutter konnte ihm nie genug Aufmerksamkeit schenken; etliche Male am Tag bat er um eine Umarmung. Er konstruierte gerne Dinge, bildete sogar Stapel mit seinem Essen. Er empfand großes Mitgefühl für behinderte Menschen und hatte Angst vor Unfällen (in eine Grube zu fallen). Er fürchtete sich vor Aufzügen (in den Aufzugschacht zu fallen) und wurde manchmal aggressiv, wenn jemand in seinen Bereich eindrang (*Furcht vor engen Plätzen? Braucht einen Ausgang?*).

Er liebte klassische Musik (Hinweis auf ein Silbermittel). All diese Charakteristika müssen bei der werdenden Mutter vorgelegen haben: Das Mittel seiner Mutter zur Zeit der Schwangerschaft ist jetzt **sein Mittel**.

Deshalb wandte ich meine Aufmerksamkeit der Möglichkeit eines emotionalen Traumas zu: einem intrauterinen Ereignis! Er war das erste Kind und erwünscht. Die Mutter hatte Schmerzen im unteren Bauchraum und dachte zwar, dass sie schwanger sein könnte, hatte aber gleichzeitig Angst, dass es eine extrauterine Schwangerschaft sein könnte. Sie ging in ein Krankenhaus, wo eine Blutuntersuchung die Schwangerschaft bestätigte; das Ultraschallgerät funktionierte aber nicht, daher wurde sie mit einem Krankenwagen in ein anderes Krankenhaus gebracht (*Beschwerden durch: Erwartungsspannung; anhaltende Aufregung; Schreck*). Die Ärzte stellten fest, dass es sich um eine normale Schwangerschaft handelte und dass die Schmerzen von einer Dehnung der Mutterbänder herrührten. Die Schmerzen hielten an, und sie dachte dass irgendetwas nicht stimmte, was die Ärzte nicht gefunden hätten (*Furcht, ein Ereignis vorausahnend; schnell erschreckt*). Sie „fühlte sich in physischer Gefahr" (*Furcht vor dem Tod, wenn allein*). Den Beschwichtigungen der Ärzte glaubte sie nicht (Wahnideen: *verloren in dieser Welt und ohne Hoffnung; sie muss sterben; Verzweiflung bei Hypochondrie*). Genau in dieser Zeit musste ihr Ehemann für längere Zeit verreisen. Sie bat ihn, nicht zu fahren: „Ich wollte, dass mein Mann blieb, nur für den Fall, dass mir etwas zustoßen sollte." So entwickelte sie *Furcht vor drohender Krankheit* (*Argentum nitricum*, 2) und *dass etwas passieren würde* (*Argentum nitricum*, 2); *Verlangen nach Gesellschaft, Abneigung allein zu sein* (*Argentum nitricum*, 3) und *Furcht vor dem Alleinsein*. Trotz ihrer Bitten reiste der Ehemann ab, da ihn die Aussagen der Ärzte beruhigt hatten (was bei seiner Frau zu den Wahnideen führte: *verachtet; verlassen; von den Verwandten verstoßen; vernachlässigt*). Sie hatte das Gefühl, dass sie nicht auf ihn zählen konnte und sagte ihm, als er anrief, dass er nicht zurückzukommen brauchte (*kindisches Verhalten*). Es dauerte sehr lange, bis sie über die Situation hinweggekommen war, weit über den Zeitraum der Schwangerschaft hinaus (*Hass, unversöhnlich gegenüber denjenigen, die ihn beleidigt haben; brütet über vergangenen unangenehmen Erlebnissen; hartnäckige Gedanken*). „Ich rief enge Freunde an, um sie wissen zu lassen, was mit mir los war, nur für den Fall, dass ich in der Nacht ihre Hilfe brauchte und dann ging ich voller Sorgen schlafen" (auch hier, *Furcht, dass etwas passieren wird; Verlassenheitsgefühl; Empfindung von Isolation*). Diese „was ist, wenn"-Emotion wurde auf den Fetus übertragen; nun können wir den Jungen verstehen.

Wir sehen die Anhänglichkeit des Jungen und sein ständiges Bedürfnis, sich der Zuneigung seiner Mutter zu versichern. Er möchte die ganze Zeit umarmt werden, hat aber dasselbe Gefühl, das seine Mutter empfand: „Kann ich ihr trauen, wenn sie sagt, dass sie mich liebt?" Der Junge hat auch dasselbe Gefühl, verachtet zu werden: „Ich bin dumm, bestrafe mich", das diese Wahnidee durchaus schüren kann. Er zeigt dieselbe Erwartungsspannung wie seine Mutter während der Schwangerschaft. Bei ihm zeigt sie sich noch in anderen Situationen: Er ist nicht in der Lage, Essen und Spielzeug zu teilen und er hat Angst vor engen Plätzen und Unfällen. Das Gefühl führte bei der Mutter auch zu Ärger und Ärger basiert meistens auf Angst und Missverständnissen.

Wir erkennen bei der werdenden Mutter zahlreiche Wahnideen von *Argentum nitricum*, einschließlich Wahnideen *verlassen* oder *im Stich gelassen* (3), *verachtet* (3), *vernachlässigt* und *verstoßen* (zurückgewiesen) *von ihren Verwandten* und ihrem Ehemann (1). Der Junge zeigt diese Erwartungsangst, indem er als Beschützer seiner Schwester auftritt und in seiner *Furcht, dass etwas geschehen wird*, außer wenn er sich in einer sicheren Umgebung (z. B. zuhause oder im Kindergarten) befindet und von Menschen, die er kennt, umgeben ist. Er ist seiner jüngeren Schwester gegenüber sehr fürsorglich, genau wie seine Mutter sich ihm gegenüber verhielt, als sie schwanger war und von einem Krankenhaus ins andere ging, um sicherzustellen, dass alles in Ordnung war. Die Mutter räumt ein, dass sie auch danach noch übermäßig beschützend war. Er braucht das „was ist, wenn / Erwartungsangst"-Mittel – *Argentum nitricum*!

Betrachten wir die zentrale Wahnidee von *Argentum nitricum*, finden wir die Wahnideen: *im Stich gelassen; verlassen und verachtet; verloren in dieser Welt und ohne Hoffnung*. Wir sehen die *Carbon*-Charakteristika des unreifen Ego eindringen und können verstehen, warum der Zustand des Jungen mit *Pulsatilla* verwechselt werden kann. (*Stickstoff* gehört zu Periode 2 des Periodensystems, was auch ein Hinweis auf *Nitricum acidum* sein könnte). Er braucht Aufmerksamkeit und enge Unterstützung. Für die Mutter kommt Unterstützung von Seiten des Ehemannes, für das Kind von allen Personen zuhause. Der Kindergarten ist für den Jungen ein zweites Zuhause, daher fühlt er sich von den Menschen dort und dem Gebäude beschützt. Es kommt auch eine gewisse Selbstsucht von *Carbon* zum Ausdruck: Erhält er nicht die erwartete Aufmerksamkeit, fühlt er sich vernachlässigt. Besonders seine Verwandten (oder Menschen, die die Eltern-/Verwandtenrolle spielen - das kann der Homöopath, Lehrer, Guru etc. sein) müssen ihm in jedem Augenblick seines Lebens zur Seite stehen, damit er die Lasten des Lebens schultern und mit den Gefahren fertig werden kann; *er schaut um sich, als ob er jemanden erwartete, der ihm hülfe*, Hering, *Argentum nitricum*. Er braucht Unterstützung, um seine Ängste zu beschwichtigen!

Ein Kind wie dieses kann auch übermäßig empfindlich auf einen kleinen unerheblichen Rüffel oder Tadel reagieren: *Melancholie seit einer unverdienten Kränkung mit der fixen Idee, dass er von seiner Familie vernachlässigt und verachtet würde* - die krankhafte Empfindlichkeit des Jungen gegenüber Tadel! Betrachten wir noch einmal die Mutter während der Schwangerschaft, können wir uns leicht vorstellen, dass sie an der Wahnidee litt, *dass sie sterben müsse oder eine unheilbare Krankheit habe*. Dies wurde auf ihren Sohn übertragen, der das Mittel braucht, das auch seine Muter benötigte, zu dem Zeitpunkt aber nicht bekam. Außerdem ist *Argentum nitricum* eines der Hauptmittel für Babys mit Koliken! Diese Koliken traten früher oft auf, als Silbernitrat-Augentropfen in die Augen von Neugeborenen geträufelt wurden, um die Übertragung von Gonorrhoe zu verhindern: Ophthalmia neonatorum. In der Vergangenheit förderten diese „prophylaktischen" Tropfen bei vielen Babys die Empfindlichkeit für Koliken zutage.

Die Ausarbeitung dieses Falles mit der Radar-Software:

Summe der Symptome (sortiert nach Graden) - die Intensität wurde berücksichtigt

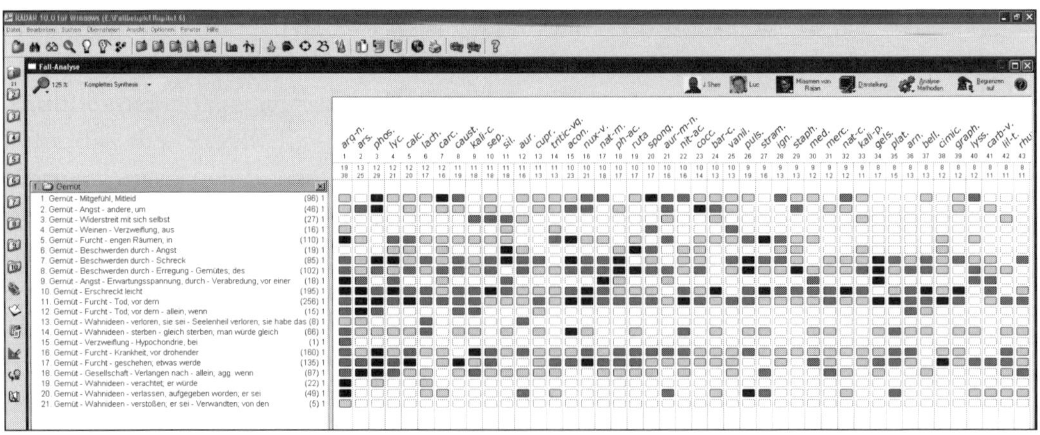

1. Gemüt

1. Gemüt - Mitgefühl, Mitleid (96) 1
2. Gemüt - Angst - andere, um (46) 1
3. Gemüt - Widerstreit mit sich selbst (27) 1
4. Gemüt - Weinen - Verzweiflung, aus (16) 1
5. Gemüt - Furcht - engen Räumen; in (110) 1
6. Gemüt - Beschwerden durch - Angst (19) 1
7. Gemüt - Beschwerden durch - Schreck (85) 1
8. Gemüt - Beschwerden durch - Erregung - Gemütes; des (102) 1
9. Gemüt - Angst - Erwartungsspannung, durch - Verabredung, vor einer (18) 1
10. Gemüt - Erschreckt leicht (195) 1
11. Gemüt - Furcht - Tod; vor dem (256) 1
12. Gemüt - Furcht - Tod; vor dem - allein, wenn (15) 1
13. Gemüt - Wahnideen - verloren, sie sei - Seelenheil verloren; sie habe das (8) 1
14. Gemüt - Wahnideen - sterben - gleich sterben; man würde gleich (66) 1
15. Gemüt - Verzweiflung - Hypochondrie, bei (1) 1
16. Gemüt - Furcht - Krankheit, vor drohender (160) 1
17. Gemüt - Furcht - geschehen; etwas werde (135) 1
18. Gemüt - Gesellschaft - Verlangen nach - allein; agg. wenn (87) 1
19. Gemüt - Wahnideen - verachtet; er würde (22) 1
20. Gemüt - Wahnideen - verlassen, aufgegeben worden; er sei (49) 1
21. Gemüt - Wahnideen - verstoßen; er sei - Verwandten; von den (5) 1

arg-n.	ars.	phos.	lyc.	calc.	lach.	carc.	caust.	kali-c.	sep.	sil.	aur.	cupr.	tritic-vg.	acon.	nux-v.	nat-m.	ph-ac.	ruta	spong.	aur-m-n.	nit-ac.	cocc.	bar-c.	vanil.	puls.	stram.	ign.	staph.	med.	merc.	nat-c.	kali-p.	gels.	plat.	arn.	bell.	cimic.	graph.	lyss.	carb-v.	lil-t.	rhu
1	2	3	4	5	6	7	8	9	10	11	12	13	14	15	16	17	18	19	20	21	22	23	24	25	26	27	28	29	30	31	32	33	34	35	36	37	38	39	40	41	42	43
19	13	12	12	12	12	12	11	11	11	11	11	11	11	10	10	10	10	10	10	10	10	10	10	10	9	9	9	9	9	9	9	9	8	8	8	8	8	8	8	8	8	8
38	25	29	21	20	17	16	19	18	18	18	16	13	13	23	21	18	17	17	17	16	16	14	13	13	19	16	13	13	12	12	12	11	17	15	13	13	12	12	12	11	11	11
1	-	3	1	1	1	3	2	-	1	-	1	1	1	1	2	2	-	1	3	2	2	1	1	1	1	-	2	1	1	-	2	1	-	-	-	1	-	1	2	-	-	-
1	2	3	-	1	-	1	1	-	1	-	-	1	1	2	2	-	1	-	-	2	-	3	2	1	-	-	-	2	-	1	1	-	-	-	-	-	-	1	-	1	-	-
-	-	-	-	-	-	-	-	2	2	2	1	-	-	-	-	-	-	-	-	1	-	-	1	-	-	-	-	-	-	-	-	1	-	-	-	-	-	-	-	-	1	-
1	-	-	-	-	-	-	-	-	-	1	-	-	1	-	-	-	-	-	2	-	-	-	-	2	-	-	-	-	-	-	-	-	-	-	-	-	-	-	-	-	-	-
3	1	-	2	2	1	1	1	1	1	1	-	-	2	3	1	1	-	1	-	2	-	1	1	1	2	3	2	1	1	-	-	-	-	-	-	-	1	-	1	-	-	-
-	-	-	1	1	-	1	-	-	-	3	1	-	-	-	-	-	1	3	2	-	1	1	-	-	-	-	1	1	-	-	-	1	-	-	-	-	1	-	-	-	-	-
2	1	3	3	1	2	1	2	1	2	3	2	2	-	3	2	2	3	-	1	-	1	1	-	2	3	2	2	1	-	1	1	1	3	2	1	2	1	2	1	1	-	2
2	1	2	1	2	1	2	2	1	2	-	2	1	1	2	2	2	3	3	2	2	1	2	-	1	3	1	1	3	1	1	1	2	3	1	2	2	1	-	2	1	1	-
3	2	-	2	-	-	1	-	-	-	2	-	-	-	-	-	3	1	-	-	1	-	-	-	-	-	-	-	-	2	-	-	-	3	-	-	-	-	-	2	2	-	-
3	3	2	3	2	2	1	2	2	3	2	1	1	1	2	3	2	1	1	1	-	2	1	3	-	2	3	2	2	2	2	3	2	-	1	2	3	1	3	-	2	-	1
2	4	3	2	3	2	2	2	2	1	1	1	2	1	4	3	2	2	2	2	1	3	2	1	2	2	1	1	1	1	2	1	1	3	3	2	2	3	2	-	1	2	2
2	3	2	-	-	-	-	2	2	-	-	-	1	-	-	-	-	-	-	-	-	-	-	-	-	-	-	-	-	-	-	-	-	-	-	2	1	-	-	-	-	-	-
1	1	-	-	-	2	-	-	-	-	-	2	-	-	-	-	-	-	-	-	-	-	-	-	-	-	-	-	-	-	-	-	-	-	-	-	-	-	-	-	-	-	-
2	1	1	1	1	2	-	1	1	-	1	-	1	-	3	1	-	-	1	-	-	2	-	1	-	1	1	-	-	1	1	-	-	1	2	1	1	-	1	1	-	1	1
2	-	-	-	-	-	-	-	-	-	-	-	-	-	-	-	-	-	-	-	-	-	-	-	-	-	-	-	-	-	-	-	-	-	-	-	-	-	-	-	-	-	-
2	1	3	1	2	1	1	-	3	2	1	2	1	1	1	2	1	2	2	2	2	2	1	1	1	2	1	1	1	1	1	1	1	1	2	2	-	1	1	-	-	2	1
2	2	3	2	3	-	1	3	1	2	-	-	1	2	2	3	2	2	2	1	1	1	1	1	1	-	-	1	-	2	1	-	1	2	2	1	-	3	1	2	2	2	1
2	3	3	2	1	1	-	1	2	1	1	1	1	1	-	-	1	1	1	1	-	1	-	-	1	-	2	-	-	-	2	1	-	1	-	-	1	-	-	-	-	1	2
3	-	1	-	-	1	-	-	-	-	-	-	-	-	-	-	-	-	-	-	-	-	-	-	-	-	-	-	-	-	-	-	-	-	-	-	-	-	-	-	-	-	-
3	-	-	-	-	1	1	-	-	-	-	2	-	1	-	-	-	-	-	-	2	-	-	1	-	3	2	-	-	-	-	1	-	-	2	-	-	-	-	1	1	1	1
1	-	-	-	-	-	-	-	-	-	-	-	-	-	-	-	-	-	-	-	-	-	-	-	-	-	-	-	-	-	-	-	-	-	-	-	-	-	-	-	-	-	-

Beim Vergleich der zentralen Wahnideen von *Causticum* (das die Patientin zuerst bekommen hatte) und *Argentum nitricum* kann der Homöopath sofort erkennen, dass die CD von *Argentum nitricum, verachtet und verlassen zu sein*, viel besser zu diesem Fall passt als die CD von *Causticum, es geht um Verbrechen*, was bedeutet, dass überall um ihn herum Verbrechen begangen werden, nicht nur an ihm. *Causticum* wird mehr von der Gerechtigkeit angetrieben als von dem Gefühl der Isolation und Verlassenheit wie *Argentum mitricum*.

Traumdeutung

Eine dritte Methode, die herangezogen werden kann, um die CD zu enthüllen, ist die Interpretation von Träumen (kompensatorische oder parallele Träume). Träume sind nicht der einzige Inhalt des Unbewussten, aber der am besten untersuchte Teil. Fantasien und Visionen sind Manifestationen desselben Unbewussten, da sie auch in Situationen auftreten, in denen das Bewusstsein vermindert ist. Dieses Thema wird ausführlich in meinem nächsten Buch abgehandelt: *Beyond Jung: Delusions, Dreams and Homeopathy.*

Wie ich die Kriterien für die zentrale Wahnidee festgelegt habe

Ein Teil meiner Arbeit bestand darin, die besten verfügbaren Arzneimittellehren ausgiebig zu studieren. Meine Favoriten sind dabei die Werke von C. Hering, T. F. Allen, S. Hahnemann, J. T. Kent, J. H. Clarke und C. M. von Bönninghausen. Meiner Meinung nach sind sie besser als alle modernen Arzneimittellehren.

Bei meinem Versuch, eine fundierte Geschichte zu schreiben - ein Arzneimittelbild auf der Grundlage zuverlässiger Prüfungen, aber ausgehend von der CD - sah ich mich wieder der Frage gegenüber: „Wie finde ich die CD einer bestimmten Arznei unter den vielfältigen Prüfungssymptomen, wie sie in der Materia medica und dem Repertorium stehen, also unter den zahlreichen Wahnideen, die zu diesem einen Mittel gehören?“ Was sind die möglichen Kriterien für eine Wahnidee, damit sie als **zentrale Wahnidee** bezeichnet werden kann?

- Für mich war das erste offensichtliche Kriterium, dass die CD unter den vielen verschiedenen Wahnideen einer Arznei entweder in Fettdruck oder in Kursivdruck stehen sollte: Anders ausgedrückt, diese fixe Idee kam bei den meisten Prüfern dieser Arznei zum Vorschein. Ein Beispiel könnte die Wahnidee von *Argentum nitricum* sein, *dass er verlassen und verachtet wird*, oder von *Aconitum, dass sein Tod bevorsteht. Aconitum* ist ein bekanntes Mittel für Frauen, die mit ihrem ersten Kind in den Wehen liegen und aus Furcht vor der bevorstehenden Geburt wie gelähmt sind. Von all den Wahnideen, die *Aconitum* hat, ist nur diese fett gedruckt. Ein weiteres Argument für die Wahl von *Aconitum* als das typischste

Mittel für diese Wahnidee ist der Umstand, dass *Aconitum* in dieser Rubrik das einzige Mittel in Fettdruck ist und keine andere Arznei dieselbe Intention oder Bedeutung wie ein anderes Mittel in derselben Rubrik hat!

- Sind *alle* Wahnideen einer bestimmten Arznei einwertig, können wir versuchen, eine Wahnidee herauszufinden, bei der nur dieses Mittel aufgeführt ist. So finden wir beispielsweise in der Prüfung von *Silicea* die Wahnidee, *seine linke Hälfte gehört nicht zu seiner rechten*, wodurch die Schüchternheit von *Silicea* nach außen und das Tyrannische, das er zuhause zeigen kann, zum Ausdruck kommt. In dieser Rubrik findet sich im Repertorium nur *Silicea*. Ein anderes Beispiel kann die Wahnidee, *er geht auf den Knien* sein, worin sich die „Kleinheit" von *Barium carbonicum* auf allen Ebenen zeigt, die wiederum zu der Verlegenheit, Unsicherheit und Abhängigkeit dieses Mittelbildes führt. Auch hier steht im Repertorium nur *Barium carbonicum*. Ein weiteres Beispiel ist die Wahnidee, *ein Abgrund ist hinter ihm*, mit *Kalium carbonicum* als zweiwertigem Mittel; sie bezieht sich auf die chronische Angst und Bedrohung dieses Arzneimittelbildes, wobei man nicht einmal weiß, aus welcher Richtung die eingebildete Gefahr kommt (der Abgrund ist **hinter** ihm). *Kalium carbonicum empfindet ihre Emotionen im Epigastrium* (3) und *hat Angst vor der Zukunft und um ihre Gesundheit.*
- Die Essenz der CD wird oft auch durch andere Wahnideen ausgedrückt, die sich in der Prüfung derselben Arznei finden. So hat beispielsweise *Lac caninum* die CD, *dass er schmutzig ist*, was auch in den Wahnideen, *er ist klein, man sieht auf sie herab, sie wird verachtet, er ist klein und abstoßend* und *er wird beleidigt*, zum Ausdruck kommt. Erscheint in vielen Wahnideen dasselbe Thema, ist dies ein klarer Hinweis auf die CD. *Kalium carbonicum* hat die CD, *dass ein Abgrund hinter ihm* ist, was auch durch andere Wahnideen dieses Mittels ausgedrückt wird: *sein Tod steht bevor, er versinkt; er versinkt im Bett* (ein Zeichen für Angst und Verlust der Kontrolle); *er wird ermordet*; und *er ist krank.*
- Die CD führt zu sekundären Wahnideen. Die CD von *Lachesis* ist, *dass er von seiner Umgebung verletzt wird* und *dass ihm Unrecht getan wird*; dies führt zu Misstrauen und sekundären Wahnideen wie: *er wird in die Irrenanstalt geschickt* und *Arznei ist Gift. Aurum* hat die CD, *dass er seine Pflicht vernachlässigt hat und deshalb Tadel verdient*; dadurch entstehen sekundäre Wahnideen wie: *er passt nicht in diese Welt; er hat Unrecht getan; er hat die Zuneigung seiner Freunde verloren*; und *alles wird misslingen.*
- Nicht zuletzt wird ein Mensch, der ein Mittel mit einer bestimmten CD braucht, immer zu dieser CD zurückkehren, nachdem er eine Reihe von kompensatorischen Verteidigungsstrategien und Verschiebungen absolviert hat. Mit anderen Worten, die Geschichte beginnt und endet mit der CD. Es spielt keine Rolle, wie viele positive und negative Kompensationen *Aurum* vornimmt, er wird immer zu seiner CD „Ich habe nicht genug getan, deshalb habe ich versagt" (*Wahnidee, er hat seine Pflicht vernachlässigt*) zurückkommen.

Oder die sehr psorische *Calcium carbonicum*-Person kehrt immer zu ihrer CD zurück, *ich werde der Vernichtung anheimfallen.*

- Manchmal enthalten die Arzneiprüfungen *keine Wahnideen* (dies ist zwar selten, trifft aber z. B. auf *Natrium sulphuricum* zu) oder es gibt nur wenige Wahnideen und diese kommen auch bei vielen anderen Mitteln vor. Letzteres findet sich bei *Calcium sulphuricum*, das dem Repertorium zufolge nur Wahnideen im Hinblick auf das Sehen von Visionen und Geistern hat. In diesem Fall bekommen wir ein Gefühl für das „psychische Zentrum" oder die „verborgene" CD, wenn wir einer starken Paragraph 153-Emotion oder einem entsprechenden NGS-Faktor nachgehen. Bei *Calcium sulphuricum* finden wir *Beschwerden durch Ärger und Verdruss.* Die Bedeutung hiervon wird klar, wenn wir eine Prüfung von *Calcium sulphuricum* lesen und das Symptom *Jammern und Wehklagen weil er nicht wertgeschätzt wird* (Hering) sehen. Diese Vorstellung wird zum entscheidenden Punkt seiner fixen Idee und all seine Kompensationen werden sich aus diesem Prüfungssymptom entwickeln. Calcium sulphuricum zeigt Hass auf Personen, die nicht mit ihm übereinstimmen (das einzige Mittel in dieser Rubrik). Damit könnten wir extrapolieren, dass die CD von *Calcium sulphuricum* lautet: *Er wird nicht wertgeschätzt.*

Das *Natrium sulphuricum*-Bild beinhaltet das *Sulphur*-Element mit seinem Bedürfnis nach Anerkennung und ein *Natrium*-Charakteristikum von Rückzug und Isolation. Hier erkennen wir den pflichtbewussten, stoischen, realistischen Menschen, der Leiden ohne Jammern und Groll erträgt. Er wird von der fixen Idee getrieben, dass er sich um die Menschen kümmern muss, die von ihm abhängig sind. Gelingt ihm dies nicht (z. B. wenn er seine Arbeitsstelle verliert), *muss er sich beherrschen, um sich nicht selbst ein Leid anzutun; fürchtet sich, allein zu bleiben, weil er sich erschießen könnte.* Auch hier beginnt alles (Handlungen, Gedanken und Pläne) mit der Überzeugung, dass sein einziges Ziel darin besteht, objektiv, sachlich und gerecht zu sein. Außerdem hat *Natrium sulphuricum* ein ausgeprägtes Pflicht- und Verantwortungsbewusstsein (*zu viel Pflichtgefühl*, 2). Für ihn ist Misserfolg etwas Unehrenhaftes, ein Gift, genau wie für *Aurum.* Es sollte uns daher nicht überraschen, dass seine versteckte Wahnidee sein könnte, *dass er seine Pflicht vernachlässigt hat.*

Verzweifeln Sie nicht, wenn Sie die CD nicht finden können. So wichtig diese besondere Information auch ist, Sie können die Arznei immer noch finden, wenn Sie den Rest der Teile zusammenfügen. Wird am Ende der Analyse eine Differenzialdiagnose zwischen zwei oder drei Mitteln erforderlich, betrachten Sie genau die zentralen Wahnideen dieser Mittel und überlegen Sie, welche am besten mit dem Bild des Patienten übereinstimmt.

Die positiven zentralen Wahnideen des Patienten

Eine Änderung von Charakterzügen, evtl. sogar die Entstehung einer Wahnidee, mag **dem Patienten als etwas Positives erscheinen**. Erwarten Sie daher, wie bereits erwähnt, nicht unbedingt Kooperation von Seiten des Patienten, wenn es darum geht, Ihre Aufmerksamkeit auf das zu lenken, was für ihn von „gutem" persönlichem Wert ist bzw. ihm im Leben „gute Dienste leistet"! So kann beispielsweise beruflicher Erfolg zu der CD von *Cuprum* führen, *dass er ein General* und *eine bedeutende Persönlichkeit ist*, auch wenn dies auf Wahnideen wie *er verkauft Gemüse und repariert alte Stühle* basiert. Er hält sich vielleicht für *einen hochrangigen Offizier; eine herausragende Person*. Er wird mit anderen Worten pompös und arrogant, sieht darin aber ein Zeichen für ein gutes Selbstvertrauen, also einen Charakterzug, der ihm dabei hilft, in seinem Beruf vorwärts zu kommen. Aber letztendlich werden seine Familie ebenso wie seine Kunden unter dieser Haltung leiden und damit (dreimal dürfen Sie raten) am Schluss auch sein Geschäft.

Wie kommt man zu einer positiven Wahnidee? Sie könnte auch die Folge einer Heirat mit einem erfolgreichen Menschen sein. Nun kann der Patient seine Wahnidee ausleben, *überlegen zu sein, nicht zu dieser Welt oder zu seiner Familie zu gehören* (*Platinum*). Vielleicht werden Erfolge im Sport oder in der Musikwelt erzielt (Rockstar) und die Wahnidee, etwas „Besonderes" zu sein, ist das Ergebnis der Verfolgung durch sogenannte Groupies. Der „Star" befolgt nicht die Regeln, die für gewöhnliche Menschen gelten, oft mit der stillschweigenden Zustimmung der Öffentlichkeit. Selbst wenn sie in Schwierigkeiten geraten, können sie eine Sonderbehandlung erwarten, wie es offensichtlich bei den Gerichtsverhandlungen von Michael Jackson, Martha Stewart und Kobe Bryant der Fall war. Der Tennis-Spieler John McEnroe pflegte zu manchen Gegnern zu sagen: „Du gehörst nicht einmal auf denselben Tennisplatz wie ich" – nicht unbedingt ein Ausdruck der Bescheidenheit. Die Sonderbehandlung von „Stars" ist nicht nur ein Privileg von Mega-Stars. Der Quarterback von so manch kleiner College-Mannschaft leidet vielleicht an derselben Wahnidee von Überlegenheit, wenn er seine 15 Minuten Ruhm genießt.

Die oben erwähnten Wahnideen sind am schwierigsten herauszufinden und zu behandeln, da der Patient sie als „positiv" ansieht (er steht an der Spitze der Welt), daher lehnt er eine Veränderung ab. Er sieht wirklich keinen Grund für eine Veränderung; das Leben auf der Überholspur ist eine gute Sache, zumindest für ihn. Andererseits würden die Menschen, die einen solchen Star umgeben, vielleicht gerne eine Veränderung sehen. Ein Patient mit solchen Wahnideen realisiert oft nicht, dass er ein Leben auf gepumpter Zeit führt. Ändern sich die Lebensumstände dieses Patienten (z. B. steigt der College Quarterback nicht auf, sondern wird Autoverkäufer), kann er seine Wahnidee nicht aufrechterhalten. Seine ganze Welt kann zusammenbrechen und es entwickelt sich oft schnell eine Pathologie. Der Patient mit einer positiven Wahnidee lebt also, selbst wenn er sich ihrer nicht bewusst ist, mit einer tickenden Zeitbombe, die der Homöopath besser so schnell wie möglich entschärfen sollte. Kurz gesagt, es gibt **keine** positiven Wahnideen. Selbst positiv erscheinende Wahnideen können den Reifeprozess eines Individuums behindern.

Negative zentrale Wahnideen

Veränderungen im Leben von Patienten, die auf traurige oder negative Ereignisse zurückzuführen sind, sind offensichtlicher und leichter für den Homöopathen herauszufinden, da sie oft den Grund für die Konsultation darstellen. Jemand sagte einmal: „Das Leben besteht zu 90 % aus Unglück und zu 10 % aus Glück." Geht man von diesem Grundsatz aus, so haben offensichtlich viele zentrale Wahnideen ihren Ursprung in schrecklich traurigen Erlebnissen. Das Kapitel „Gemüt" im Repertorium ist voll davon. Beispiele könnten der Verlust der großen Liebe seines Lebens, eines Seelengefährten oder eines sehr engen Freundes sein, dem er vertrauen konnte; all dies kann zu den Wahnideen führen: *ganz allein auf der Welt zu sein* oder *keine Freunde zu haben* (*Magnesium muriaticum*). Oft hängt das negative Ereignis mit Situationen am Arbeitsplatz zusammen, die zu Empörung führen. Es kann eine unglückliche Beziehung oder Ehe sein, die zu den Wahnideen führt: *nichts gelingt ihm* (*Argentum nitricum, Natrium carbonicum*); *klein oder schmutzig zu sein* (*Lac caninum*); *Schlechtigkeit und Minderwertigkeit der anderen, während er großartig ist* (*Platinum, Staphysagria*). Das Erlebnis könnte mit der Immigration in ein fremdes Land zu tun haben, wenn man Freunde und Familie verlässt, in eine Welt kommt, die voller Gefahren zu sein scheint (*Wahnidee, allein in der Wildnis*) oder sich von jeglicher Unterstützung abgeschnitten fühlt; dadurch wird das Selbstvertrauen so weit unterwandert, dass man schließlich bei der Wahnidee von *Barium carbonicum* angelangt, *man geht auf den Knien*. Der Leidende kann auch ein Teenager oder kleines Kind sein, das in einer Situation gefangen ist, in der die Eltern die vollkommene Kontrolle übernehmen (z. B. hat *Alumina* die Wahnideen: *er wird geschlagen; wenn er etwas sagt, kommt es ihm so vor, als hätte es ein anderer gesagt*). Es könnte die Wahnidee von jemandem sein, der extrem eifersüchtig ist, nachdem ihm das Herz gebrochen wurde und der darauf die Wahnidee entwickelt, *er wird verkauft* (*Hyoscyamus*). Es handelt sich um äußerst negative Gedanken, die eine persönliche Pathologie auslösen können und oft wie ein schnell wirkendes schleichendes Gift in die mentale, emotionale oder körperliche Ebene eindringen. Dahingegen führen positive Wahnideen nicht zu einer Pathologie ... solange der Patient seine „positive" Wahnidee ausleben kann!

Ein Beispiel für die Entstehung einer negativen Wahnidee infolge eines schrecklichen Ereignisses ist eine Patientin, die als Kind von ihrem Vater vergewaltigt worden war. Als sie mit 40 Jahren an Metrorrhagie litt, entschied sie sich sofort für eine Hysterektomie. Nach der Operation hatte sie nur wenig Energie. Auf die Frage, warum sie diese Hysterektomie

„gebraucht" habe, statt die Pathologie durch arzneiliche Behandlung zu beheben, erinnerte sie sich an ihr schreckliches Trauma. Es wurde klar, dass sie mit diesem Vorfall und der Schande, die er über sie gebracht hatte, noch nicht ins Reine gekommen war. Der Ort des Traumas, also der während des Traumas betroffene Körperteil, wurde ihr fremd. Sie tat so, als gehörte dieser Teil nicht zu ihr, so wie ein Krebsgeschwür und daher zögerte sie nicht bei der Entscheidung, ihre Gebärmutter entfernen zu lassen – einen Ort der Schande. Nur eine Patientin, die das syphilitische Gift in sich trägt (das in diesem Fall von ihrem Vater übertragen wurde), wird zu einer solchen Art der Kompensation greifen (da es sich um ein zwanghaftes vererbtes Reaktionsmuster handelt), um ihrem schmerzhaften Komplex zu entfliehen!

Negative Wahnideen bilden einen großen Anteil solch empfindsamer gefühlsbetonter Komplexe, aber selbst die „positivsten" Wahnideen entspringen einem schmerzhaften NGS-Ereignis. Nehmen wir zum Beispiel die Wahnidee von *Staphysagria*: *Schlechtigkeit und Minderwertigkeit der anderen, während sie großartig ist.* Für *Staphysagria* entspricht dieser Größenwahn einem Auf-die-Zunge-beißen, damit man nicht seine tiefsten Emotionen preisgibt (*Leiden durch Stolz; Beschwerden durch verletzten Stolz*; vergleiche *Palladium, Platinum*). Werden diese Emotionen von *Staphysagria* unterdrückt, müssen sie ein Ventil auf der körperlichen Ebene finden, z. B. *kneifende, **windende** Schmerzen im Abdomen, Kolikanfälle nach Entrüstung, nadelähnliche Stiche in den Gliedmaßen, v. a. in den Muskeln*; erst viel später ist die emotionale Ebene betroffen, wie wir es in den Prüfungen finden: *wirft mit Gegenständen um sich*; in dieser Rubrik ist *Staphysagria* das einzige fettgedruckte Mittel. *Sie wirft sogar mit Gegenständen nach Personen, die sie beleidigt haben* (3), aber gewöhnlich erst in einem späteren Stadium, wenn der Druck zu groß geworden ist oder wenn sie allein zuhause oder im Auto sitzt. Auch *Platinum* hat diesen Größenwahn (*Minderwertigkeit anderer, während sie großartig ist*), der die Folge ihrer wiederholten Misserfolge bei der Suche nach dem idealen Partner ist, von dem sie glaubt, dass er ihr sexuell und spirituell ebenbürtig ist.

Warum soll man die Wahnideen eines Patienten auflösen?

Solange der Patient seine Wahnidee ausleben kann und möchte, hat er wahrscheinlich keine Lust zuzuhören, besonders wenn es sich um eine positive fixe Idee handelt, die er als gute Eigenschaft ansieht! Warum sollte er auch, wo doch das Leben ein Jux für ihn ist? Der Patient wird den Psychoanalytiker für verrückt halten, dass er es wagt, ihn in ein solch schlechtes Licht zu stellen. „Ich kann nicht glauben, dass er so etwas von mir denkt, wo kommt der denn her?" Weiß der Patient zum Beispiel, dass der Homöopath die Rubrik *verächtlich, hart zu Untergebenen und freundlich zu Vorgesetzten oder Menschen, die er fürchten muss*, für ihn herausgesucht hat, kann es sein, dass er dieser Behauptung absolut nicht zustimmt. Es handelt sich hier um einen Patienten, der große Angst davor hat, sich zu ändern, weil die Wahnidee in allem, was er tut und denkt, fest verankert ist. Er wird mit Widerstand und oft mit Gewalttätigkeit reagieren, weil es für ihn um die Selbsterhaltung geht. „Er wird sagen: „Zu diesem Doktor gehe ich nie wieder, warum soll ich Geld dafür bezahlen, dass ich mir so einen Unsinn anhören muss." Der Homöopath weiß aber, dass das Verharren in dieser Wahnidee dem Tanz auf einem dünnen Seil gleicht, bei dem es ganz schnell zum Absturz kommt!

Bei einer *negativen* Wahnidee fühlt sich der Patient oft unbeweglich und gelähmt, als ob er in Treibsand feststecken würde. Je mehr er kämpft, desto tiefer sinkt er und weder Worte noch Ermutigung scheinen ihm heraushelfen zu können. Er braucht einen Weg, um diesem Abgrund zu entfliehen und genau das ist die gut gewählte Arznei. Seine Lebenskraft, die durch die heilende Nachwirkung Schritt für Schritt von dem erstickenden Gefühl der fixen und quälenden CD befreit wird, „zieht" ihn aus diesem tiefen, dunklen Ort.

Der Homöopath kann tiefergehende Einsichten haben als ein Psychotherapeut (nicht jeder Psychotherapeut ist ein Jung) und zusätzlich hat er hervorragende Hilfsmittel zur Verfügung: Arzneien. Er kann eine solche Person in einen Patienten verwandeln, der willens und bereit ist, sich zu ändern. Die Arznei hat in Wirklichkeit schon mit der Transformation begonnen. Weil der Patient nun bereit ist, zu verstehen und sich selbst oder seine Schattenseite zu betrachten bzw. den negativen Einfluss einzusehen, den er auf andere ausübt, wird er nicht mehr dazu neigen davonzulaufen. Er wird sich schließlich zu einem Individuum entwickeln, das mehr *sein* möchte anstatt mehr zu *haben*, ein Fluch unserer heutigen Gesellschaft. Indem er von den Ketten seiner Wahnideen befreit wird, wird er Glück erlangen statt endlose Ängste und Sorgen zu erzeugen. Die Homöopathie macht aus ihm einen Menschen, der nicht auf sein Selbst fixiert und dem Rest der Welt entfremdet ist, sondern der sich vorrangig um den Rest der Welt sorgt und auf diesen konzentriert, z. B. auf seinen Nachbarn, den er „liebt wie sich selbst". Das von seiner CD befreite Individuum ist jetzt bereit, wieder vollständig und ganz zu werden. Jeder, dessen Wachstum diese positive Richtung nimmt, wird auch wissen, was gut oder schlecht für ihn als *menschliches Wesen* ist, nicht gut oder schlecht für angestrebten Erfolg, Reichtum und Ruhm.

Unser Ziel heißt: „Erkenne dich selbst". Es bedeutet, dass der Mensch sich des Unbewussten bewusst wird. Dies ist kein einfacher Prozess, da sich das Unbewusste dagegen sträubt, bewusst zu werden. Der wahre Prozess besteht darin, nach und nach mehr Einsicht in das eigene Selbst zu gewinnen, nicht nur intellektuell, sondern auch auf gütige Weise. Das Wissen des „Herzens" führt zu mehr Einblick in die eigene geheime Psyche. Je mehr uns dies gelingt, desto mehr werden wir von all den Hemmnissen befreit, die uns gefangen halten. Es ist nicht nur diese Erkenntnis, sondern Erkenntnis in Verbindung mit der Ausübung von bedingungsloser Liebe und positiven Einsichten, die uns unserem Fortschritt näher bringt. Wie das chinesische Sprichwort besagt: „Das Lesen von Rezepten macht einen nicht gesund."

Braucht jede Wahnidee eine Arznei?

Bei allem, was ich Ihnen bisher erläutert habe, scheint die Antwort Ja zu sein! Aber wir dürfen nie vergessen, was Hahnemann sagt:

> **§ 252:** *Fände man aber ..., daß in der chronischen Krankheit die bestens homöopathisch gewählte Arznei, in der angemessenen (kleinsten) Gabe, die Besserung nicht förderte, so ist dieß ein* **gewisses** *Zeichen, daß die, die Krankheit unterhaltende Ursache noch fortwährt und daß sich in der Lebensordnung des Kranken oder in seinen Umgebungen, ein Umstand befindet, welcher abgeschafft werden muß, wenn die Heilung dauerhaft zu Stande kommen soll.*

Einer der wichtigsten Wege, wie ein Patient seine Krankheit unterhält, zusätzlich zu den Faktoren, die in Paragraph 77 genannt werden, ist die Art und Weise, wie er *denkt*! Unser Glaubenssystem kann sich fatal auf unsere Gesundheit und unser Wachstum auswirken. Wird die Krankheit durch die Denkweise oder den Glauben des Patienten hervorgerufen, kann sie nur geringfügig durch die korrekt gewählte homöopathische Arznei beeinflusst werden. Rührt die fixe Idee oder Wahnidee von einem pervertierten Instinkt (Miasma) her, entspringt sie der Lebenskraft und die Arznei kann damit umgehen. Kommt die Überzeugung aber aus einer äußeren Quelle, z. B. der Religion oder dem Volksbrauch, dann liegt ihr keine Verstimmung der Lebenskraft zugrunde. Sie wurde vom Geist und Intellekt erschaffen: von dem, was man sieht, lernt und woran man gewöhnt ist (das kollektive Unbewusste). Es beeinflusst die Art, wie Patienten Beziehungen zu anderen Menschen eingehen; dieses Glaubenssystem muss durch den Geist, nicht mit einer Arznei behandelt werden. So lernte beispielsweise Oliver Twist, von den Reichen zu stehlen, was ihm half zu überleben. Und die paar gestohlenen Pennies taten der beraubten Person nicht weh. Dies ist das „Robin Hood"-Prinzip, das weltweit mit Hilfe von Methoden der Gehirnwäsche weiter verbreitet wurde, selbst in speziellen Fällen wie dem von Patricia Hearst, die Banken mit ihrer Terroristengruppe ausraubte. Oliver Twist wuchs mit dieser Überzeugung heran und mehr als eine Arznei werden Vernunft, Verstand und Intellekt eine solche Situation korrigieren. Hahnemann erörtert dieses Konzept:

> **§ 17:** *So wie auch die höchste Krankheit durch hinreichende Verstimmung des Lebensprincips mittels der Einbildungskraft [und ich möchte hinzufügen, Überredung] zuwege gebracht und so auf gleiche Art wieder hinweg genommen werden kann. Ein ahnungartiger Traum, eine abergläubige Einbildung oder eine feierliche Schicksal-Prophezeiung des, an einem gewissen Tage oder zu einer gewissen Stunde unfehlbar zu erwartenden Todes, brachte nicht selten alle Zeichen entstehender und zunehmender Krankheit des herannahenden Todes und den Tod selbst zur angedeuteten Stunde zuwege, welches ohne*

gleichzeitige Bewirkung der (dem von außen wahrnehmbaren Zustande entsprechenden) innern Veränderung nicht möglich war; daher wurden in solchen Fällen, aus gleicher Ursache, durch eine künstliche Täuschung oder Gegenüberredung nicht selten wiederum alle den nahen Tod ankündigenden Krankheitsmerkmale verscheucht und plötzlich Gesundheit wieder hergestellt, welches ohne Wegnahme der Tod bereitenden, innern und äußern krankhaften Veränderungen, mittels dieser bloß moralischen Heilmittel nicht möglich gewesen wäre.

In diesem Paragraphen betont Hahnemann die Bedeutung der schädlichen Auswirkungen unserer Glaubenssysteme, von der Religion bis hin zu persönlichen Glaubensvorstellungen. Sie alle können uns einschränken und krank machen; die Heilung kann schwierig werden. Ein guter Lebenswandel, der ein ausgeglichenes Heranwachsen erfordert, ist mehr als notwendig. Es lässt sich leicht erkennen, wie effektiv die Homöopathie **und** die Psychotherapie zusammenarbeiten! Tolle causam (beseitige die Ursache) ist immer noch von großem Wert! Wenn Sie viele Ratten zusammen in einen kleinen Käfig sperren, werden sie aggressiv und neurotisch werden. Geben Sie ihnen mehr Raum und sie werden sich beruhigen: Sie brauchten kein *Argentum nitricum*!!

Kapitel 7

Entwurf einer Arznei und ihrer zentralen Wahnidee: Die Geschichte von Lachesis

Lachesis: Ein zu wenig verschriebenes Mittel

Das Polychrest *Lachesis* gehört zu den Mitteln, die mit Abstand viel zu wenig verschrieben werden. Wie kommt das? Weil *Lachesis* anderen Arzneien wie *Phosphorus, Sulphur, Staphysagria* und natürlich seinem Zwillingsbruder *Lycopodium* (dem Akutmittel von *Lachesis*) sehr ähnelt. Fehlen einem Patienten, der *Lachesis* braucht, einige der charakteristischsten körperlichen Symptome von *Lachesis* (z. B. kardiovaskuläre Symptome, Halsprobleme, Unverträglichkeit von einschnürender Kleidung und Besserung der Symptome durch Absonderungen), kann der Homöopath Schwierigkeiten haben, dieses Mittel auf der mentalen und emotionalen Ebene zu erkennen.

Abb. 7-1:

Das Profil von *Lachesis*

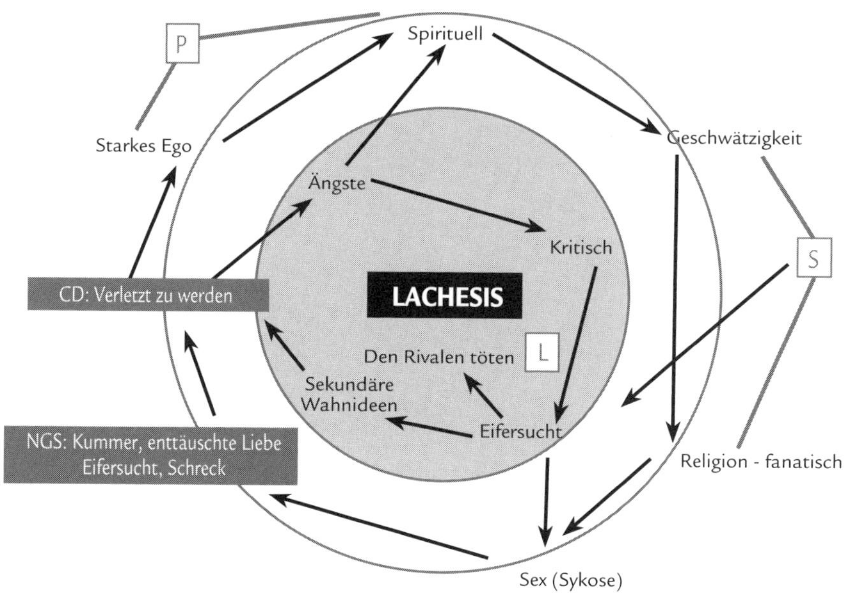

Essenz und zentrale Wahnidee

Die Essenz von *Lachesis* ist die Mahnung oder Warnung vor einem ungelebten Leben oder wie Edward C. Whitmont in seinem Buch *Psyche and Substance* schreibt, „die Strafe für ein ungelebtes Leben" (Whitmont 1991, S. 151). Dies sollte uns sofort eine Warnung sein, dass eine solche Situation möglicherweise Krebs verursachen kann. Der „*Carcinosinum-Zustand*" spiegelt genau dasselbe Thema wider: andere das eigene Leben leben zu lassen und über keine Grenzen zu verfügen, um dies zu verhindern. Das Auftreten von Krebs ist die allerletzte Aufforderung, endlich damit anzufangen, das eigene Leben zu leben! Im Fall von *Lachesis* überrascht es uns nicht, dass der Krebs in den Ovarien und Geschlechtsorganen auftritt, da diese das Zentrum einer verdrängten Libido und sexueller Bedürfnisse darstellen. Neben der physischen Pathologie beinhaltet die Buße für ein ungelebtes Leben oft eine Reihe von Neurosen, Bitterkeit und geistigen Verfall. Bei *Lachesis* kommt es zu einer Überstimulation auf allen Ebenen, die nach einem Ventil verlangt; daher sollte es uns nicht überraschen, wenn wir in der primären Phase **Ruhelosigkeit, Erwartungsspannung** und **Überempfindlichkeit** (*leicht beleidigt; empfindlich gegenüber Kritik*) finden. Es folgen oft **Melancholie** und Depression. Da *Lachesis* unfähig ist, die Triebe von Egoismus und Eifersucht zu entfernen, kann er auch keinen Frieden im Garten seines Herzens kultivieren. Es überrascht nicht, dass sich äußerlich ebenfalls kein Frieden einstellt.

Was ist die zentrale Wahnidee (CD) von *Lachesis*? *Sie wird von ihrer Umgebung verletzt, sie wird verletzt* und *es wird ihr Unrecht getan*. Daraus resultieren Misstrauen (*voll Misstrauen*) und das oben erwähnte Symptomtrio (Erwartungsspannung, Ruhelosigkeit und Melancholie). Andere Wahnideen, die denselben Gedanken wie die CD ausdrücken, sind: *er wird verfolgt; er wird von Feinden verfolgt;* und *er ist vergiftet worden*. In den Prüfungen findet sich: *Er bildet sich ein, dass er von Feinden verfolgt wird, die ihm Schaden zufügen wollen, es sind Einbrecher im Haus und er will aus dem Fenster springen*. Die letztgenannten Wahnideen entwickeln sich häufig, nachdem die primäre Wahnidee schon ihren Lauf genommen hat; sie sind demnach Teil einer fortgeschrittenen mental-emotionalen Pathologie, die *Lachesis* zu einem der am häufigsten benötigten Mittel für alle möglichen Formen von Schizophrenie macht.

Im Hinblick auf die **Bewusstseinstypen nach Jung** (siehe Kapitel 10) ist *Lachesis* meistens der *extravertierte, denkende, intuitive* Typus. In Abhängigkeit von den Umständen und dem Einfluss auslösender Faktoren (insbesondere Beschwerden durch enttäuschte Liebe), kann das Extravertierte leicht ins Introvertierte umschlagen, da *Lachesis* von der Geschwätzigkeit in die Einsilbigkeit fallen kann. Nun greifen wir unserer Geschichte aber voraus, da *Lachesis* genug positive Werkzeuge hat, um sich zumindest anfangs vor ihrer CD zu schützen. Die Frage ist, ob diese Hilfsmittel oder Kompensationen psorisch oder überwiegend sykotisch sind.

Wir wollen zuerst eine andere Frage beantworten: Wie kam es überhaupt dazu, dass *Lachesis* in dieser „quälenden" Situation landete?

Lachesis und seine „Beschwerden durch"

Es besteht kein Zweifel, dass *Beschwerden durch Kummer und enttäuschte Liebe* eine große Rolle in der Pathologie von *Lachesis* spielen (chronische Beschwerden *nach lang dauerndem Kummer oder Sorgen*). *Lachesis* **IST** ein „überlegenes", denkendes menschliches Wesen, genau wie *Aurum, Carcinosinum, Sulphur, China* und *Lyopodium*, aber natürlich sind ihre Reaktionen auf Kummer vollkommen verschieden von jenen der anderen Mittel. Die genannten „überlegenen" Mittel haben ein ausgeprägtes Ego und großen Ehrgeiz, ebenso wie mannigfaltige Ausprägungen von Größenwahn; *Lachesis* ist dabei ein sehr leidenschaftlicher Mensch, der sich über den „Konkurrenzkampf" mit anderen Frauen aufregt, sei es in Liebesangelegenheiten oder im Beruf. Diese Eifersucht wird schlimmer, je näher der Zeitpunkt der Menopause rückt (wodurch die Besserung durch Absonderungen von *Lachesis* bestätigt wird). Dieser Zeitraum ist sehr gefährlich, wenn die *Lachesis*-Schicht nicht vorher korrigiert wird. In der Traditionellen Chinesischen Medizin (TCM) gehört *Lachesis* zum Feuer-Herz-Element, das nicht ohne Leidenschaft leben kann und eine Form von Loyalität vom Partner fordert, die oft schon an Dummheit grenzt. Wo es Kummer und enttäuschte Liebe gab, ist Ärger nie weit entfernt. Die *Lachesis*-Frau findet unter ihren Freundinnen solche, die von ihren Ehemännern „verwöhnt" werden („er schneidet mir die Nägel", „er fragt mich immer, ob er noch etwas für mich tun kann" etc.) und sie wird diese Beispiele heranziehen, um zu bewerten, wie sehr ihr eigener Ehemann sie liebt und sich um sie kümmert (nach Jung **Wahnideen, die als versteckte Hinweise dienen***).

Wir erkennen die Intensität von *Lachesis* auf der emotionalen Ebene. Es gibt keinen Mittelweg, nur das Extreme, wie beim olympischen Feuer, das immerfort voller Verlangen brennt! Die Flammen dieses Feuers brauchen wirklich nur wenig Zunder, um außer Kontrolle zu geraten; genährt durch *lächerliche* und *unwiderstehliche Eifersucht* können sie zu Hysterie, Zwängen und allen möglichen Arten von unerwarteten, impulsiven Handlungen führen, die *Lachesis* Ansicht nach aber völlig gerechtfertigt sind. *Lachesis* ist oft ein Beispiel für einen Menschen, der

* Sowohl *Hyoscyamus* als auch *Lachesis*, zwei der eifersüchtigsten Charaktere, haben viele solche Wahnideen, die als versteckte Hinweise auf die CD dienen können. Eifersucht ist bei beiden Mitteln ein häufiger Grund für Wahnideen. Werden sie davon getrieben, kann jeder kleine Umstand, jede Geste und jedes Wort zu den größten Missverständnissen führen. Unter geeigneten Bedingungen fahren diese Charaktere „aus der Haut" und erscheinen zeitweilig geisteskrank. *Lachesis* und *Hyoscyamus* schlussfolgern oft im ersten Moment des Ärgers, dass sie absichtlich verletzt oder beleidigt wurden (Wahnideen: *er hat Unrecht erlitten; wird von seiner Umgebung verletzt*). Natürlich besteht die Gefahr, dass *Hyoscyamus* und *Lachesis* die Grenze zwischen Neurose und Psychose überschreiten. Die homöopathische Geschichte enthält viele Fälle von Geisteskrankheit, die eines der beiden Mittel brauchten.

teilweise von seinem Unterbewusstsein überwältigt wird. Dieser Zustand kann zuerst vorübergehend sein, wenn es sich um eine Angelegenheit emotionaler Erregung handelt. Aber in einem Zustand heftiger Emotionen (*lächerliche Eifersucht*) sagt oder tut sie völlig unangemessene Dinge, die sie hinterher bedauert, wenn sich die Vernunft zum Teil wieder eingestellt hat. Selbst der normalste Mensch ist nicht vor dieser Gefahr gefeit, aber *Lachesis* kann solche Ausbrüche in ungeahnte Höhen treiben. Und es ist nicht viel dazu nötig: Enttäuschte Liebe, Kummer, Eifersucht oder Hass auf ihre Rivalinnen reicht oft schon aus, damit das Ego die Kontrolle verliert und das Unbewusste zeitweise die Oberhand gewinnt. *Lachesis* ist ein von Grund auf „wortgewandter" Anwalt: Man kann keinen Streit mit *Lachesis* gewinnen! Auf alle anderen wirkt sie so erstickend wie eine Boa constrictor und sie erscheint absolut lächerlich, da ihre Eifersucht oft keine reale Grundlage hat, außer in ihrer Einbildung.

Ein perfektes Beispiel für derartig lächerliche Eifersucht ist das Folgende:

> *Ich werfe meinem Freund andauernd vor, dass er andere Frauen anschaut und dass er an andere Frauen denkt, während wir miteinander schlafen. Vor Kurzem habe ich ihm einen Gutschein über eine Massage geschenkt, aber ich wollte mit im Raum sein, um alles zu beobachten, was sich dort abspielte. Als ich herausfand, dass ich nicht im selben Zimmer sein konnte, sagte ich den Termin ab. Als er über seinen schlimmen Rücken klagte, machte ich doch wieder einen Termin für die Massage aus. Nach der Massage schrie ich ihn an, weil ihn die Hände einer Frau am ganzen Körper berührt hatten. Ich denke daran, ihn zu verlassen, weil er von einer anderen „beschmutzt" wurde.* (Dieses Beispiel stammt aus dem *New Mexican, Annies Mailbox*, 30. August 2005).

Natürlich riet die Zeitungs-Kolumnistin, dass diese Person eine Beratungsstelle aufsuchen sollte. Die Allopathie verfügt über kein einziges Medikament, um Eifersucht zu behandeln, während die Homöopathie mindestens 50 hat!

Die Kompensationen von Lachesis

Wie kompensiert ein Mensch all die Ereignisse (*Kummer, enttäuschte Liebe, Ärger* und *schreckliche Dinge ergreifen sie tief*), die zu der CD von *Lachesis* führen können? *Lachesis* hat ein starkes Ego; damit lassen sich sowohl die Reaktionen und Kompensationen des Patienten als auch der Ursprung der CD erklären. In Sachen Hochmut und Stolz steht *Lachesis* nicht weit hinter *Platinum* und *Lycopodium*, den arrogantesten Menschen überhaupt. Interessanterweise hat *Lachesis* dieselben NGS-Faktoren wie *Platinum* und *Lycopodium*: Ärger, Demütigung und Enttäuschung. Jedoch reagieren alle drei Mittel sehr unterschiedlich auf eine derartige Verletzung ihres Ego. Je nachdem, in welchem Stadium sie sich befindet, wählt *Platinum* eines ihrer extremen Ventile (z. B. Sex, Religion) und verfolgt ihren Weg auf diese Weise. *Lycopodium* geht oft seinem Machtstreben weiter nach und versucht, durch Verachtung, Zynismus, harte Arbeit (*Wahnidee, er vernachlässigt seine Pflicht*) und falsche Arroganz an der Spitze der sozialen Leiter zu bleiben, wobei er ein beinahe diktatorisches Verhalten an den Tag legt (*diktatorisch, spricht im Befehlston*); bei Männern *fehlt es an Sinnlichkeit* (3). *Lachesis* und *Lycopodium* sind beides „denkende" Mittel, aber typischerweise kommt *Lachesis* mehr bei Frauen zum Einsatz. *Lachesis* möchte v. a. in Beziehungen Erfolg haben; beruflicher Erfolg steht erst an zweiter Stelle. *Lycopodium* wird mehr bei Männern angewendet und sieht eine *erfolgreiche Karriere als das Wichtigste an, genau wie Nux vomica und Sulphur*. *Lachesis* misst ihrem Beruf nur in Ermangelung anderer Möglichkeiten die größte Bedeutung bei (z. B. wenn sie sexuell frustriert ist und ihr Ehemann der Intensität ihrer besitzergreifenden Liebe nicht standhalten kann). So ist es bei *Lachesis* mehr Einbildung als Realität, dass sie nicht geliebt wird und ihre Eifersucht raubt ihr die Fähigkeit, ihre Maske in der Beziehung aufrechtzuerhalten.

Die Wahnideen der genannten Arzneien nehmen also unterschiedliche Formen an. *Lachesis* gehört dem Feuer-Element an und neigt zu mehr hysterischen „Herz-Liebe"-Wahnideen, Ausdrucksformen einer starken Anima; die Schlange ist das Symbol der menschlichen Anima (Wahnideen: *sie ist schön; sie wird einen Herzanfall haben*). *Lycopodium* gehört zum Holz-Leber-Element und hat mehr Wahnideen im Hinblick auf seine gesellschaftliche Stellung, sein Image und seinen beruflichen Erfolg – hier ist der Animus bzw. das Schwert aktiv (Wahnideen: *er hat seine Pflicht vernachlässigt; er ist anmaßend; er hat Pech*; und die CD: *alles wird verschwinden*).

Abb. 7-2:

Männliche und weibliche zentrale Wahnideen (CD) [2]

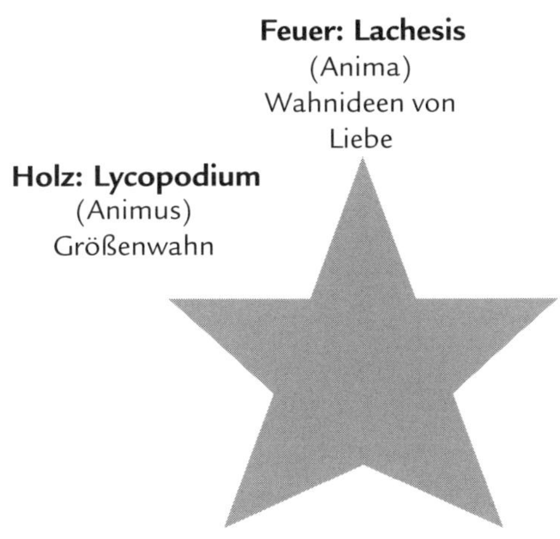

Platinum und *Lycopodium* werden schließlich zur „Königin" bzw. zum falschen „Guru" (ein wahrer Guru dient den Menschen und verlangt nicht, dass andere ihm dienen). *Lachesis* ist eine gequälte Seele in dem Sinne, dass sie nicht versteht, warum ihre oft lächerliche und außer Kontrolle geratene Leidenschaft nicht mit einer ebenbürtigen „Liebesbezeugung" erwidert wird. *Lachesis* und *Platinum* sind beides „spirituelle" Mittel; daher handeln und reden sie so, als stünden sie unter übermenschlicher Kontrolle. *Platinum* ist ein wenig härter, sogar ein wenig grober in ihren Handlungen als *Lachesis*, die sehr viel leichter „durch Mesmerismus" beeinflusst werden kann: *sie glaubt, dass sie jemand anders ist und sich in den Händen einer stärkeren Macht befindet; sie verhält sich so, als wäre sie verhext und könnte den Bann nicht brechen*. Somit wird *Lachesis* eher einem Kult oder einer Gruppierung beitreten als eine Führernatur wie *Lycopodium* und *Platinum*.

Zur Unterstützung ihres Ego besitzt *Lachesis* etwas, was ihr eine gewisse Überlegenheit gegenüber *Platinum* und *Lycopodium* verleiht: ihre **Geschwätzigkeit**! *Lycopodium* spricht in einer mehr diktatorischen Art mit seinen Untergebenen (bis hin zum Beschimpfen und Beleidigen von Untergebenen; oft mit Ärger durch Widerspruch). Dies lässt auch an *Nux vomica* denken, das wie *Lycopodium* für seinen Ehrgeiz alle nur erdenklichen Mittel einsetzt (auch *Platinum*!). Gleichzeitig redet *Lycopodium* ganz anders in Gegenwart seines Vorgesetzten: *er ist ein Schmeichler*, weil er weiß, dass er sich mit seinem Chef gut stellen muss, damit er die begehrte Machtstellung bekommt. *Platinum* kann geschwätzig, ausfallend und beleidigend sein, besonders als Kind gegenüber den Eltern (*Lycopodium*). Sie kann ein Aufschneider und Angeber sein und verschwendet ihr Geld mit Prahlerei (*Veratrum album*). Dies ist ein Teil der „Schönheit" von *Platinum*, die eher einer eiskalten Schneekönigin gleicht als einem warmherzigen, mitfühlenden Menschen. Im tieferen pathologischen Stadium (luetische Phase) hat *Platinum das Verlangen zu schweigen* und *keine Lust zu reden*.

Lachesis redet auf unterschiedliche Art und Weise, je nachdem in welchem Stadium ihrer Pathologie sie sich befindet. Im ausgeglichenen Zustand ist sie eine geistreiche und brillante Gesprächspartnerin. Sie hat ein *rasches Auffassungsvermögen* und *ist geistig sehr aktiv mit einer beinahe prophetischen Wahrnehmung*. *Lachesis* unterbricht Sie mitten im Satz, weil sie den Rest schon kennt und was für Sie noch unangenehmer ist, sie weiß bereits die Frage, bevor Sie sie überhaupt gestellt haben. *Lachesis* hat *Gedankenfülle* und *sobald ein Gedanke aufkommt, folgen eine Reihe anderer schnell aufeinander*. Sie ist aktiv, lebendig und munter. Gewöhnlich spiegelt ihre Sprache all das wider: *will die ganze Zeit reden; Neigung zu Gesprächen; lebhafte Einbildungskraft und außerordentlich ungeduldig bei zähen und trockenen Angelegenheiten* (sie mag keinen Small Talk!). Sie ist *unglaublich geschwätzig, hält Reden in sehr gewählten Formulierungen, springt aber zwischen den unterschiedlichsten Themen hin und her. Ein einziges Wort führt mitten in eine andere Geschichte. Diese außergewöhnliche Redseligkeit ist durch einen schnellen Themenwechsel charakterisiert; sie springt abrupt von einem Gedanken zum nächsten* (wohingegen *Platinum* eine *abschweifende Sprache* hat; *wiederholt dieselben Dinge*). *Lachesis redet, singt oder pfeift ununterbrochen*. Entsprechend ihrer Schlangennatur benutzt sie ihre Zunge, um auf sehr kultivierte, aber zynische und kritische Weise zu verletzen. *Lachesis* verletzt mit einem Wort und hat dabei ein Lächeln im Gesicht. Für *Lachesis* ist Reden die Therapie, die ihre CD beschwichtigt.

Diese Geschwätzigkeit ist absolut sykotischer Natur und zeigt dem Homöopathen klar an, dass *Lachesis* ein sehr sykotisches Mittel ist, weniger ein psorisches – im Gegensatz zu *Calcium carbonicum*, einer stark psorischen Arznei und einem Menschen, der sich gerne über all die Kleinigkeiten auslässt, an denen er leidet, aber nie wortgewandt redet. (Sollte *Calcium carbonicum* jemals durch Geschwätzigkeit auffallen, muss er erst einmal lange über die Dinge nachgrübeln, bevor er mit seinem Gerede über all seine Wehwehchen zu einer wahren Plage werden kann.) Jede Kompensation von *Lachesis* ist übertrieben und weist eine Intensität auf, die der sanguinischen Natur dieser Arznei entspricht. Zumindest anfangs, bei der noch relativ stabilen *Lachesis*, ist die Geschwätzigkeit ein eher positives Ventil, das ihr gute Dienste leisten kann - als Anwältin, Politikerin, Lehrerin oder Predigerin!

„Redseligkeit“ kommt auch in Briefen oder Emails zum Ausdruck! Wenn Sie als Homöopath immer lange Antworten auf Ihre Follow-up-Fragen bekommen, die sich stets um „kleine“ Beschwerden drehen, welche aber sehr detailliert und immer sehr dringlich, inständig bittend und auf sich selbst zentriert dargestellt werden, kann man das durchaus als Geschwätzigkeit bezeichnen! Diese Botschaften sind Anklagen, die Schlag auf Schlag gegen den Homöopathen abgefeuert werden; es lässt an eine *Arsenicum*-Persönlichkeit denken, die von Erwartungsangst und Ruhelosigkeit völlig eingenommen ist! Eine aus dem Gleichgewicht geratene *Lachesis* leidet wirklich an der Wahnidee, dass sie *dem Untergang geweiht* ist und in ihrer Panik verliert sie schnell jegliche Vernunft.

Wie kann *Lachesis* ihrer CD sonst noch entkommen? Entsprechend ihrem hochmütigen und stolzen Charakter (*Lachesis* ist zweiwertig; *Lycopodium* und *Platinum* sind dreiwertig) glaubt *Lachesis*, dass sie mit mächtigen Menschen in Kontakt steht (*Wahnidee, sie stehe unter einem mächtigen Einfluss*). Außerdem kann sie der Meinung sein, dass sie eine besondere Verbindung zu Gott hat: Religion wird zu einem weiteren Ventil für diese gequälte Seele. Sie sucht Sicherheit, indem sie mit Leuten in hochrangigen Positionen kommuniziert (z. B. Briefe an den Präsidenten der Vereinigten Staaten schreibt). Dies ähnelt *Veratrum album*, der glaubt, dass er von den berühmtesten Menschen empfangen werden sollte, um seine gesellschaftliche Stellung zu verbessern. Wie gewöhnlich finden wir häufig eine religiöse Kompensation, wenn das sexuelle Ventil unterdrückt oder nicht möglich ist, z. B. in der Pubertät (*Kalium bromatum*, *Platinum*, *Lilium tigrinum*, *Lycopodium*, *Veratrum album*).

Die Intensität der religiösen Kompensation von *Lachesis* entspricht der sexuellen und ist gleichermaßen sykotischer (übertriebener) Natur (religiöse Monomanie und sogar Furcht vor Verdammnis). Ist ein weiblicher Teenager in einem streng religiösen Milieu aufgewachsen, wo das Thema Sex tabu war, fängt sie mit religiösen Kompensationen an, sobald die Sexualität erwacht. Diese Teenager gehen vielleicht sogar auf die Straße, um vor allen Leuten über das Ende der Welt zu predigen (*Veratrum album*). Männliche Teenager suchen eher nach Nervenkitzeln und legen gefährliche Verhaltensweisen an den Tag. Auch hier kann sich das Extreme in das Gegenteil verwandeln: Wir finden strenge Atheisten unter den *Lachesis*-Menschen (d. h. *Lachesis*-Patienten sind fanatisch). Die Glaubensvorstellungen von *Lachesis* haben immer eine zwanghafte Komponente: Sie sind völlig davon überzeugt und weisen alle anderen Meinungen zurück.

Eine „positive" Kompensationsmöglichkeit für *Lachesis* ist das **sexuelle Ventil**. Steht es zur Verfügung, ist also nicht durch die familiären Sitten unterdrückt (es besteht ein großer Unterschied, ob man in einer Marihuana-rauchenden Umgebung der 60er Jahre oder in einer streng religiösen Familie aufgewachsen ist!), nimmt es ebenfalls extreme Ausmaße an. Der Mann wird entweder zu einem Don Juan (*hochgradige Erregung des sexuellen Verlangens*) oder ist weitaus häufiger derartig auf seine Partnerin fixiert, dass er sexuell genauso fordernd wird wie ein *Lycopodium*-Mann und seine Frau damit leicht in einen *Staphysagria*- oder *Sepia*-Zustand treibt. Dies führt schnell zu einem negativen Kreislauf: *Lächerliche Eifersucht* verwandelt diese leidenschaftliche Person in einen Mann, der normalerweise Herr über all seine Handlungen ist, die Beherrschung nun aber beim kleinsten emotionalen Aufruhr verliert. Es ist ein perfektes Beispiel für den „denkenden" *Lachesis*, der in Schwierigkeiten gerät, sobald die untergeordnete, primitivere „fühlende" Seite die Oberhand gewinnt. Dieses überlegene, denkende Individuum sieht sich nun Situationen ausgesetzt, mit denen er nicht umgehen kann, was sich in sehr albernem Verhalten und allen möglichen Arten von eifersüchtigen Reaktionen äußert: *Eifersucht mit Zorn, Eifersucht, bei der er Dinge sagt und tut, die er normalerweise nie machen würde;* und *ein sanftmütiger Ehemann wird aus Eifersucht brutal*. Um diese überaus schmerzhaften Gefühle zu dämpfen, schreckt *Lachesis* auf dem negativen Pfad nicht vor Alkohol zurück (auch nicht vor einem ausschweifenden Lebenswandel), den er sehr gut verträgt und der seine Eifersucht und sein Misstrauen noch mehr schürt. Wir dürfen nicht vergessen, dass *Lachesis* **DAS** Mittel für erblichen familiären Alkoholismus ist!

Die weibliche *Lachesis* sucht möglicherweise an genau den falschen Orten nach Liebe (wie *Platinum*), wobei sie noch einen Schritt weiter geht. Sie zögert nicht, sich zu prostituieren, aus der naiven Überzeugung heraus (denken Sie daran, die „fühlende Funktion" **IST** primitiv), dass sie in diesem Umfeld Liebe und Romantik finden wird. Wenn sich der *Lachesis*-Zustand verschlimmert, weil der Menstrualfluss oder andere Absonderungen versiegen (z. B. in der Menopause, die für sie oft ein Zeichen für das Ende ihrer Weiblichkeit darstellt), kann das Gefühl, mit jüngeren Frauen konkurrieren zu müssen, mit der Macht eines Vulkans ausbrechen. Gibt es eine jüngere Rivalin, stellen sich Gedanken ein, diese Person zu töten und selbst Mord ist keine Seltenheit!

Abdriften auf den negativen Pfad

Der negative Pfad führt unmittelbar zu **Ängsten** (einer negativen sykotischen Reaktion), die eine direkte Folge der CD sind und diese auf das Heftigste anfachen. Neben der *Furcht vor Verdammnis* und dem Glauben, dem Untergang geweiht und nicht in der Lage zu sein, ihrem Schicksal zu entfliehen, haben sie große *Angst vor Einbrechern, Wasser* und *vor dem Schlafengehen* (da dies ihren Zustand immer verschlimmert). *Er fürchtet, im Schlaf an einem Herzanfall zu sterben; Angst in Bezug auf sein Herz.* Der *Lachesis*-Patient erlebt *selten einen erfrischenden Schlaf, da dieser ruhelos mit vielen Träumen und häufigem Erwachen und Wiedereindösen ist.* Ein weiterer Aspekt ihrer Angst vor Schlaf ist darin begründet, dass sich das Unbewusste im Schlaf jeglicher Kontrolle entzieht und dass sich kompensatorische Rache in Träumen ausleben kann. Andere *Lachesis*-Ängste sind Furcht, dass *Menschen hinter ihr gehen, Furcht vor Schlangen, Furcht zu ersticken* (Rollkragen werden nicht ertragen); *Furcht vor engen Plätzen, Aufzügen, Schwimmen unter Wasser*, aber ganz besonders vor einer *unheilbaren Krankheit* wie Krebs; *Furcht vor Cholera; Wadenkrämpfe aus Furcht mit Übelkeit*, und *Schweregefühl im Abdomen.* In ihrem paranoiden, zerbrechlichen Zustand beginnt *Lachesis* zu fürchten, dass sie *verrückt wird* und zwar schon lange, bevor sie tatsächlich „ihren Verstand verliert".

Lachesis ist ein Hauptmittel für Herz-Kreislauferkrankungen (Schlaganfälle und Herzinfarkte). Sie *empfindet oft zusammenschnürende Schmerzen, beklemmende Brustschmerzen und Herzklopfen mit Taubheit im Arm, gebessert durch Aufsitzen.* Bei Anfällen von Eifersucht kommt es häufig zu Herzsymptomen und Ohnmacht: *Nach einem Streit aus Eifersucht (Hysterie) drückte sie beide Hände auf die Brust und schrie: „Oh, mein Herz!", dann fiel sie zu Boden und blieb 24 Stunden lang in einem [scheintoten] Zustand; der Puls war nicht zu fühlen und die Atmung kaum wahrnehmbar.* Rührt die Schlaflosigkeit nicht von der Angst vor einem Herzanfall her, dann tritt sie *nach häuslichem Zwist* (Beziehungsproblemen) auf mit *Erwachen durch schreckliche Träume.*

Mit weiterem Fortschreiten auf dem negativen Pfad wird die Eifersucht allumfassend. Eifersucht (eine Mischung aus Egoismus, Mangel an wahrer Liebe, besitzergreifender Liebe und Misstrauen) beeinträchtigt die „denkende" Funktion eines *Lachesis*-Menschen, da die niedrigere „fühlende" Funktion nun die Herrschaft übernimmt. Die höherstehende, denkende Person ist zu einem untergeordneten, fühlenden Menschen geworden. Vorher war sie geistreich mit einem herausragenden Gedächtnis, nun ist ihr *Geist verwirrt und abschweifend; es besteht sogar hochgradige Trübung des Geistes mit körperlicher Schwäche.* Ergreifen sekundäre Wahnideen Besitz von ihrem Geist, sieht sie sich in *Versuchung, Selbstmord zu begehen.* Jeder in ihrer Umgebung wird verdächtig. *Hyoscyamus* hat die Wahnidee, *dass er verkauft wird* und *dass sich ein Liebhaber hinter dem Ofen versteckt. Lachesis* hat auch das Gefühl, dass sie von jemand anderem ersetzt werden soll, natürlich von jemandem, der jünger und schöner ist als sie. Selbst freundliche Gesten erscheinen ihr wie Drohungen. Ihr Ehemann möchte ihr eine Arznei gegen ihre klopfenden Kopfschmerzen geben, was aber sofort zu den folgenden Wahnideen führt: *die Medizin ist Gift* (*Hyoscyamus*) und *sie soll vergiftet werden*. Und sollte ihr Mann sie nicht vergiften, *plant er bestimmt, sie in eine Irrenanstalt zu schicken* (*Wahnidee, wird in eine Irrenanstalt geschickt*). An dieser Stelle kann man leicht erkennen, dass *Lachesis* den Kreis nun vollendet hat und zu ihrer CD zurückkehrt.

Es wird deutlich, dass der *Lachesis*-Mensch in großer Gefahr steht, die Grenze zwischen Neurose (Hysterie) einerseits und Psychose und Schizophrenie (*hat zwei Willen*) andererseits zu überqueren, sobald zusätzliche Probleme auftreten. *Lachesis* gerät dadurch in einen Zustand, in dem sie mit der Realität nicht mehr fertig wird. Das normale Gleichgewicht zwischen dem Bewussten und Unbewussten ist gestört; gefährliche, unkontrollierbare Elemente des Unbewussten, unerwartete Manifestationen brechen aus dieser Dunkelheit in das Bewusstsein ein und überwältigen das Ego. Die Folge ist Schizophrenie! Bei dieser echten Psychose können die unbewussten Elemente nicht vom Bewusstsein absorbiert werden. Wer auch immer von solchen Fantasien und Visionen heimgesucht wird, wird entweder von einer unvorstellbaren Angst gepackt, dass er verrückt wird oder er hält sich für ein Genie. Ich habe beides erlebt. Aber auf welchen Weg der Patient auch gezwungen wurde, es isoliert ihn sofort von den anderen, die ihn nicht verstehen können. Bislang unbewusste Inhalte steigen in das Bewusstsein auf und stören die Alleinherrschaft des Ego. Hier kann der Homöopath glänzen. Solche Patienten brauchen Verständnis, Mitgefühl und die Gewissheit, dass sie ihre verrückten Ideen mit jemandem teilen können. Dies nimmt ihnen die Angst, wieder in den dunklen gähnenden Abgrund zu stürzen. Der Homöopath schließt nicht seine Bücher, wenn die Patientin sagt: „Ich sehe Geister" oder „Ich führe Gespräche mit Gott". Er sagt: „Beschreiben Sie diese Visionen und Gespräche." Solche Symptome zählen zu den eigentümlichsten Paragraph 153-Symptomen.

Abb. 7-3:

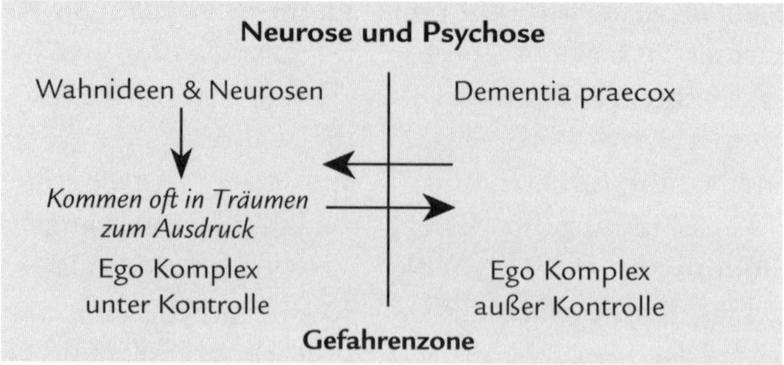

Lachesis: Ein Beispiel aus Jungs Praxis

Ich habe eine Fülle von *Lachesis*-Fällen aus meiner Praxis, aber ich halte es für interessant, einen Fall von Schizophrenie aus Jungs frühen Jahren (1906) zu betrachten. Besonders interessant an diesem Fall ist, dass *Lachesis* schon von Beginn an angezeigt war. Aber trotz Jungs größter Bemühungen über viele Jahre hinweg bestand das einzige Ergebnis in der Manifestation von sekundären Wahnideen, die zu *Lachesis* gehören. Die Patientin scheint tatsächlich beinahe alle Wahnideen von *Lachesis* abzudecken. Was wäre wohl das Ergebnis gewesen, wenn Jung Homöopath gewesen wäre? Auch für die heutige Zeit ist es ein großartiges Beispiel, denn solch eine Patientin würde entweder auf eine starke antipsychotische Medikation wie Haloperidol gesetzt oder in eine moderne psychiatrische Anstalt eingewiesen werden.

Ich habe in Jungs Text aus *Psychogenese der Geisteskrankheiten* (2001, S. 111-169) Rubriken eingefügt (in Kursivdruck). Diese gehören **alle** zu *Lachesis*, damit können wir uns sicher sein, dass es das Simillimum ist! Dieser Fall erinnert mich auch an eine Zeit, als ich ein junger Medizinstudent war und einen ähnlichen Fall vor mir hatte: einen schizophrenen jungen Mann, der mit Tränen in den Augen zu mir kam und mir einen Zeitungsartikel zeigte, in dem ein Mord beschrieben wurde, dessen er sich selbst bezichtigte. Ich wünschte, ich könnte ihn jetzt sehen! Nachfolgend Jungs Fall:

> Analyse eines Falles von paranoider Demenz als Paradigma. A. Krankengeschichte. Patientin B. St., Schneiderin, ledig, geb. 1845. 1887 wurde die Patientin hier aufgenommen und hat sich seither dauernd in der Anstalt aufgehalten. Sie ist erblich schwer belastet [dies wird von Jung nicht näher erklärt; möglicherweise luetisches Miasma]. Vor der Aufnahme hatte sie schon mehrere Jahre lang Stimmen gehört [*Wahnideen, hört Stimmen*], die sie verleumdeten. Eine Zeitlang beabsichtigte sie Selbstmord durch Ertränken [*Neigung zum Selbstmord durch Ertrinken = Lachesis*]. Sie bezog die Stimmen auf unsichtbare Telephone. Es wird ihr zugerufen, sie sei ein zweideutiges Frauenzimmer, ihr Kind habe man im Abort gefunden, sie habe eine Schere gestohlen, um einem Kinde damit die Augen auszustechen [*Wahnidee, ein Verbrechen begangen zu haben*]. (Nach der Anamnese hat die Patientin ein durchaus anständiges und zurückgezogenes Leben geführt!) [Nur *Lachesis* findet sich in der Rubrik *Wahnideen, hört Stimmen, sie muss Dinge gestehen, die sie nie getan hat.*] Die Patientin gebrauchte hie und da eigentümliche Ausdrücke, wie sie sich überhaupt eines etwas prätentiösen Stiles bediente [*Sprache schwülstig, bombastisch; übertrieben, extravagant*].
>
> Die Patientin produziert lebhaft Wahnideen [*Ideen, Einfälle, Reichtum an, Klarheit des Geistes*]: Hat ein Millionenvermögen zugut, nachts wird das Bett mit Nadeln gespickt [*Wahnidee, verletzt durch ihre Umgebung*]. 1888 zersetzt sich die Sprache

immer mehr [*Sprache, unzusammenhängend; Lachesis* ist dreiwertig!] und die Wahnideen werden unverständlich; sie hat zum Beispiel das „Monopol", ... und durch „Erstickungstod" werden Legionen umgebracht.

1890-1891. Die Wahnideen werden immer absurder. ... 1892 wird die Patientin „Königin der Waisen" und „Inhaberin der Anstalt Burghölzli" [*Selbstsucht, Egoismus*].

1895. Die Patientin fühlt sich gelähmt und behauptet die Schwindsucht zu haben [*Wahnidee, verdammt zu sein; simuliert, krank zu sein*].

1896. ... „Ich bin die Arche Noah, ... Maria Stuart, Kaiserin Alexander." [*Wahnideen: er sei eine hochgestellte Persönlichkeit; Fehleinschätzung in Bezug auf die eigene Identität; sie sei jemand anderer; und Geisteskrankheit; Redseligkeit; Größenwahn*].

1899. Wird nachts von vielen hunderttausend Schlangen gequält.

Gegenwärtig ist die Patientin wie immer eine fleißige Arbeiterin [*geschäftig; Lachesis* ist zweiwertig]. ... Wenn sie nicht gerade von ihren Wahnideen spricht, so sind Benehmen und Ausdrucksweise völlig geordnet, wenn schon eine gewisse Geziertheit unverkennbar ist, wie sie übrigens ältere ledige Frauenzimmer, die durch größtmögliche Perfektion sich ein Äquivalent für die unbefriedigte Sexualität schaffen, nicht selten zeigen [Ventil für *Lachesis: Redseligkeit bei unterdrücktem sexuellem Verlangen*]. ... Imbezillität ist nicht vorhanden. Die Sprache ist nur im Gebiete der Wahnideen verändert, sonst spricht die Patientin normal, sie referiert Gelesenes und definiert Begriffe in klarer Weise [*Ideen, Einfälle, Reichtum an, Klarheit des Geistes*], sofern diese den Komplex nicht anregen. Bei den Experimenten und Analysen zeigt die Patientin großes Entgegenkommen und gibt sich sichtlich die größte Mühe, sich mir so verständlich wie möglich zu machen [*Hochmut*]. Dieses Verhalten beruht besonders darauf, dass die Untersuchung als solche ebenfalls komplexanregend ist, weil die Patientin immer nach Unterredungen drängt, indem sie hofft, uns endlich zu überzeugen und so ans Ziel ihrer Wünsche zu gelangen. Die Patientin ist immer ruhig und benimmt sich äußerlich nicht auffallend. Bei der Arbeit flüstert sie ihre „Machtwörter" vor sich hin, das heißt stereotype Sätze oder Satzfragmente von ganz abenteuerlichem Inhalt [*Sprache, wiederholt immer dasselbe; Redseligkeit, Geschwätzigkeit, geschäftig; Redseligkeit in gewählten Ausdrücken*].

Man muss sich nun aber vergegenwärtigen, dass es sich hier um eine Frühdemente handelt, die ihre Wahnideen ... mit ausgemachter Affektlosigkeit vorträgt [*Gleichgültigkeit, Apathie*].

Daraus kann man nun unmittelbar den Schluss ziehen, dass die psychische Tätigkeit der Patientin völlig in Anspruch genommen ist vom Komplex: sie ist unterjocht durch den Komplex, sie spricht, tut und träumt nichts anderes, als was ihr der Komplex eingibt [*Traum, wie in einem*]. ... Auffallende und sprachlich gestörte Reaktionen sehen wir bei Normalen und Hysterischen in der Regel immer an den kritischen Stellen, namentlich Fremdwörter oder Wörter aus anderen Sprachen [*Sprache, in fremder Sprache*]. Dem entsprechen hier die Neologismen, welche nichts anderes darstellen als besonders kräftige und gehaltvolle Ausdrücke für Komplexgedanken. Wir verstehen darum auch, dass die Patientin ihre Neologismen als „Machtwörter" bezeichnet. [Um diese Machtwörter zu verstehen, bat Jung die Patientin, Assoziationen zu diesen Wörtern zu bilden, d. h. er sagte ein Wort und die Patientin fügte weitere Wörter hinzu. Beispielsweise: ... Sokrates: Schüler - Bücher - Weisheit - Bescheidenheit - ... - seine Lehren - ... - falsch angeklagt - ... - ich war die beste Schneiderin - ... - feine Professur [*Wahnidee: Phantasiegebilde, Illusionen; Hochmut*]- ... - Kerker - durch böse Menschen verleumdet - ... - Grausamkeit. ... Die Einfälle erfolgten nicht glatt, sondern waren beständig gehemmt durch „Gedankenentzug" [*Gedanken, Vergehen, Schwinden der Gedanken, beim Sprechen; Lachesis* ist zweiwertig], welchen die Patientin als eine unsichtbare Macht schildert, die ihr immer gerade das, was sie sagen wolle, wegnehme [*Wahnidee, er stehe unter einem mächtigen Einfluss*].

Sie will also sagen: Ich bin und leide wie Sokrates." [*Wahnidee, Identität, sie sei jemand anderer.*] Mit einer gewissen poetischen Lizenz ... sagt sie direkt: „Ich bin Sokrates." [*Wahnideen: Identität, Fehleinschätzung in Bezug auf die eigene; er sei eine hochgestellte Persönlichkeit.*] ... Hier begegnen wir deutlich dem mangelhaften Unterscheidungsvermögen zwischen zwei Vorstellungen: jeder Normale kann zwischen einer angenommenen Rolle oder einer metaphorischen Bezeichnung und seiner realen Person noch unterscheiden [*Wille, Gefühl, er habe zwei Willen*]. ... In der Breite des Normalen finden langsame Veränderungen statt, hier ändert sich die Sprache in beschleunigtem Tempo innerhalb individueller Grenzen [*Redseligkeit, wechselt schnell von einem Thema zum anderen*].

Silber. Stereotyp: „Ich habe die mächtigste Silberinsel der Welt festgestellt." ... höchste Beredsamkeit [*Redseligkeit, in gewählten Ausdrücken; Sprache: bombastisch, verworren*] - Reden ist Silber, Schweigen ist Gold. ... Silber ist aber auch „Reden", daher hat sie daneben auch die höchste Beredsamkeit.

Wer je Träume analysiert hat, weiß, dass bei Frauen die Männergestalt, die nachts ins Zimmer tritt und mit Dolch, Schwert, Lanze oder Revolver bewaffnet ist, ausnahmslos ein Sexualsymbol ist, wobei die stechende oder verwundende Waffe ein Penissymbol darstellt [*Träume, erotisch*].

Jungs Schlussfolgerung in diesem Fall ist die, dass die Patientin, die in armseligen Verhältnissen und Armut aufwuchs, in ihrer Psychose eine komplizierte und sinnlose Fantasie-Struktur erschafft (d. h., die Patientin beschreibt durch ihre Symptome die Hoffnungen und Enttäuschungen ihres Lebens, so wie es auch ein Dichter täte). Der Dichter spricht die Sprache des normalen Geistes, deshalb verstehen ihn die meisten normalen Menschen. Die Patientin spricht aber wie in einem Traum (*Traum, wie in einem*). Als Jung sie ungeduldig aufforderte, lauter zu reden, antwortete sie ebenfalls gereizt. In diesem Augenblick rief das „Telefon“ aus: „Jetzt geraten sie sich in die Haare!“ Bei all diesen Gesprächen hat das „Telefon“ den Charakter eines ironische Kommentare abgebenden Zuschauers, einer abgespaltenen Persönlichkeit (*zwei Willen*). Kann der Homöopath in diesem Fall irgendwelche Zweifel hinsichtlich der Verordnung haben?

Anmerkung: In meinem nächsten Lehrbuch für professionelle Homöopathen *Beyond Jung: Dreams, Delusions and Homeopathy*, hoffe ich schätzungsweise 100 Arznei-Blaupausen ähnlich dieser von *Lachesis* vorlegen zu können.

Kapitel 8

Die Konstitution des Patienten

Frage 9: Wer ist der Patient? Wie ist sein Temperament, seine Konstitution, Haltung und seine dominante Funktion des Bewusstseins?

Zwanghaftes Reaktionsmuster

Unter normalen Umständen ist die Konstitution bei der Geburt festgelegt. Sie stellt eine Kombination aus den Konstitutionen der Eltern dar. Ist die Mutter während der Schwangerschaft unnormalen Umständen ausgesetzt, kann die zu erwartende Konstitution dadurch verändert werden. So kann ein Kind z. B. als *Natrium muriaticum* geboren werden, weil die werdende Mutter einen Kummer erlitt; oder es kommt auf die Welt und braucht *Tarentula*, weil die Mutter Beschwerden durch unerwiderte Liebe erfuhr. Auch bei der In-vitro-Fertilisation kann das Baby betroffen sein, weil die Mutter oft an Erwartungsspannung, Angst, Unzufriedenheit etc. leidet, während sie auf das Ergebnis der Prozedur wartet; selbst wenn sie weiß, dass sie schwanger ist, befürchtet sie vielleicht, das Baby zu verlieren.

Meiner Ansicht nach und in Übereinstimmung mit den Lehren von Jung und der homöopathischen Philosophie, ist die Konstitution **die ererbte Neigung zu automatischen Reaktionen entsprechend bestimmter, in qualitativer Hinsicht vorgegebener, individueller, charakteristischer und fixer Reaktionsmuster**. Konstitutionen können durch die Charakterisierung dieser feststehenden Reaktionsmuster beschrieben werden. Jeder Versuch, das für eine bestimmte Konstitution typische Reaktionsmuster zu unterbinden und ein Muster zu erzwingen, das sich von dem angeborenen automatischen Muster unterscheidet, stößt auf fundamentalen Widerstand; auf lange Sicht erweist er sich als unmöglich! Das bedeutet, unsere Reaktionen auf bestimmte Ereignisse sind *zwanghaft, nicht frei wählbar*. Jedes Individuum reagiert entsprechend einem vorgegebenen emotionalen Muster, das es ihm unmöglich macht, anders zu reagieren. Viele Psychotherapeuten behaupten, dass der Mensch auf keinen Fall das Ergebnis von Vererbung und Umwelt ist, sondern letztendlich immer selbst entscheidet. Als der herausragende Dr. Viktor

Frankl*[1] beispielsweise von seiner Zeit in Konzentrationslagern sprach, erklärte er, dass die Menschen trotz sozialer Restriktion unterschiedlich reagierten: Einige waren von Anfang an ohne Hoffnung und begingen Selbstmord; andere waren geradezu heldenhaft in ihrem Leiden, verbreiteten stets Hoffnung und teilten sogar ihre karge Nahrung. Frankl meinte, dass sie alle immer noch die freie Wahl hatten, wie sie reagierten; dem kann ich nicht zustimmen: Der vorherrschende miasmatische Zustand (siehe Kapitel 12) diktiert gemeinsam mit der Konstitution das Ergebnis für jedes Individuum, mehr als die Umwelt oder die durch richtige Erziehung gewonnene Fähigkeit, Entscheidungen zu treffen. Zweifellos handelten diejenigen, welche den Selbstmord wählten, aus ihrem ererbten syphilitischen Miasma heraus, während jene, die anderen halfen, von Natur aus stark psorisch veranlagt waren, was ein echtes Geschenk ihrer Vorfahren war.

So kann beispielsweise jemand, der konstitutionell cholerisch ist, auf Kritik nicht in phlegmatischer Weise reagieren, selbst wenn er sich noch so sehr bemüht. Sein Versuch wird nur zu einer unvollständigen, künstlichen und wenig überzeugenden Reaktion führen. Genauso sprechen wir von psorisch-allergischen bzw. von *Sulphur*- oder *Nux vomica*-Konstitutionen etc. Das bedeutet auch, dass das Simillimum das giftige, gewalttätige Reaktionsmuster einer *Nitricum acidum*-Persönlichkeit (*Wahnidee, er sei an einem Prozess beteiligt*) nicht in eine sanfte, nachgiebige *Pulsatilla* verwandeln kann. Pathologie und Leiden können nur bewältigt werden, indem man sich der eigenen Konstitution anpasst und versucht, mehr ihre positiven als ihre negativen Seiten zum Ausdruck zu bringen, also die rauen Ecken und Kanten abzuschleifen und den Diamanten, der in uns steckt, mit Hilfe des Simillimum oder langdauernder Psychotherapie und Analyse zu polieren. Und raten Sie einmal, welche Möglichkeit ich wählen würde!!

---

* [1] Viktor E. Frankl, Dr. med., Dr. phil. (1905-1997) war der Autor von 32 Büchern, Professor für Neurologie und Psychiatrie an der Medizinischen Fakultät der Universität Wien, und Begründer der Logotherapie und Existenziellen Analyse. Während des Zweiten Weltkrieges verbrachte er drei Jahre in Konzentrationslagern.

Der Wert der Konstitution bei der Bestimmung des Simillimum

Die Konstitution ist die Grundlage, die in großem Ausmaß über Ihr Schicksal bestimmen wird. Ein *Phosphorus*-, *Carbon*-, *Kalium*-, *Magnesium*- oder *Sulphur*-Mensch wird auf dieselben Nöte unterschiedlich reagieren. *Sulphur* und *Magnesium carbonicum* verfügen über die Mittel, um schwere Zeiten zu überstehen: Zähigkeit, Cleverness, Intelligenz, Gerissenheit, Antrieb und Durchhaltevermögen. Ein *Carbon*- oder *Phosphorus*-Mensch mit einem unterentwickelten Ego oder fehlender Abgrenzung (*mag es, magnetisiert zu werden*) ist dagegen möglicherweise schrecklich deprimiert und gibt sich geschlagen, wenn er ein ähnliches Erlebnis hat. Daher stellt sich die Frage: Ist das konstitutionell bedingte

Temperament ein aussagekräftiger Faktor im Hinblick auf das Auffinden des Simillimum?

Kent schrieb einen kurzen Artikel „*Die Klassifikation von Konstitutionen ist für die Verschreibung ohne Wert*". Er postulierte:

Warum sollten wir versuchen, Konstitutionen als Hilfsmittel für die Verordnung zu klassifizieren? Es ist ein fataler Irrtum, Konstitutionen zu klassifizieren, denn bei der Beobachtung durch einen genuinen Homöopathen gibt es keine zwei, die ausreichend ähnlich sind, um eine gemeinsame Gruppe zu bilden. Der Arzt, der auf eine Diagnose hin verschreibt, hat nur Misserfolge, abgesehen von seinen Zufallstreffern. Die Symptome, die den krankhaften Zustand bzw. die Störung des Individuums repräsentieren, sind diejenigen, nach denen der fähige Verschreiber immer sucht. Symptome, die bei der einen Konstitution ungewöhnlich sind, sind bei einer anderen wiederum gewöhnlich, denn solche ungewöhnlichen Symptome sind für einige Krankheiten gewöhnlich und für andere ungewöhnlich. (1994, S. 272)

Tatsächlich können wir alle erkennen, dass jedes menschliche Wesen eine Konstellation von Charakteristika ist, die dazu dienen, es von anderen zu unterscheiden; zu diesen Charakteristika zählen z. B. die Statur, Haar- und Augenfarbe etc., die **zum gesunden Zustand dieses Menschen gehören** und durch homöopathische Arzneien nicht verändert werden können.

Diesem Gedanken müssen wir dennoch sofort *widersprechen*, da die Hippokratischen konstitutionellen Temperamente nicht nur Charakteristika beinhalten, die zum gesunden Zustand gehören. Dieses System umfasst die Yin- und Yang-, die positiven und negativen Charakteristika, ebenso wie die Symptomatik, an der diese körperlichen und geistigen Typen leiden, wenn sie dem Einfluss bestimmter Krankheitsauslöser ausgesetzt sind. Diese von unseren Vorfahren entwickelte Typologie sollte dazu dienen, die Folgen von solchen Auslösern zu bestimmen, um die Empfänglichkeit, Dyskrasie und Prädisposition der Individuen zu verstehen - so wie es auch Hahnemann in Paragraph 73 im Hinblick auf die **gelegentlichen sporadischen Krankheiten** erklärt. Der Begriff „Temperament" hat verschiedene Bedeutungen. Im Allgemeinen bezeichnet er den Zustand des Geistes und die Disposition. Im Besonderen ist damit die physische und mentale Organisation des Körpers gemeint. Er bezieht sich dabei speziell auf die Hippokratischen konstitutionellen Temperamente (cholerisch, sanguinisch, phlegmatisch und melancholisch). Krankheit ist eine Verstimmung der Lebenskraft (LK) und des Temperamentes.

Hahnemann schreibt in seiner *Reinen Arzneimittellehre* (Band 2, S. 274) das Folgende über *Pulsatilla*:

Es wird daher auch der arzneiliche Gebrauch der Pulsatille um desto hülfreicher seyn, wenn in Uebeln, zu denen in Rücksicht der Körperzufälle dieses Kraut passt, zugleich ein schüchternes, weinerliches, zu innerlicher Kränkung und stiller Aergerniss geneigtes, wenigstens mildes und nachgiebiges Gemüth im Kranken zugegen ist, zumal, wenn er in gesunden Tagen gutmüthig und mild (auch wohl leichtsinnig und gutherzig schalkhaft) war.
Vorzüglich passen daher dazu langsame, phlegmatische Temperamente, dagegen am wenigsten Menschen von schneller Entschliessung und rascher Beweglichkeit, wenn sie auch gutmüthig zu seyn scheinen.

Wir sehen, dass die Begriffe „Konstitution“ und „Temperament“ in der Homöopathie von Beginn an verwendet wurden. Die Anzeigen für diesen phlegmatischen „Erdentypus“ werden von Hahnemanns Gegenanzeigen gefolgt: rasches Treffen von Entscheidungen und schnelle Bewegungen, Wesensmerkmale, die eher zu einem sanguinischen „Feuertypus“ wie *Phosphorus* gehören.

Eine weitere **überaus** wichtige Facette stellen die Veränderungen der Disposition und des Temperamentes dar, die während einer akuten Krankheit auftreten können. Diesen muss man unbedingt nachgehen, da sie für das Auffinden der akuten Arznei eine wichtige Rolle spielen. Je drastischer die Veränderung ist, desto bedeutsamer ist sie auch. Beim Einsatz der Von Bönninghausen-Methode werden die mentalen und emotionalen Symptome erst am Ende der Analyse berücksichtigt, um zwischen ähnlichen Mitteln zu differenzieren.

Hahnemann betont die Bedeutung von emotionalen Veränderungen bei akuten Krankheiten:

§ 213: *Man wird daher nie naturgemäß, das ist nie homöopathisch heilen, wenn man nicht bei jedem, selbst acutem Krankheitsfalle, zugleich mit auf das Symptom der Geistes- und Gemüths-Veränderungen siehet und nicht zur Hülfe eine solche Krankheits-Potenz unter den Heilmitteln auswählt, welche nächst der Aehnlichkeit ihrer andern Symptome mit denen der Krankheit, auch einen ähnlichen Gemüths- oder Geistes-Zustand* ***für sich*** *zu erzeugen fähig ist.*

Fußnote: *So wird bei einem stillen, gleichförmig gelassenen Gemüthe, der* ***Napell-Sturmhut*** *selten oder nie eine, weder schnelle noch dauerhafte Heilung bewirken, eben so wenig, als die Krähenaugen bei einem milden, phlegmatischen, die* ***Pulsatille*** *bei einem frohen, heitern und hartnäckigen oder die* ***Ignazbohne*** *bei einem unwandelbaren, weder zu Schreck, noch zu Aerger geneigten Gemüthszustande.*

Hahnemann stellt klar, dass eine perfekte Verschreibung Paragraph 7 (Totalität der Symptome) befolgt und erklärt weiterhin:

§ 5: *Als Beihülfe der Heilung dienen dem Arzte die Data der wahrscheinlichsten* ***Veranlassung*** *der acuten Krankheit, ... wobei die erkennbare Leibes-Beschaffenheit des (vorzüglich des langwierig) Kranken, sein gemüthlicher und geistiger Charakter, seine Beschäftigungen, seine Lebensweise und Gewohnheiten, seine bürgerlichen und häuslichen Verhältnisse, sein Alter und seine geschlechtliche Function, u.s.w. in Rücksicht zu nehmen sind.*

Paragraph 5 spiegelt die Einheit von Körper und Geist des Menschen wider. Was tun sie? Wie leben sie? Wodurch ist ihr Sexualverhalten, ihr Intellekt etc. gekennzeichnet? Dies alles sind konstitutionelle Faktoren, die bei der Wahl der perfekten Verschreibung berücksichtigt werden müssen.

In Constantin Herings ausführlichen Prüfungen, die in den *Leitsymptomen unserer Materia Medica* veröffentlicht wurden, wurde den entsprechenden Hippokratischen Temperamenten besondere Aufmerksamkeit geschenkt. Über *Pulsatilla* schrieb er:

Personen von wenig entschlussfreudigem, langsamem, phlegmatischem Temperament; sandfarbenes Haar, blaue Augen, blasses Gesicht, leicht zum Lachen oder zu Ängsten bewegt; liebevolle, milde, sanfte, schüchterne, nachgiebige Disposition. Besonders geeignet für gutwillige, schüchterne Menschen, die zu Kummer und Unterwürfigkeit neigen. Frauen neigen zu Korpulenz. Zarte Gesichtszüge, Gesichtsfarbe schnell wechselnd. (1998, Band 8, S. 613)

Herings Beispiele in den *Leitsymptomen unserer Materia Medica* sind sehr hilfreich, da sie die physischen Konstitutionen im Zustand der Gesundheit darstellen und wie diese durch die arzneilich bedingten Krankheiten (Prüfungen) verändert werden. Wurde beobachtet, dass spezifische Arzneien bei einem Konstitutionstypus mehr Symptome zum Vorschein brachten als bei einem anderen, wurden diese Ergebnisse aufgezeichnet. Homöopathische Arzneimittelprüfungen führten zu bekannten charakteristischen Symptomen. So wird beispielsweise *Nux vomica* als geeignet für reizbare, dünne, trockene, gallige und cholerische Temperamente beschrieben, wohingegen *Ignatia* zu Frauen von hysterischem, wechselhaftem und nervösem Temperament passt. In Anlehnung an Herings Prüfungen ist *Phosphorus* gut geeignet für hochgewachsene schlanke Personen von sanguinischem Temperament, mit heller Haut, langen Wimpern, seidigem blonden oder roten Haar, schneller Wahrnehmung und einer sehr sensiblen Natur. *Arsenicum album* passt zum überängstlichen, kälteempfindlichen und nervösen Temperament. Hering beschreibt in seiner Materia medica für jede Arznei die *Lebensstadien und Konstitution* und weist dabei darauf hin, dass sich dieses oder jenes Mittel besonders für eine bestimmte Konstitution und ein besonderes Temperament eignet. Beachten Sie, dass er nicht behauptet, dass die Arznei eine solche Konstitution hervorruft!

Fügen wir die anderen Begleitsymptome des Patienten hinzu, kommen wir vielleicht zu dem Schluss, dass dieses langsame, weinerliche, warme und sanfte Temperament den *Morbus phlegmaticus Pulsatilla* darstellt, während das fettleibige, fröstelnde, mürrische Temperament dem *Morbus phlegmaticus Graphites* entspricht. Sie werden immer ein phlegmatisches Temperament haben, brauchen im Laufe ihres Lebens aber vielleicht zahlreiche verschiedene Arzneien, um ein Maximum an Gesundheit zu erreichen. **Das Individuum hat ein phlegmatisches Temperament, nicht die Arznei**. Die Arznei ist das, was sie entsprechend der von ihnen gezeigten Symptome brauchen. Hippokratische Konstitutionen sind bei der Wahl homöopathischer Arzneien hilfreich, da ihre Charakteristika Teil der gesamten Symptomatik sind. Unsere Körper bringen Symptome als Wegweiser zum Vorschein, um den Homöopathen auf die richtige Spur zu bringen; und wir können nur die Symptome entwickeln, die unsere angeborene Konstitution ausdrücken. Damit zeigt Kent wenig Verständnis vom Hippokratischen System, da er offenbar meint, dass es sich dabei lediglich um die *unveränderlichen* Charakteristika von Individuen im Zustand der Gesundheit handelt.

Baron von Bönninghausen unterstützt Hahnemanns Ansichten in seinen *Kleinen medizinischen Schriften*: „Ein Beitrag zur Beurtheilung des charakteristischen Werths der Symptome“ (1984, S. 618). Im Rahmen des großen homöopathischen Kongresses in Brüssel, Belgien, stellte von Bönninghausen eine Preisfrage zum Wert der Symptome. Da niemand mit einer passenden Antwort aufwartete, beantwortete von Bönninghausen, der von der Rechtsprechung zur Homöopathie gekommen war, die Frage selbst in Form eines alten Hexameters, der von einem alten Juristen stammte. Die erste Frage darin lautete: *Quis*? Wer ist das Individuum, das leidet? Zu dieser Frage erklärt von Bönninghausen:

> *Es versteht sich von selbst, dass die* ***Persönlichkeit****, die* ***Individualität*** *des Kranken an der Spitze des Krankheitsbildes stehen muss, weil in ihr die natürliche Anlage beruht. Dahin gehört zuerst das Geschlecht und das Alter; demnächst die Körperbeschaffenheit und das Temperament (Betonung hinzugefügt). Beide, wo möglich, getrennt nach gesunden und kranken Tagen, insofern nämlich durch die Krankheit selbst eine erhebliche Aenderung darin eingetreten ist.... Die geistige und gemüthliche Individualität des Kranken giebt da die wichtigsten, oft fast die einzigen Anhaltspunkte für die Mittelwahl.*

Damit lehrt von Bönninghausen, dass es wichtig ist, die natürlichen Prädispositionen der Konstitution im Zustand der Gesundheit zu verstehen, um wahrnehmen zu können, was am „erkrankten“ Zustand desselben Individuums besonders, selten und eigentümlich ist. Alle angeborenen Temperamente und ihre Mischungen haben sowohl positive und negative Zustände als auch ihre eigene

Symptomatik. Die homöopathische *Pulsatilla* beispielsweise kann die positiven Wesenszüge einer phlegmatischen Persönlichkeit fördern, während die negativen vermindert werden oder gar ganz verschwinden: Langsame, schwitzende, mürrische und ängstliche Phlegmatiker (negative Züge) können zu aktiven, glücklichen und aus sich herausgehenden Phlegmatikern werden, die bereit sind, ihren Beitrag für die Gesellschaft zu leisten (positive Züge).

Niemand hat jemals behauptet, dass ein Mensch unter dem Einfluss einer Arznei wachsen oder seine Haarfarbe sich ändern würde; diese Aspekte haben auch nichts mit dem Ausmaß des Leidens zu tun. Die Tatsache, dass Hering in seinen Prüfungen blaue Augen und sandfarbenes Haar erwähnte, bedeutet nicht, dass *Pulsatilla* diese Eigenschaften hervorrufen wird. Ich habe zahlreiche Patienten behandelt, die *Pulsatilla* brauchten und weder blaue Augen noch sandfarbenes Haar hatten! In diesen Prüfungen nannte Hering aber ein „langsames phlegmatisches“ Temperament, da er festgestellt hatte, dass *Pulsatilla* bei sanguinischen und cholerischen Temperamenten wenig Wirkung zeigte.

Demnach ist es wichtig, dass der Homöopath einer *Veränderung* im Temperament eines Individuums Aufmerksamkeit schenkt, die auf die Entwicklung einer Krankheit hinweist (akut oder chronisch) und uns bei der Arzneiwahl helfen kann.

Unterdessen sollte es hinreichend klar geworden sein, dass die Konstitution viele auslösende Faktoren beinhaltet, die uns Menschen für bestimmte chronische miasmatische Zustände prädisponiert und dass Homöopathen all diese Auslöser bei ihren Verschreibungen berücksichtigen müssen, wenn sie das wahre Simillimum herausfinden wollen. Hahnemann war der erste Arzt seiner Zeit, der konstitutionelle Aspekte wie vererbte Konstitutionen oder auch spirituelle und emotionale Temperamente, Miasmen und Prädispositionen einbezog und damit das Werk von Hippokrates im Hinblick auf Konstitution und Temperament fortführte.

Eine Frage zur Konstitution und den Prüfungen

Die folgende Frage wurde von einer meiner besten Studentinnen gestellt: „Mein Verständnis von den Prüfungen besagt, dass sie an Gesunden durchgeführt werden. In Herings *Leitsymptomen* gibt es den Abschnitt *Lebensphasen und Konstitution*. Viele der hier aufgeführten Menschen sind nicht gesund, sondern leiden an zahlreichen Krankheiten. Kann mir das jemand erklären?“

Dr. Lucs Antwort: „Hering hat tatsächlich großen Wert darauf gelegt, zwischen „geheilten Symptomen“ (aus den klinischen Fällen) und „Prüfungssymptomen“ zu unterscheiden. Wie Hahnemann sagte auch er: „Der Homöopath muss solche Unterscheidungen treffen und diese klinisch bestätigten Symptome sind weniger wichtig. Aber man muss den Unterschied zwischen diesen Symptomen nennen, sonst entsteht durch die Kombination Verwirrung statt Klarheit. Es sollte als eine Angelegenheit von höchster Bedeutung betrachtet werden, niemals wahllos Symptome, *die für geheilt erklärt wurden* (und *nicht* beim Gesunden beobachtet wurden), mit den Symptomen zu vermischen, die durch die Arznei hervorgerufen wurden" (Hering 1998, S. 11-12).

In dem erwähnten Abschnitt *Lebensphasen und Konstitution* erörtert Hering nicht nur die verschiedenen Lebensabschnitte (vom Neugeborenen bis zum Alter und alles dazwischen), er erwähnt auch geheilte Symptome, die wie oben beschrieben, von geringerem Wert sind (einwertig) als Prüfungssymptome. Dies bezieht sich insbesondere auf Paragraph 5 des *Organon*, in dem Hahnemann sagt: „... die erkennbare Leibes-Beschaffenheit des Kranken, sein gemüthlicher und geistiger Charakter, seine Beschäftigungen, seine Lebensweise und Gewohnheiten, seine bürgerlichen und häuslichen Verhältnisse, sein Alter und seine geschlechtliche Funktion u. s. w." Weiterhin kann der Homöopath in diesem Abschnitt von Herings *Leitsymptomen* häufig ein Temperament finden, dass zu einer bestimmten Arznei passt. Oder er stößt auf Informationen im Hinblick auf die Art von Patient, für die das Mittel geeignet wäre und zwar basierend auf der Empfindlichkeit, Disposition oder Erscheinung des Patienten (dünn, fettleibig, schmuddelig etc.). Hering erwähnt noch andere Charakteristika, welche die Menschen aufweisen können, beispielsweise: schlaffe Fasern und Muskeln; ungeschickter Gang; träges Verhalten; Reaktionsmangel etc.

Andere Beispiele für die Lebensphasen und Konstitution umfassen: boshafte Kinder; erregbare Kinder; nervöse Menschen; galliges Temperament; hagere Menschen; alte Menschen und Kinder; Hypochonder; fettleibig und schwerfällig mit korpulentem Rumpf und dünnen Beinen (*Ammonium muriaticum*!); schwache, hysterische Frauen; starke, gut gebaute Männer von phlegmatischem Temperament; stämmige Frauen mit sitzender Lebensweise; skrofulöse Kinder etc.

Kapitel 9

Attribute nach Jung

Extravertiert und introvertiert

Bevor Jung seine „vier Funktionen des Bewusstseins“ entwickelte, führte er eine Klassifikation seiner Patienten auf der Grundlage von zwei Attributen ein: *extravertiert* oder *introvertiert*. Jede der vier Funktionen kann mit einem dieser Attribute kombiniert werden. Jung postulierte, dass die Individuen unterschiedliche Lebenseinstellungen und Gewohnheiten annehmen, welche über die Interpretation ihrer Erfahrungen bestimmen. Anders ausgedrückt, es handelt sich um psychologische Anpassungsmechanismen. Der **Extravertierte** definiert sich selbst aufgrund seiner Beziehung zu den Ereignissen in der ihn umgebenden Welt, während der *Introvertierte* die Welt aus dem Blickwinkel seiner eigenen Situation in dieser betrachtet. Nach Jung und anderen zeitgenössischen Psychotherapeuten sind diese Attribute weder eine Sache der bewussten Wahl noch der Vererbung. Dem ersten Teil dieser Behauptung stimme ich zu, dem zweiten aber trotz allen Respekts nicht. Der dominante aktive miasmatische Zustand ist tatsächlich vorherbestimmt und keine bewusste Wahl (siehe Kapitel 12), aber das Attribut wird mit Sicherheit durch diesen gegenwärtigen, vorherrschenden miasmatischen Zustand beeinflusst.

So sind beispielsweise das syphilitische und das gemischte Krebsmiasma in der Regel introvertiert, während das sykotische und das gemischte tuberkulinische Miasma extravertiert sind. Der nach Unterstützung suchende psorische Mensch kann sowohl introvertiert sein, weil er über alles nachgrübelt und theoretisiert, als auch extravertiert, da er nach der Unterstützung anderer sucht und die Gesellschaft von Familie und Freunden genießt. Das ist der Grund, warum zwei Kinder derselben Familie vollkommen gegensätzlich sein können! So wie der Patient eine Entwicklung durch verschiedene miasmatische Zustände durchleben kann, sei es aufgrund einer homöopathischen Behandlung oder in Ermangelung derselben, so kann sich im Laufe seines Lebens auch sein Attribut ändern. Ein sykotischer extravertierter Teenager z. B. kann sich im späteren Leben zu einem depressiven introvertierten Menschen entwickeln, wenn das syphilitische Miasma die Stelle des vorher dominanten sykotischen Miasmas eingenommen hat.

Stärken und Schwächen der Attribute

Die beiden Attribute lassen sich bei unseren Patienten leichter erkennen als die vier Funktionen, die wir später erörtern werden.

- Der Extravertierte hat die Neigung aufzufallen (z. B. *Argentum nitricum, Argentum metallicum, Palladium, Platinum, Lachesis* und *Sulphur* in ihren Anfangsstadien), d. h. er ist immer „aktiv dabei", sein Image herauszustellen und zu versuchen, die Führerrolle zu erlangen.
- Der Introvertierte andererseits möchte nichts lieber als zu verschwinden und inkognito zu bleiben. Er ist immer ein wenig in Verteidigungshaltung und schützt vehement sein Privatleben. Er ist der stille Anführer, der die Nachhut bildet; jemand, bei dem man sich fallen lassen kann und in dessen Armen man sich geborgen fühlt.
- Der Extravertierte möchte immer dabei sein und alles, was er tut, ohne Verzögerung vorantreiben (*Tarentula, Phosphorus, Sulphur, Lachesis, Nux vomica* etc.) - oft impulsiv. Aber er ist zuversichtlich und schöpft seine Möglichkeiten voll aus, da er sich mit Leichtigkeit an verschiedene Situationen anpasst.
- Der Introvertierte beobachtet, zögert und grübelt wieder und wieder über die Situation nach, wodurch sein Handeln langsam wird (z. B. *Calcium carbonicum*).
- Der Extravertierte (häufig auf der sykotischen Suche nach Nervenkitzeln) wird von neuen, unbekannten Situationen angezogen und fasziniert und er passt sich schnell an diese an.
- Der Introvertierte nähert sich unbekannten Situationen mit psorischer Vorsicht. Er organisiert sein Leben im Voraus und schätzt es nicht, improvisieren zu müssen.
- Der Extravertierte (z. B. *Argentum nitricum, Ignatia* und *Pulsatilla*, alle dreiwertig bei Impulsivität!) handelt erst und denkt dann. Er entscheidet schnell und handelt mit Tatkraft und Spontaneität, ganz im Gegensatz zu dem Introvertierten.
- Der Extravertierte genießt den Lärm und die Geschäftigkeit der Stadt, überfüllte Einkaufsstraßen oder Basare im Mittleren Osten.
- Der Introvertierte sucht Zuflucht in seinem ruhigen Heim fern vom Stadtzentrum. Je bevölkerter ein Ort ist, desto mehr widerstrebt es ihm, diesen aufzusuchen.
- Der Extravertierte sehnt sich nach der guten Meinung anderer (*Palladium*) und lässt sich von der öffentlichen Meinung und den Anschauungen der Mehrheit beeinflussen.
- Der Introvertierte sucht bei sich nach Selbstbestätigung und lässt sich selten von der Meinung externer Quellen überzeugen.
- Der Extravertierte möchte andere mit seinen Worten beeinflussen (z. B. Redseligkeit: *Lachesis, Sulphur, Phosphorus, Lycopodium*) und besitzt natürliche Autorität und ein bestimmendes Wesen.

- Der Introvertierte beeinflusst andere unabsichtlich durch seine stillen Taten (z. B. *Aurum, Natrium sulphuricum*). (Die geschwätzige Person ist oft die „Plaudertasche", der taktlose Schwätzer. Die meisten Menschen vermeiden es, einem Extravertierten irgendetwas zu erzählen, wenn sie nicht möchten, dass ihre persönlichen Angelegenheiten am nächsten Tag überall herumerzählt werden.)
- Der Extravertierte projiziert und übertreibt seine Moralvorstellungen, so dass er sich seinen korrespondierenden Sünden nicht stellen muss. (Es gibt nichts Hohes, das nicht niedrigen Wurzeln entspringt oder wie Nietzsche sagt: „Der Baum, dessen Zweige in den Himmel reichen, wurzelt in der Hölle.")

Während der Extravertierte viele Freundschaften pflegt, die oft nicht sorgfältig gewählt sind (z. B. *Phosphorus*, die Kontakt zum Rest der Welt sucht und von ihrer zentralen Wahnidee (CD) angetrieben wird: *ganz allein auf einer Insel*), betrachtet die Introvertierte Freundschaft als etwas Heiliges, ein Geschenk, das nur wenige verdienen (*Natrium muriaticum* im dritten Stadium; *Sepia*). Der Extravertierte hasst es, allein zu sein, weil er dann gezwungen ist, sich selbst zu betrachten (Introspektion), etwas, wobei er sich nicht wohl fühlt. Die Beschäftigung mit und Erforschung des Unbewussten weckt im Extravertierten Panik und Furcht. Für Extravertierte existieren Geheimnisse einfach nicht. Ihr Motto lautet: „Wenn es keine Neuigkeiten gibt, setze Gerüchte in Umlauf." Sie tragen ihr „Herz auf der Zunge" und verbrennen sich oft, wenn sie ihre Gefühle teilen. Introvertierte verraten keine Geheimnisse; das Privatleben muss unter allen Umständen gewahrt bleiben. Natürlich haben Extravertierte auch ihre Geheimnisse, was *gewisse* Aspekte ihres Lebens anbelangt. Dies ist ein stark sykotischer Zug und widerspricht nicht der Tatsache, dass das sykotische Miasma überwiegend extravertierte Ausdrucksformen zeigt. Der geheime Teil wird oft von den anderen übertriebenen und extravertierten Erscheinungen überlagert. Nehmen wir beispielsweise den charismatischen Prediger, der sein geheimes Sexualleben verbirgt; Beispiele dieser Art sind in den letzten Jahrzehnten häufig an die Öffentlichkeit gelangt.

Der Extravertierte meidet alles, was seine optimistische und kreative Einstellung dämpfen könnte. Er packt alles mit Enthusiasmus, Wärme und der absoluten Überzeugung vom bevorstehenden Erfolg an: „Das Leben ist schön!" Sein überschießender Optimismus grenzt oft an sorgloses Selbstvertrauen in unbekannten Situationen und die tatsächlichen Möglichkeiten werden zu wenig erkundet. Das Wort Misserfolg fehlt in seinem Wortschatz, und Risiko gehört zum Geschäft (*Nux vomica*). Er beschönigt gern die Realität und ist selten objektiv. Natürlich ist er schnell gelangweilt, wenn sich keine positiven Resultate einstellen; er wechselt dann den Beruf oder das Hauptfach an der Universität oder sogar den Partner. Oft ist er mit zu vielen Dingen gleichzeitig beschäftigt und geht dabei das Risiko ein, kein einziges zum Abschluss zu bringen. Der Erfolg kann entweder durch ungezügelten Enthusiasmus oder durch rücksichtsloses Verhalten erzielt werden; er kann dabei ein cholerisches oder sanguinisches Temperament an den Tag legen, sich übler Schimpfwörter bedienen oder seine Gesundheit in den Ruin treiben.

Der Introvertierte ist vorsichtiger, ängstlich und vielleicht schüchtern, mit einem phlegmatischen oder nervösen Temperament. Er sieht Hindernisse selbst dort, wo gar keine sind (z. B. *Silicea, Gelsemium, Lycopodium* und *Aurum*, der überall Hindernisse sieht, die vom Schicksal oder von ihm selbst heraufbeschworen werden) und wappnet sich für die Zukunft und jede bevorstehende Aufgabe. Misserfolg ist in jedem Fall eine reale Möglichkeit. Dies kann Unentschlossenheit und verpasste Chancen bedeuten, da der extreme Introvertierte ein vollkommen untätiges Leben führen und sogar an mangelnder Lebensfreude leiden kann. Letztendlich ist er aber vielleicht sogar effizienter, da er auf der Grundlage einer bewährten Methode arbeitet und Objektivität als Richtlinie heranzieht; er analysiert alles leidenschaftslos. Er kann auf andere zählen, da er ein eher stiller, aber vertrauenswürdiger Führer ist, der mehr durch Taten als durch hochtrabende Reden leitet. Anders als der Extravertierte möchte er in der ihm zugewiesenen Rolle die höchste Erfüllung finden und ist bereit, die dafür erforderliche Zeit zu investieren. Er hat auch Erfolg, weil er das, was er von anderen fordert, auch von sich selbst fordert.

Für den Extravertierten ist Introspektion (also das Fischen im Unbewussten) voller Gefahren und er tut alles, um dem zu entgehen. Für ihn gibt es definitiv nur eine Welt: die, in der er jetzt lebt, die bewusste Realität, wie er sie sieht. Für ihn sind Träume nur Schäume, kleine ärgerliche Geschichten, die im Moment des Erwachens hinweggewischt werden. Er findet in der äußeren Welt genug Bestätigung und Rückversicherung, das „alles gut ist und gut bleibt". Er kann über Büchern hocken, die Titel tragen wie: „Wie man in einem Jahr zu Reichtum gelangt!" Er zögert vielleicht nicht, sich der Grenze zur Kriminalität zu nähern oder diese sogar zu überschreiten, um seinen Erfolg zu sichern.

Der Introvertierte auf der anderen Seite hegt und pflegt seine innere Welt und führt vielleicht sogar ein geheimes Tagebuch. Er verlässt sich auf seine Introspektion, um Zufriedenheit, Trost und die Zuversicht, sich mit den täglichen Gegebenheiten auseinandersetzen zu können, zu erlangen. Träume interessieren ihn sehr und er liebt es, ihre Bedeutung zu analysieren. Seine unbewusste Welt nimmt genauso viel Raum ein wie seine bewusste Welt und er schöpft große Befriedigung daraus, seine Schattenseite zu kultivieren. Würde er dies nicht tun, würde die allgegenwärtige Angst nur zunehmen. Bücher mit Titeln wie: „Psychologie des Unbewussten" sind Leitfäden für ihn und Gerechtigkeit und Ehrlichkeit haben mit großer Wahrscheinlichkeit vorrangige Bedeutung in seinem Leben. Seine Verletzlichkeit kompensiert er mit seiner Klarheit.

Der Extravertierte ist der gesellschaftliche Schmetterling, der Mittelpunkt jeder Party, der sich ohne jegliche Anstrengung unter die Leute mischt und den Raum allein durch seine Anwesenheit zum Leuchten bringt oder auch, weil er die herrschende Rolle bei jedem interessanten Gesprächsthema übernimmt (z. B. *Phosphorus, Medorrhinum, Lachesis, Lycopodium, Sulphur* und *China*). Sein Terminkalender ist voll mit Verabredungen mit Freunden. Er lässt sich leicht von seinen Freunden verzaubern und genauso leicht zieht er andere in seinen Bann. Seine Hilfsmittel sind Charisma, Flirten und Kommunikation. Man kommt nicht umhin, den grellen Extravertierten mit dem dröhnenden Gelächter zur Kenntnis zu nehmen, was oft soweit geht, dass man sich später an niemanden anders mehr erinnern kann, so als hätte der Extravertierte den ganzen Sauerstoff im Raum verbraucht. Der leuchtende Lippenstift und die aufreizende Kleidung (die ihre Verführungskunst zum Ausdruck bringen) der weiblichen Extravertierten drücken oft einen sexuellen Wagemut aus, der dazu dient, andere zu erobern. Der wahre Extravertierte verbringt viel Zeit mit Sinnesfreuden, Ausflügen, Spielen, Kartenspiel, Empfängen, Filmen etc. Der Introvertierte schaut auf solche Oberflächlichkeit mit Verachtung herab. Er nähert sich jedem Individuum mit größter Vorsicht; nur wenige gewinnen sein Vertrauen oder schaffen es, die ausgeklügelten Verteidigungsmechanismen, die er aufgebaut hat, zu überwinden. Die Introvertierte ist nicht gut darin, sich unter die Leute zu mischen; sie ist das Mauerblümchen. Sie wappnet sich gegen den Einfluss anderer und hat nur wenige enge Freunde. Nur Gleichgesinnten wird Zutritt in ihr Heiligtum gewährt.

Der Extravertierte verzeiht rasch, strahlt Überlegenheit und Selbstvertrauen in Kombination mit Größenwahn aus (Wahnideen: *er ist eine hochstehende Person; er ist ein General; er ist ein Prinz*) und hat keine Probleme damit, sich über die Erfolge anderer zu freuen. Die Introvertierte wird schnell neidisch und ist überaus kritisch; sie findet immer ein Haar in der Suppe und bezeichnet den Extravertierten als oberflächlichen Herumtreiber, während sie selbst an mangelndem Selbstvertrauen, Unterlegenheitsgefühlen und Misstrauen leidet. Ihre Wahnideen stehen oft mit Herzensangelegenheiten oder der Religion in Zusammenhang (Wahnideen: *sieht elend aus, wenn sie in den Spiegel sieht; wird verfolgt; ganz allein in der Welt; steht in Kontakt mit einem höheren Wesen oder Gott* etc.).

Der Extravertierte bezeichnet den Introvertierten als rückständig; auch wenn er sich lächerlich macht und zur Zielscheibe für Witze wird, sieht er darin vielleicht sogar noch eine positive Erfahrung. Der Introvertierte hingegen zieht einen Stacheldrahtzaun um sich und bewaffnet sich mit einem Hockeyschläger, um jeglichen Peinlichkeiten aus dem Weg zu gehen. Die Genügsamkeit, Pedanterie und Vorsicht des Introvertierten prallen mit der grenzenlosen Großzügigkeit, Kameraderie und Impulsivität des Extravertierten zusammen.

Die Neurosen der beiden Attribute

Die häufigste Neurose des Extravertierten ist die *Hysterie*, die in der Traditionellen Chinesischen Medizin (TCM) zum Feuer-Element gehört. Sie stellt eine sykotische, übertriebene Reaktion auf die unmittelbare Umgebung dar: die anhaltende Neigung, sich selbst interessant und bemerkenswert zu machen, kann auch die Fantasie einbeziehen und zu Verhaltensweisen wie Lügen, Angeberei und Übertreibung der Fakten führen. Besitzt der Extravertierte auch ein übertriebenes bewusstes Attribut, so ist sein unbewusstes Attribut infantil und archaisch und kann einen nervösen Zusammenbruch, Drogenmissbrauch oder kindischen Egoismus auslösen. Natürlich führt die mentale und emotionale Übertreibung zu den typischen überschießenden und theatralischen körperlichen Symptomen der Extravertierten, wie sie beispielsweise bei *Ignatia* auftreten: „Globus hystericus", Seufzen, Zittern, Schluchzen, Krämpfe nach Kummer oder Ermahnung - sie alle sind sykotische Erscheinungsformen.

Der Introvertierte gehört mehr zum Wasser-Element der TCM und wird eher von *Ängsten* und *Phobien* überwältigt, die wiederum zu Unentschlossenheit und unbeholfenem Verhalten führen, wodurch diese Person eine noch größere Isolation erfährt. Aber wer hat wohl die Kontrolle? Mag der Extravertierte auch denken, dass **er** sie hat, für den Introvertierten ist er kein ernstzunehmender Gegner: Wasser besiegt Feuer!

Abb. 9-1:

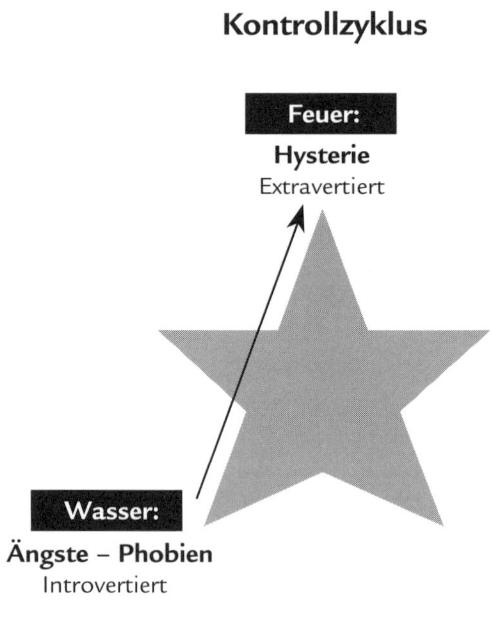

Auf den ersten Blick erscheint der Introvertierte wie ein gesellschaftlicher Verlust, ein Außenseiter. Auf seiner Suche nach Ruhe wird er schnell beschuldigt, reserviert, kalt, arrogant, distanziert, unsozial, stolz, dickköpfig, egoistisch und verschroben zu sein. Wir dürfen aber nicht vergessen, dass es für jedes Individuum eine objektive und eine subjektive Welt gibt, genauso wie die Ganzheit des Menschen aus der beleuchteten bewussten und einer dunklen unbewussten Welt besteht. Sich dem Subjektiven zuzuwenden, ist von genauso großem Wert wie dem Objektiven Aufmerksamkeit zu schenken. Bei diesen beiden Typen besteht lediglich ein Unterschied in den gesetzten Prioritäten; bei jedem Individuum überwiegt eine der beiden Seiten. Allerdings täten beide Typen gut daran, eine Einseitigkeit zu vermeiden. Um ein vollständiger Mensch zu sein, ist es besser, beide Attribute zu schulen.

Was für den Introvertierten von Bedeutung ist, mag für den Extravertierten von keinem Wert oder Interesse sein. Meine Frau (eine introvertierte, intuitive *Carcinosinum*) machte mit einer extravertierten Freundin, die es ablehnte, Museen zu besuchen und stattdessen einen Einkaufsbummel machen wollte, einen Tagesausflug. Meine Frau war nicht gerade mit großer Begeisterung bei der Sache, aber als sie von einem Geschäft zum anderen zogen, stießen sie auf einen Laden, in dem alte medizinische Instrumente und Bücher angeboten wurden. Dies versetzte meine Frau in Entzücken und auf einmal schien sie die Extravertierte zu sein, die voller Begeisterung mit dem Ladenbesitzer über die Geschichte dieser Schätze plauderte. In der Zwischenzeit sank die Laune der extravertierten Freundin beträchtlich und sie konnte es kaum erwarten, das Geschäft zu verlassen, da sie jetzt gelangweilt und in sich gekehrt war. Mit anderen Worten, dieser besondere Laden hatte einen Rollentausch bewirkt: Meine Frau wurde zur Extravertierten und ihre Freundin zur Introvertierten!

Ehe und Attribute

Die obige Anekdote führt uns zum Thema Ehe und Beziehungen. Wir alle kennen das alte Sprichwort: „Gegensätze ziehen sich an." Tatsächlich hat es den Anschein, dass die ideale Ehe eine Symbiose dieser beiden gegensätzlichen Menschen, der Introvertierten und des Extravertierten (oder umgekehrt), darstellt, da sie unbewusst komplementär zueinander sind. Während der eine Partner überlegt und nachforscht, ergreift der andere die Initiative und handelt entsprechend den Überlegungen seines Partners. Ein Leben voller Rosen ohne Dornen? Wir wissen, dass es solche Rosen leider nicht gibt. Gelangt der extravertierte Mann in seinem Leben an den Punkt, wo er eine erfolgreiche Karriere beendet und sein Ziel erreicht hat (z. B. einen angenehmen Ruhestand), hat er endlich Zeit, sich mit seiner introvertierten Partnerin zu beschäftigen; so fängt er an, sich in ihre Angelegenheiten einzumischen. Er merkt nicht, dass beide bis zu diesem Zeitpunkt Rücken an Rücken standen, ihren eigenen Horizont betrachteten und diesen eifersüchtig hüteten.

Jetzt stehen sie einander plötzlich von Angesicht zu Angesicht gegenüber und entdecken vielleicht, dass sie sich eigentlich überhaupt nicht kennen. „In guten wie in schlechten Zeiten, aber nicht beim Mittagessen, meine Liebe!“

Hier ist der Konflikt zwischen den beiden Attributen beinahe unausweichlich, sofern beide ihr Attribut dem anderen aufzwingen möchten. (Die Ausnahme bildet natürlich der glückliche, „ideale“ Mensch, der in der Lage ist, die Werte des anderen zu erkennen und wertzuschätzen. Leider sind solche Menschen selten.) Wir müssen daran denken, dass der Extravertierte eine introvertierte Seite hat, die bisher schlummerte und sich nicht entfalten konnte und daher mehr oder weniger unbewusst war (die wenigsten Extravertierten arbeiten an ihren introvertierten Aspekten). Natürlich gilt das Umgekehrte auch für den Introvertierten.

Geht der Extravertierte in den Ruhestand, steht er mit seiner unentwickelten Seite vor der Welt, was eine wirklich beängstigende Aufgabe ist. Nur diejenigen, die über innere Courage verfügen und bereits eine weite Strecke auf dem Weg zur Individuation zurückgelegt haben, werden ihre „schwache Seite“ erfolgreich zum Wohle der Ehe einbringen können. Bei den anderen findet die „ideale“ Symbiose oft ein böses Ende in Form eines jähen Erwachens, das zu unausgesprochenen Problemen zwischen den Partnern führt. Den Wert des Partners zu schätzen, ist gleichbedeutend mit der Schmälerung des eigenen Wertes, ausgenommen natürlich bei den wenigen „normalen“ oder besser gesagt, außergewöhnlichen Menschen, die beide Attribute entwickelt haben. Tatsächlich haben sowohl der Introvertierte als auch der Extravertierte im Laufe ihres Lebens häufig gegensätzliche Interessen entwickelt (genauso wie sie getrennte Leben geführt haben). Jetzt, da sie sich beide nicht mehr mit den äußerlichen Notwendigkeiten abgeben müssen, wie zum Beispiel den Lebensunterhalt verdienen, kann die Symbiose, die ohnehin nur am seidenen Faden hing, auseinanderbrechen. Wir erkennen, warum die typische *Aurum*-Persönlichkeit (die eine leitende Führungsposition innehatte, ein erfolgreicher, Arzt, Anwalt, hochrangiger Angehöriger des Militärs o. ä. war) in eine hochgradige Depression fallen kann, sobald sie in den Ruhestand eintritt. *Aurum* ist nicht in der Lage, sich seinem unbewussten Leben und dem ebenfalls „unbewussten“ Leben mit seiner Partnerin zu stellen. Er fühlt sich verloren; das Leben hat jegliche Bedeutung verloren (Wahnidee, *er passt nicht in diese* Welt). Langeweile, Angst, Reizbarkeit, Herzinfarkt mit Todesfolge und sogar Selbstmord sind häufige Konsequenzen.

Attribute: Fix oder flexibel?

Eine Änderung des Attributes **ist** entweder durch Psychoanalyse (die lange Zeit erfordern kann) oder mit dem homöopathischen Simillimum möglich. Die Attribute können auch *spontan* wechseln, oft im Zusammenhang mit einer bestimmten Lebensphase, zum Beispiel wenn man in einer fremden Kultur lebt. Verschiedene Länder haben unterschiedliche Attribute, die oft durch das (milde oder raue) Klima beeinflusst sind. So sind die Italiener beispielsweise eher extravertiert (d. h. sie haben ein sonnigeres Gemüt), als die Finnen und Lappen des Nordens, wo Dunkelheit und bittere Kälte sechs Monate das Land beherrschen. Die Renaissance war eine Zeit der Extraversion im Gegensatz zum introvertierten Mittelalter.

Familiäre Umstände wie die frühe Übernahme von Verantwortung oder Beschwerden durch Unterdrückung, können eine extravertierte *Phosphorus* in eine introvertierte *Sepia* oder *Carcinosinum* verwandeln. Unter solchen Bedingungen ist das Individuum gezwungen, seine angeborene Disposition durch Annehmen einer unnatürlichen Einstellung zu unterdrücken. Dies kann zu Neurosen und körperlichen Beschwerden, insbesondere Autoimmunerkrankungen und Krebs führen! Die Pubertät ist die Zeit, in welcher die Miasmen erwachen (v. a. das sykotische Miasma, das mit der Aktivierung der Geschlechtshormone in Zusammenhang steht) und ganz klar eine Phase der Extraversion. Die Menopause hingegen mit ihrem Östrogenabfall ist mehr eine (introvertierte) Yin-Zeit. Auch andere hormonelle Veränderungen – Menstruation, Schwangerschaft – können zu solch einem Wechsel von Extraversion zu Introvertiertheit führen. Ein perfektes Beispiel ist *Lachesis*, die als überaus leidenschaftliche Person normalerweise die meisten Kompensationen in ausgesprochen extravertierter Form auslebt: Geschwätzigkeit; Abschweifen; ständiger Themenwechsel; Eifersucht und gesteigertes Sexualverhalten. Während der Schwangerschaft neigt *Lachesis* dazu, *Natrium muriaticum* zu ähneln, da sie sich zurückzieht, Abneigung gegen Gesellschaft hat und traurig ist, besonders beim Erwachen. Ein weiteres Beispiel ist die Arznei *Aristolochia clematitis*, die ebenfalls zwischen extremer Introvertiertheit und Extraversion schwankt: im einen Moment ist sie glücklich, im nächsten weint sie. Vor allem während der Menstruation ist sie extravertiert, sonst aber vorwiegend introvertiert (mit einem Gefühl von Einsamkeit). Dies kommt in wechselnden (und abnormen) Essensgewohnheiten zum Ausdruck – die von Bulimie (extravertiert) zu Anorexie (introvertiert) reichen.

Auch die verschiedenen Stadien unserer Arzneimittel zeigen, insbesondere in Verbindung mit den Miasmen, dass der Mensch im Verlauf der Entwicklung des Arzneitypus von der Extraversion zur Introvertiertheit wechseln kann. *Natrium muriaticum* ist ein perfektes Beispiel dafür. In der ersten, psorischen Phase stellt die sehr naive und impulsive *Natrium muriaticum* einen extravertiert-fühlenden Typus dar, wie sich auch in den Prüfungen zeigt: *lacht und singt den ganzen Tag; sie lacht unangemessen; sie ist amourös, sinnlich; lasziv, stellt sich selbst zur Schau.* Aber bereits in der mittleren Phase (Sykose mit ihrem übertriebenen Bemühungen, eine Beziehung zu erhalten) und insbesondere im (isolierten) syphilitischen Endstadium mit Rückzug, Suche nach einer Zuflucht, Einsamkeit und Hass, entwickelt der extravertiert-fühlende Typus eine introvertiert-fühlende Haltung. Prüfungssymptome, die diesen Wechsel belegen, sind u. a.: Wahnideen: *redet mit den Toten; hat Visionen von Toten; ist elend, wenn sie in den Spiegel schaut; meidet Gesellschaft; denkt gern an vergangene traurige Ereignisse, obwohl es sie erschöpft* etc.

Kapitel 10

Die vier Funktionen des Bewusstseins

Hippokratische Temperamente und die Funktionen des Bewusstseins

Jung diskutiert vier verschiedene Funktionen, die im Bewusstsein jedes Individuums unterschieden werden können (Jung 1968, S. 16-20). Er verwendet dabei die Kategorien *Empfinden, Denken, Fühlen und Intuition*. Er erklärt ausdrücklich, dass er diese Terminologie nicht dazu benutzt, um seine Patienten in eine Schublade oder Kategorie zu packen, sondern dass es für ihn selbst hilfreich ist, eine Terminologie zur Verfügung zu haben, wenn er es mit den verschiedensten Menschentypen zu tun hat bzw. wenn er diese beschreiben muss. Ich bin der Meinung, dass hier Analogien zu den vier Hippokratischen Temperamenten (cholerisch, sanguinisch, phlegmatisch und melancholisch) gezogen werden können, die dem Homöopathen helfen können, den Zustand und Fortschritt des Patienten zu analysieren.

Gemeinsam mit dem vorherrschenden miasmatischen Zustand und der ererbten Konstitution können wir die Beobachtungen von Jung und Hippokrates heranziehen, um den (positiven oder negativen) Pfad vorherzubestimmen, den der von seiner zentralen Emotion angetriebene Patient einschlagen wird. Kann ein Patient als cholerisch charakterisiert werden, versteht sich von selbst, dass die Bezeichnung phlegmatisch auszuschließen ist.

Abb. 10-1:

Hippokratische Temperamente

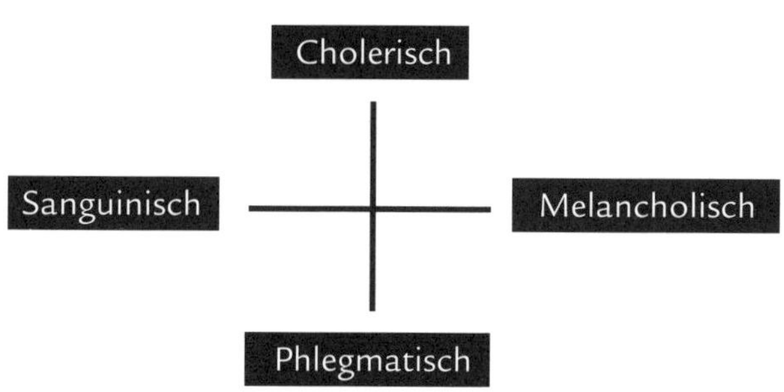

Ein Mensch, der als nachgiebig und träge beschrieben wird, hat nichts mit einem zornigen Individuum gemeinsam; diese beiden Gefühlszustände stehen an den entgegengesetzten Enden der Skala. Der nervös-melancholische Typus steht auf der Seite des Spektrums, die der sanguinischen Persönlichkeit genau gegenüberliegt. Entsprechend sind der melancholische Typus (Wasser-Element in der Traditionellen Chinesischen Medizin [TCM]) und der sanguinische Typus (Feuer-Element in der TCM) gegensätzlich. Je hitziger das Individuum ist, desto weniger melancholischer ist es auch; je mehr Hysterie besteht, desto geringer ist die Depression und umgekehrt.

Auf der anderen Seite kann ein Individuum von seinem primären Temperament her cholerisch und von seinem sekundären oder zusätzlichen Temperament her entweder sanguinisch oder melancholisch sein, wodurch das dominante Temperament bis zu einem gewissen Grad modifiziert wird. Die cholerische-sanguinische Person reagiert mit Sicherheit wie ein feuriger Vulkan, während der cholerisch-melancholische Typus dazu neigt, zwischen Zorn und Traurigkeit hin und her zu schwanken. Diese abwechselnden Zustände sind bei homöopathischen Arzneimittelprüfungen nur allzu gut bekannt.

Die praktische Anwendung in der Homöopathie

Homöopathen können die Klassifikationen der verschiedenen Temperamente und Konstitutionen als wertvolles Hilfsmittel einsetzen. Sie dienen nicht nur dem näheren Verständnis der Patienten (und der Verschreibung nach Paragraph 281), sondern stellen ein besonders wertvolles Hilfsmittel dar, wenn es darum geht, Eltern ihre Kinder oder Ehefrauen ihre Männer (bzw. umgekehrt) zu erklären. Sie helfen auch, auftretende zwischenmenschliche Probleme zu verstehen.

Jung betrachtete seine Typologie in genau derselben Weise. Es ist interessant, dass er eine ähnliche Klassifikation gewählt hat wie die von Hippokrates vorgeschlagene Einteilung. Warum nur *vier* Funktionen? Die Zahl Vier wird schon seit Menschengedenken als heilige Zahl und Symbol für Ganzheit angesehen. Wir finden die mystische Vier, die Essenz aller existierenden Dinge, die Grundzahl, z. B. in den vier Armen des Kreuzes oder in den vier Bereichen eines Mandalas[*1]. Die vier verschiedenen Funktionen sind in Paare eingeteilt und stehen einander gegenüber (Jung 1968, S. 17)

Auf der einen Seite haben wir denkende und fühlende Funktionen, die rational sind. Sie beide erfordern Beurteilung

* [1] „Mandala", ein Begriff aus dem Sanskrit, bedeutet Kreis. Seine Symbolik beinhaltet alle konzentrisch angeordneten Figuren, alle kreisförmigen oder quadratischen Begrenzungen mit einem Zentrum und alle radiären oder sphärischen Anordnungen. Das Zeichnen eines Bannkreises ist alte Magie. Wer auch immer sich innerhalb dieses Kreises befindet, ist sicher und geborgen. Es ist ein Ort des Schutzes, eine heilige und unverletzbare Rückzugsstätte. Ein Kreis oder eine Kugel, ein rundes Objekt und ein Mandala drücken Perfektion, Ganzheit und Vollkommenheit aus.

und Bewertung, während Empfinden und Fühlen irrationale Typen sind. Bei den beiden letztgenannten Funktionen basiert alles auf der absoluten Intensität der bloßen Wahrnehmung und nicht auf vernunftabhängiger Beurteilung oder Interpretation. Das bedeutet aber nicht, dass diese beiden letzteren Typen „unvernünftig oder unlogisch" sind. Das Urteilsvermögen *ist* vorhanden, aber zum größten Teil unbewusst oder latent, so dass die empfindenden und intuitiven Typen als stark empirisch bezeichnet werden können. Denken kann auch mit dem Kopf, Intuition mit dem sympathischen Nervensystem, Fühlen mit dem Herzen und Empfinden mit den Gliedmaßen in Verbindung gebracht werden.

Abb. 10-2: **Jungs 4 Funktionen des Bewusstseins**

+ 2 Attribute

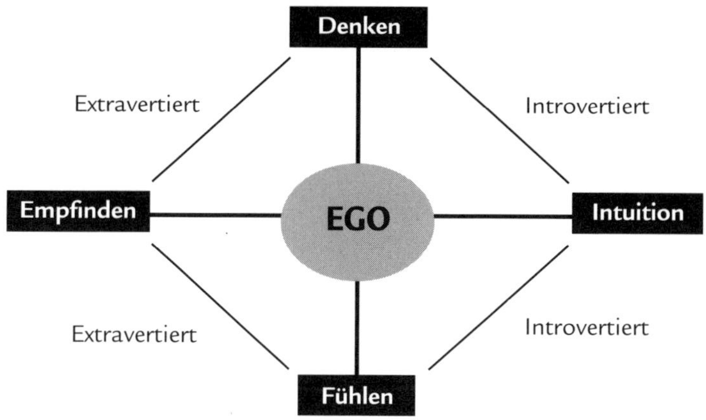

Jede der beiden nicht gegenüberstehenden Funktionen hat eine sekundäre Bedeutung: Als *ergänzende* oder *komplementäre* Funktion verändern sie die Natur der Person, sind aber nur insofern nützlich, als dass sie der dominanten Funktion dienen, ohne die Vorherrschaft für sich zu beanspruchen. Anders ausgedrückt, diese sekundäre Funktion hat zwar eine andere Natur als die primäre oder herrschende Funktion, ist aber *nicht antagonistisch* zu dieser. Wenn wir uns die Funktionen des Bewusstseins in einem Kreis angeordnet vorstellen, dann ist die differenzierteste Funktion in der Regel der Träger des Ego und gewöhnlich mit einer Hilfsfunktion gepaart. Die sogenannte untergeordnete Funktion ist auf der anderen Seite unbewusst und wird daher auf ein Non-Ego projiziert. So kann beispielsweise der denkende Typus entweder Empfinden oder Intuition als sekundäre oder Hilfsfunktion haben. Jeder von uns kann mit der sekundären oder Hilfsfunktion arbeiten, um sich mehr ins Gleichgewicht zu bringen. Die dominante Funktion eines Menschen ist bereits maximal ausdifferenziert. Eine dritte Funktion steht dem durchschnittlichen Menschen selten zur Verfügung, da sie sich auf der Schattenseite befindet (wir könnten sie auch als latent bezeichnen), kann aber in Abhängigkeit vom Gesundheitszustand zugänglich werden. Die vierte archaische und primitive Funktion ist in der Regel vollkommen außerhalb der Kontrolle des menschlichen Willens. Damit kann ein Individuum ein denkend-empfindender Typus sein, aber selten gleichzeitig ein intuitiver und praktisch niemals ein fühlender Typus! Die weitere Differenzierung und Bearbeitung der Hilfsfunktionen (in diesem Fall Empfinden und Intuition) nimmt der beherrschenden Funktion die Spitze und lässt den Menschen zu einem besseren Gleichgewicht finden! Aber das Fühlen wird für den denkenden Typus immer seine Achillesferse bleiben!

Zwei dieser Funktionen, die am weitesten ausdifferenzierte (in diesem Beispiel Denken) und ihre Hilfsfunktion (Empfinden), sind bewusst und daher männlich. In Träumen stellen sie sich beispielsweise als Vater und Sohn dar. Die unbewussten Funktionen - die primitive Funktion (Fühlen) und die andere Hilfsfunktion (Intuition) - erscheinen entsprechend als Mutter und Tochter. Da der Gegensatz zwischen den beiden Hilfsfunktionen (hier Empfinden und Intuition) bei weitem nicht so groß ist wie der zwischen der differenzierten und der primitiven Funktion, ist es möglich, eine dritte eher unbewusste Hilfsfunktion auf die Bewusstseinsebene zu heben und damit noch männlicher zu werden. Die Bearbeitung der drei möglichen Funktionen des Bewusstseins ist Teil des Individuationsprozesses.

Die vierte und undifferenzierte Funktion des Bewusstseins (hier Fühlen) ist **ein fester Bestandteil des Unterbewusstseins**; wird sie bewusst gemacht, bringt sie die dunklen Inhalte des Unbewussten mit hoch. Dies führt zu einem Kampf zwischen Gegensätzen (Denken-Fühlen) und das denkende Individuum, das sich selbst eigentlich für sehr vernünftig hält, versucht verzweifelt, sich selbst davor zu bewahren, in den Bann von etwas, das es für „mörderischen Unsinn und absurden Aberglauben" hält, zu geraten. Wird die vierte Funktion aber durch irgendein Ereignis nach außen getrieben, wird sie diesen vernünftigen Menschen solange beherrschen, bis er sagt: „Nach diesem kleinen Vorfall, als ich nicht mehr ganz ich selbst war, bin ich schließlich wieder zu Verstand gekommen."

Abb. 10-3: **Primäre und untergeordnete Funktionen des Bewusstseins**

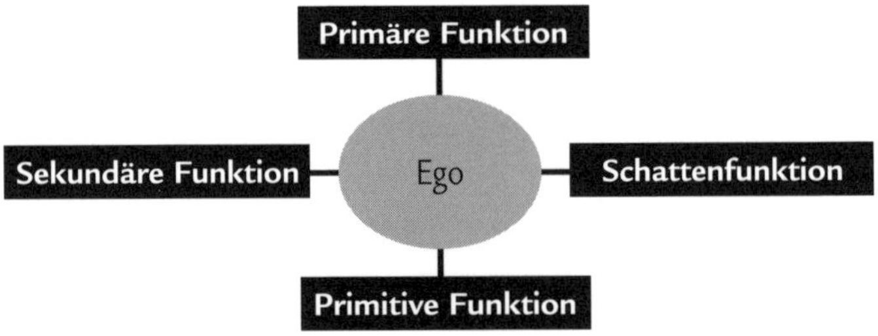

Äußere Faktoren (insbesondere emotionale Ereignisse), miasmatische Einflüsse und angeborene Konstitutionen bestimmen über die Vorherrschaft einer der vier grundlegenden Funktionen und führen das Individuum zu der Funktion, welche die deutlichste Entwicklung erfahren wird (die dominante Funktion). Diese dominante Funktion gibt dem bewussten Attribut seine Richtung und Qualität. So wie der Homöopath „kombinierte" Konstitutionen erkennt (wobei eine immer vorherrschen wird), erlaubt auch Jung in der Praxis das Auftreten von kombinierten Funktionstypen, beispielsweise Individuen, die praktischen Intellekt mit dem Empfinden (*Lycopodium*), künstlerische Intuition mit Fühlen (*Phosphorus* und *China*) und philosophische Intuition mit ausgeprägtem Intellekt verbinden (*Sulphur*). Wir erkennen, dass die sekundäre Funktion die bewusste primäre Funktion mäßigt und unterstützt, solange sie nicht versucht, die führende Rolle zu übernehmen. Dabei kann es sich aber nie um eine Funktion handeln, die der herrschen Funktion entgegengesetzt ist. So kann beispielsweise Fühlen niemals die sekundäre Funktion des Denkens sein, da es diesem genau entgegengesetzt ist. Nur bei Kindern und primitiven Menschen (der primitiven Mentalität) können Denken und Fühlen eng miteinander verbunden sein.

Die undifferenzierte und untergeordnete (oder auch vierte) Funktion eines Menschen ist immer seine Achillesferse, eine offene Tür, durch die jeder eintreten kann. Sie ist ein Trojanisches Pferd, das ihn in genau den unglückseligen Augenblicken angreift, in denen ihn die Umstände zwingen, zeitweilig im Modus seiner vierten Funktion zu agieren. Es ist kein Wunder, dass der denkende Typus seine Gefühle wie ein eifersüchtiger Liebhaber verbirgt. Während sich die Reaktion der übergeordneten Funktion sehr schnell einstellt und entsprechend verlässlich ist, ist die „vierte Funktion" so primitiv, dass es großer Mühe bedarf, um sie sozusagen aus dem Schlamm zu graben. Die vierte Funktion ist jedoch unbarmherzig. Neurotische Symptome, Träume und andere Manifestationen des Unbewussten, wie milde unkontrollierbare und „unverständliche" Stimmungsschwankungen, ebenso wie heftige emotionale Reaktionen jedweder Art (vom Sichverlieben bis hin zu blinder Wut) sind häufige Ausdrucksformen dieser untergeordneten Seite, die versucht, sich durchzusetzen und ein Beweis dafür, dass diese untergeordnete Funktion aktiviert wurde.

Während sich die meisten Menschen nicht im Klaren darüber sind, zu welcher Funktion sie gehören, können Homöopathen dieses System der Kategorisierung als zusätzliches Werkzeug einsetzen. Neben der Bestimmung des Temperamentes und der Konstitution kann die Bestimmung des Funktionstypus Homöopathen helfen, ihre Patienten besser zu verstehen und besser zu verschreiben. Mit diesem Wissen ist der Homöopath in der Lage, ernsthafte Fehler im Umgang mit seinen Patienten zu vermeiden, insbesondere im Hinblick auf die Kommunikation. Wir werden sehen, wie der Homöopath den Umgang mit seinem Patienten mit Hilfe der intelligenten Anwendung der Typen nach Jung erfolgreicher gestalten kann.

Wie man die vier Funktionen im Gespräch mit dem Patienten einsetzt

Verschiedene Homöopathen haben unterschiedliche Methoden, wie sie sich selbst und die Theorie der Homöopathie ihren Patienten vorstellen. Sie alle meinen es gut und sind oft davon überzeugt, dass ihre Methode die beste ist.

Einer meiner Studenten sagte zu mir: „Bevor ich mit der Erstanamnese beginne, gebe ich den Patienten immer eine 15minütige Erklärung zu den Prinzipien der Homöopathie, was man erwarten kann, wie die Homöopathie wirkt, etc." Ich konnte erkennen, dass er der Überzeugung war, dass dies der richtige Weg war, um eine Konsultation zu beginnen und dass jeder Patient dankbar sein müsste, solch einen verständnisvollen Heiler zu haben. Aber trifft dies wirklich auf jeden Patienten zu, dem man in der Praxis begegnet? Den Homöopathen überrascht es vielleicht, dass das, was der eine Patient schätzt, einen anderen vor den Kopf stößt.

In der Vergangenheit habe ich den Fehler begangen, jedem Patienten vor der ersten Konsultation einen ausführlichen Fragebogen zu schicken. Viel später wurde mir klar, dass ich selten die Informationen bekam, die ich wirklich wollte. Noch bevor ich Jung entdeckte, lernte ich schnell, dass es viel besser war, „mit dem Strom zu schwimmen" und mich bei der Konversation in meinem Behandlungszimmer jedem Patienten individuell anzupassen. In gewisser Weise hatte ich Glück, da mir dies wie von selber und instinktiv zuflog. Aber Jungs Typologie macht alles klar und verständlich. Ich bin der Ansicht, dass es für jeden Homöopathen und Heiler von praktischem Nutzen ist, sich mit Jungs Version der Typen zu befassen.

Das Erkennen des Patiententypus, der da vor einem sitzt, bietet einen entscheidenden Vorteil. Um dem Patienten die Botschaft vermitteln zu können und damit die Wahrscheinlichkeit des therapeutischen Erfolgs zu steigern, muss der Homöopath mit den Menschen in ihrer übergeordneten Funktion kommunizieren. Sonst wird kein Kontakt hergestellt. Der „Denker-Homöopath" kann mit dem „fühlenden" Patienten nicht ausschließlich in intellektuellem Fachjargon reden (also z. B. einem *Phosphorus*-Patienten die Homöopathie mittels der Quantenenergie erklären). Da könnte er genauso gut mit einer Wand reden. Der Patient wird sich absolut verloren fühlen, vielleicht sogar beleidigt, der Homöopath ist frustriert, und es kann kein Band zwischen ihnen entstehen. Andererseits wird der „fühlende Homöopath" den denkenden „gehetzten" Patienten (z. B. *Sulphuricum acidum, Nux vomica*) aufregen, da dieser eine schnelle praktische Lösung für seine Probleme sucht. Zu viele Fragen zu seinen Gefühlen (auch wenn Informationen dazu überaus notwendig sind) werden dazu führen, dass ein solcher Patient diesem „neuzeitlichen Schwachsinn" den Rücken kehrt. Die neueste Torheit unter den Homöopathen ist das Herumreiten auf dem „wahren Gefühl" des Patienten (auch wenn sie es fälschlicherweise als „Empfindung" bezeichnen). Ihr Mantra lautet: „Aber was **fühlen** Sie *wirklich*?" Damit wollen sie das essentielle, zentrale Gefühl einfangen. Der denkende

Mensch wird solch einen Homöopathen als Freak ansehen und die fühlende Person wird ihn mit nutzlosem Geschwätz vollschwafeln.

Wie geht der Homöopath also vor, wenn er die Emotionen des denkenden Typus herausfinden möchte? Man muss diese „intellektuellen" Typen austricksen (die, nebenbei bemerkt, oft an Größenwahn leiden), indem man ihnen unschuldige Fragen zu ihren Plänen, Aktivitäten, Freunden etc. stellt und ab und zu auch Namen von berühmten Leuten fallen lässt (zu denen sie schnell eine Verbindung herstellen). Der Homöopath muss seine eigenen Ängste oder Befürchtungen anlässlich bestimmter Ereignisse erwähnen. Ich zögere nie, meine eigene Höhenangst zu erwähnen, da dies dabei helfen kann, dass der Patient sich wohler fühlt und eine größere Bereitschaft zeigt, Schwächen preiszugeben. An dieser Stelle sollte bereits klar sein, warum eine „fixe" Einführung in die Homöopathie sowohl ein Erfolg als auch ein Misserfolg sein kann, je nachdem, welcher Patiententypus vor Ihnen sitzt. Der wahrhaft gesegnete Homöopath hat die Gabe, sein eigenes dominantes Attribut außer Acht zu lassen und sich auf den Patienten in *dessen* übergeordneter Funktion einzulassen.

Du bist, was du bist: Akzeptiere, kultiviere und hege es!

Auch wenn jeder denken mag, dass er einem übergeordneten Funktionstypus angehört (Größenwahn!), muss man doch unbedingt von vornherein akzeptieren, dass keiner der vier Typen dem anderen überlegen ist und auch, dass keines der beiden Attribute erstrebenswerter ist als das andere. Sie alle leisten ihren eigenen Beitrag zu dieser Welt.

Um die tatsächliche Reihenfolge der vier Funktionstypen in Ihrem eigenen Fall aufstellen zu können, müssen Sie in der Lage sein, strenge psychologische Selbstkritik zu üben, etwas, was nicht jedem gegeben ist. Welcher dominante Typus Sie auch sein mögen, er ist derjenige, der am besten zu Ihnen passt und dazu, wie Sie sich Ihrer Welt anpassen und kompensieren. Die Anpassung an die Umgebung erfolgt natürlicherweise durch die übergeordnete Funktion. Dies ist wiederum analog zu der homöopathischen Konstitution. Sind Sie ein *Phosphorus*, bedeutet dies, dass Sie sich entsprechend einem vorbestimmten zwanghaften Reaktionsmuster anpassen, welches sich z. B. von dem eines *Sulphur* unterscheidet. Das *Sulphur*-Muster ist dem eines *Phosphorus* nicht vorzuziehen: Sie sind, was Sie sind!

Leider können Umstände auftreten, in denen das Individuum gezwungen ist, sich mittels seiner untergeordneten Funktion zu adaptieren, statt mit seiner natürlichen übergeordneten Funktion. Dies führt stets zu Unglück, Neurose und Fehlanpassung. Nehmen Sie beispielsweise die unzähligen *Phosphorus*- oder *China*-Künstler, die von strengen, denkenden Eltern dazu gezwungen wurden, „etwas Anständiges zu studieren", Rechtsanwalt oder Arzt zu werden, etwas, „womit man Geld verdient". Das Kind wird dadurch von seinen Eltern und den Zwängen des Erziehungssystems genötigt, sich auf eine undifferenzierte und nicht entwickelte untergeordnete Funktion zu verlassen. Dadurch entsteht Unglück: Solche Menschen fühlen sich im Hinblick auf ihre Handlungen und Gedankenvorgänge immer verloren, unpassend und unnatürlich. Dieses mechanistische Verhalten ist ein Betrug an ihrer natürlichen übergeordneten Funktion, die von den strengen Maßstäben der Eltern und Gesellschaft unterdrückt wurde. Die Folgen eines kompletten Ungleichgewichts zwischen der über- und der untergeordneten Funktion können verheerend sein: Die eine Seite des einander gegenüberstehenden Paares ist beinahe leer oder unterdrückt, wenn es wie im obigen Fall unter Zwang geschieht. Die untergeordnete Funktion wird zum Handeln angetrieben und infolgedessen kann sich dieses Paar von Gegensätzen aufspalten, was wiederum zu Neurosen und sogar zu einer völligen Dissoziation oder Spaltung der Persönlichkeit wie bei Schizophrenie führen kann!

Ich erinnere mich an einen solchen Fall: Ein zartes, denkendes Mädchen wurde von seiner Mutter derartig angetrieben, eine Weltklasse-Pianistin zu werden, dass es im Alter von 17 Jahren eine vollkommene Dissoziation erlebte und die psychiatrische Anstalt, in der es auch heute mit 70 Jahren noch lebt, niemals mehr verließ. Die seinem Bewusstsein verlorengegangene Energie ging in das Unterbewusstsein ein und aktivierte dessen Inhalte: verdrängte Gefühle, schmerzhafte Komplexe, die darauf überflossen und mit einer derartigen Brutalität in das Bewusstsein eindrangen, dass sein Geist gespalten wurde.

Abb. 10-4:

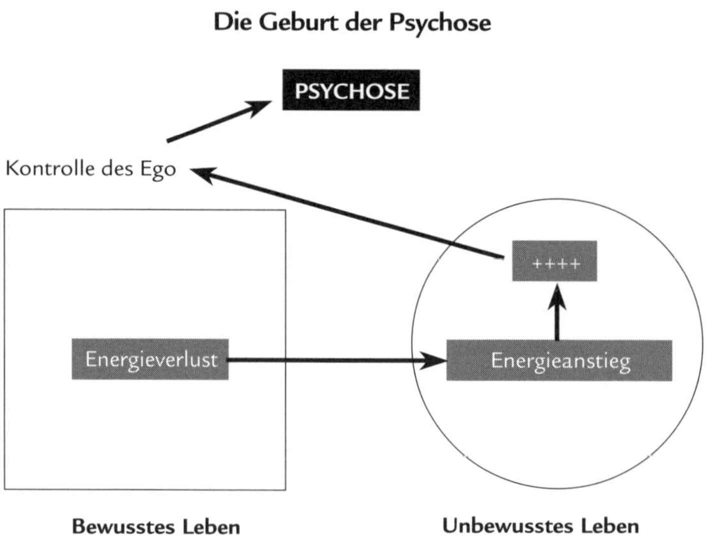

Manchmal ist es kein Mensch, der einen Wechsel der Funktion erzwingt. Es kann auch eine *Situation* sein, die es erfordert, dass der Mensch mit seiner untergeordneten Funktion auf das Ereignis reagiert. So kann ein fühlender Typus, der normalerweise versucht, die Anforderungen der Realität mittels Empathie zu erfüllen, schnell in eine Situation geraten, die nur mit dem Denken gelöst werden kann. Dadurch kann die fühlende Funktion zusammenbrechen und die Weiterentwicklung der psychischen Energie oder Libido versiegen. Dies kann wiederum wie im obigen Fall leicht zur Entstehung einer Neurose oder Psychose führen. Agiert die dominante Funktion in einem Individuum, das einer bestimmten Situation ausgesetzt wird, besteht eigentlich ein Zustand von geregelter Interaktion und wechselseitiger Beeinflussung zwischen dem Paar von Gegensätzen, der eine erfolgreiche Anpassung und einen ausgeglichenen Fortschritt der psychologischen Prozesse erlaubt. Der Stillstand der Libido ist jedoch immer von der Aufspaltung der Gegensätze gekennzeichnet. Je länger dieser Stillstand dauert, desto mehr gewinnt die entgegengesetzte Funktion an Bedeutung. Anstelle einer wechselseitigen ausgewogenen Kooperation versucht das Paar von Gegensätzen, sich gegenseitig zu unterdrücken, was zu Konflikten und im Falle der erfolgreichen Unterdrückung einer der beiden sich bekämpfenden Kräfte oder Funktionen zu einer Spaltung der Persönlichkeit führt. Häufiger wird damit der Grundstein für die Entstehung einer Neurose gelegt. Nehmen wir beispielsweise die *China*-Persönlichkeit. Hier führt die Spaltung der denkenden und fühlenden Funktionen zu dem bekannten Verfolgungswahn von *China* (Wahnideen: *er wird verfolgt; er wird an der Arbeit gehindert*).

Versuche, ganz zu sein, nicht perfekt

Könnte man die Effizienz dieser vier Funktionen mit Hilfe der *Erziehung* steigern, so dass sie alle gleich differenziert werden? Also zum Beispiel: „Ich bin ein Mensch, der alle diese Funktionen zu jeweils 25 Prozent hat?" Dies wäre sicherlich ein perfektes menschliches Wesen, aber per definitionem ist es unmöglich. Perfektion kann niemals erreicht werden, wie sich auch in der lebenslangen homöopathischen Behandlung des Individuums zeigt, das eine beständige Neu- und Wiederanpassung an die vielen verschiedenen Komplexe und Reize im Leben braucht. Perfektion würde Träume überflüssig machen, da für dieses perfekte bewusste Leben keine Kompensation nötig wäre; damit wäre die Verbindung zum Unbewussten verloren. Wie langweilig wäre die Welt, wenn jeder perfekt wäre; der Unterschied zwischen den Menschen gibt unserer Existenz erst die Würze!

Ich denke, dass man nicht nach Perfektion (einem unerreichbaren Ziel) streben sollte; der Versuch, „ganz" zu sein, ist ein besseres Ziel. „Ganz" bezieht sich in der Homöopathie auf die Reduktion des negativen oder syphilitischen Anteils bzw. auf die Beschwichtigung oder Beseitigung des/der aktiven miasmatischen

Zustandes/Zustände eines Patienten. „Ganz" bezieht sich auch auf den Ausgleich zwischen Yin und Yang in der TCM und auf die Erforschung von Jungs „Schattenseite". „Ganz" bedeutet, das zu akzeptieren, was man nicht ändern kann. Man sollte lieber versuchen, den negativen oder Yin-Aspekt der Konstitution und des Temperaments zu vermindern und gleichzeitig die positive oder Yang-Seite zu verbessern. Wir erreichen unser Ziel der psychologischen Ganzheit, also die Individuation, wenn es uns gelingt, drei der vier Funktionen und beide Attribute so bewusst und verfügbar wie möglich zu machen.

Das Streben nach größerer Ganzheit bedeutet auch, dass Sie etwas erfüllen, was Sie auch erreichen können, anstatt etwas hinterher zu rennen, das absolut außerhalb Ihrer individuellen Möglichkeiten liegt (Hirngespinst). Ich habe oft Tagträume davon, ein Opernsänger zu sein und dass es meine Anima steigern würde, wenn ich Maria Callas sein könnte; aber ich weiß, dass die Dusche der einzige Ort ist, an dem Dr. Luc singen darf. Es ist also nichts für dieses Leben und ich sollte meine Zeit lieber etwas widmen, dass ich auch erreichen **kann**.

Mehr „ganz" zu sein heißt auch, dass sich das Individuum immer in derselben Art und Weise verhalten sollte, unabhängig davon, welche Umstände vorliegen. Die meisten Menschen verändern ihre Haltung in der Öffentlichkeit und spalten sich damit in zwei Persönlichkeiten: eine in der äußeren Welt (Maske) und eine im „Inneren" oder Privatleben (ein Spiegelbild der Seele). Es ist offensichtlich, dass eine solche „Persönlichkeitsspaltung" auch bei vollkommen normalen Individuen auftreten kann. Jeder kann bei anderen eine bemerkenswerte Veränderung der Persönlichkeit beobachten, wenn diese wechselnden Bedingungen ausgesetzt sind. Der Wechsel von einer Umgebung zur anderen reicht oft schon aus, um die Persönlichkeit eines Menschen (in die Maske) zu ändern. Man denke an das *Lycopodium*-Kind, das zu Hause ein „Teufel" (*spricht im Befehlston; schimpft viel*) und auf der Straße ein „Engel" ist (*Sinnlichkeit; das Kind möchte getragen werden; erschrickt über alles, selbst über das Läuten einer Türglocke*). Oder an das *Silicea*-Kind, das zu Hause oft grob und diktatorisch, also auch ein „Hausteufel" ist (*das Kind wird starrsinnig und wenn es nicht seinen Willen bekommt, muss es sich beherrschen, um keine Gewalt anzuwenden; sehr reizbar, übellaunig*), sich aber, sobald es einen Fuß nach draußen setzt, hinter einem Familienmitglied versteckt (*nachgiebig; Feigling; ängstlich, Sehnsucht nach seinem Zuhause*).

Wir können also davon ausgehen, dass die meisten Menschen „gespaltene" Persönlichkeiten haben oder sich, anders ausgedrückt, schnell in zwei Hauptcharaktere teilen: den „gesellschaftlichen oder beruflichen Charakter" und den „häuslichen". Die gesellschaftliche Haltung (das äußere Gesicht) wird von den Erwartungen und Geboten der Gesellschaft beherrscht, sowie von den Motiven und Ambitionen des Individuums (der „Persona"*[2]). Der

---

* [2] *Persona*: Ein Begriff, der von Jung eingeführt wurde und sich auf die Masken bezieht, die in früheren Zeiten von Schauspielern getragen wurden. Die Persona beinhaltet nicht nur die psychologischen Eigenschaften eines menschlichen Wesens, sondern auch alle Formen des

„häusliche" Charakter bzw. das innere Gesicht andererseits wird von den emotionalen Anforderungen geformt, die beim Menschen durch das archaische Seelenbild, die Anima, repräsentiert werden. Die Anima beinhaltet gewöhnlich all die fehlbaren menschlichen Eigenschaften, die der *Persona* fehlen. Ist die *Persona* intellektuell ausgerichtet (denkende Funktion), dann ist die Anima mit ziemlicher Sicherheit sentimental (fühlende Funktion). Daher haben viele Menschen keinen „wahren" Charakter; sie sind eher ein Spielball der Umstände, wohingegen das entwickelte, ausgeglichene Individuum unabhängig von den Umständen immer mit derselben Haltung und demselben Charakter reagieren würde. Diese Dissoziation des Charakters tritt bei manchen Berufsgruppen ganz besonders deutlich zutage. Nehmen wir beispielsweise einen Angehörigen des Militärs. Ganz egal, wie die eigene wahre Individualität aussieht und was das Militär behauptet, hier ist wenig Platz für „Individuen". Es wird erwartet, dass man nicht nur wie ein echter Berufssoldat ausgestattet ist, sondern sich auch wie ein solcher verhält. Verhält sich dagegen jemand wie ein Individuum, wird er selten zu einer hohen Position aufsteigen; er wird meist als Störenfried entlassen und wiederum die Armee für sein Scheitern im Leben verantwortlich machen. In der Realität gehen viele dieser Menschen auf der unglückbringenden Straße weiter, auf der sie bereits in der Kindheit marschieren mussten, als sie von einer Autoritätsfigur unterdrückt wurden. Sie können nur schwerlich erkennen, dass sie das von ihnen „gewählte" Leben genährt und aufrecht erhalten haben, indem sie ein Milieu aufgesucht haben, das ihre traurigen Kindheitserfahrungen genau widerspiegelt.

Bei unserem Streben nach größerer Ganzheit müssen wir beständig auf die Symptome achten, die aus den Inhalten und Vorgängen des Unbewussten emporsteigen, um eine einseitige Dominanz des Bewusstseins zu vermeiden. Die wichtigste Funktion des Unterbewusstseins besteht in dem Bemühen, eine Homöostase (feine Balance) aufrecht zu erhalten; aber es ist sicherlich hilfreich, dieses Gleichgewicht zwischen dem Bewusstsein und dem Unbewussten zu bewahren, indem man das Unbewusste gründlich und beständig erforscht, damit man sich nicht in Sackgassen verrennt. Diese kompensatorische Funktion bewahrt das Individuum vor Neurosen und psychotischen Zusammenbrüchen. Wir sollten sowohl die Verdrängung als auch die Unterdrückung vermeiden und den größtmöglichen Vorteil aus der gründlichen Erforschung unserer beiden Welten ziehen: der bewussten und der unbewussten. Wir sollten an Folgendes denken: Je zivilisierter wir sind, desto mehr neigen wir dazu, das Unbewusste und die zahllosen

---

Sozialverhaltens, persönliche Gewohnheiten im Hinblick auf die äußere Erscheinung (Kleidung, Frisur etc.), Gesichtsausdruck, Sprache etc. Sie ist Teil des Ego; die dominierende Funktion beherrscht auch immer die Persona, während die untergeordnete Funktion keinerlei Anteil daran hat. Bei den meisten Menschen außer dem echten „Individuum" stellt die Persona eine Maske dar. Sie dient dazu, einen bestimmten Eindruck auf andere zu machen, während die wahre Natur des Individuums im Verborgenen bleibt. Die Persona ist wie die Maske einer Geisha, hinter der die wahren individuellen Züge versteckt sind.

unverarbeiteten Themen, die wir darin vergraben haben, zu vergessen. Ein weiterer Grund dafür, dieser „unsichtbaren" anderen Welt - dem Unterbewusstsein - unsere unbegrenzte Aufmerksamkeit zu schenken, liegt darin, dass sie gewaltige Ausmaße annehmen und unser Bewusstsein überschatten kann, wenn wir sie vernachlässigen.

Eine größere Ganzheit zu erlangen bedeutet nicht nur, der kompensatorischen Aktivitäten des Unterbewusstseins gewahr zu werden, sondern noch einen Schritt weiter zu gehen. An diesem Punkt haben wir vielleicht das Gefühl, recht gut an die Welt, in der wir leben, angepasst zu sein, aber wir müssen uns trotzdem verpflichtet fühlen, über dieses Anpassungsstadium hinauszugehen, da wir sonst immer noch nur ein namenloses Gesicht in der Herde bleiben. Der nächste Schritt besteht darin, ein Individuum zu werden, sich auf eine spirituelle Reise zu begeben und den Vorgang der Individuation zu erleben. Individuation ist der psychologische Prozess, der ein menschliches Wesen zu einem „Individuum", zu einer einzigartigen Einheit bzw. einem „ganzen Menschen" macht. Die meisten großen Befreiungstaten der Weltgeschichte wurden von einer führenden Persönlichkeit wie einem *Aurum* oder *Sulphur* vollbracht, niemals von den Massen. Ein Individuum zu werden heißt, nach dem Gold im Leben zu greifen; es ist ein Akt, der großen Mut erfordert und für den höchsten Grad der Verwirklichung sowie das Erlangen größtmöglicher Freiheit steht.

Es bedeutet aber auch, einen stolzen Preis dafür zu zahlen, da die Isolation von den unbewussten Massen unausweichlich ist. Daher erfreut sich die Anstrengung, ein Individuum zu werden, nicht gerade großer Beliebtheit, auch wenn sich Menschen wie *Aurum* oder *Carcinosinum* vielleicht schon von Kindheit an auf einem solchen Befreiungspfad befinden. Im ausgeglichenen Zustand repräsentieren sie die Sprösslinge des Baumes der Menschlichkeit. Anstatt dem ausgetretenen einfachen Weg zu folgen, streben sie auf dem engen Pfad vorwärts, der ins Unbekannte führt. Octavio Paz, der 1990 den Literatur-Nobelpreis gewann, bringt diesen Gedanken auf wundervolle Weise zum Ausdruck:

> Niemand hinter mir, niemand vor mir.
>
> Der Weg, den die Vorfahren rodeten, ist verschlossen.
>
> Und der andere Weg, jedermanns Weg,
>
> Leicht und breit, führt nirgendwohin.
>
> Ich bin allein und finde meinen Weg.

Was treibt solche Menschen von frühester Jugend an? Es ist eine nicht in Worte zu fassende Berufung, ein irrationaler Faktor, beinahe ein Geburtsrecht, sich von den Massen zu unterscheiden. Ein solches Individuum wird von einer inneren Stimme gerufen und kann seinem Schicksal nicht entgehen: Es ist ein Gebot, dem es gehorchen muss. Es besteht kein Zweifel, dass *Aurum* unfreiwillig zum Anführer wird. Indem er die Macht ergreift, wird er zu einer Persönlichkeit, kann aber auch der wachsenden Bürde der Verantwortung erliegen (der negativen, syphilitischen Seite); dies kommt in seinen zahlreichen Wahnideen zum Ausdruck (*Verlust der Zuneigung seiner Freunde; passt nicht in diese Welt* etc.). Aber zumindest hat er die Möglichkeit, sein Lebensziel, die Individuation, zu erreichen. Die meisten Menschen versagen bei dieser Mission, aber die Natur ist gnädig, da sie nie die Frage: „Bist du zu einem Individuum geworden?" in den Köpfen der Menschen aufsteigen lässt. Und so geht es: Wo keiner fragt, muss auch keiner antworten.

Die Gefahr, dass eine Funktion die Übermacht gewinnt

Wir können keine Perfektion erwarten, aber eine zu große Kluft zwischen der denkenden und fühlenden Funktion eines Individuums ist gefährlich. Diese kann nach Jung bereits als leichte Neurose bezeichnet werden, ist aber nicht immer als negativ einzustufen! Jede Neurose kann als ein Versuch der Selbstheilung angesehen werden, ein Kompensationsversuch und damit als Teil eines Selbstregulationsprozesses; auch das Herausbringen und die weitere Differenzierung der untergeordneten Funktion kann als etwas Positives betrachtet werden. Das Geheimnis liegt darin, dem Prozess Aufmerksamkeit zu schenken. Dieser Mechanismus führt oft zu einem besseren Gleichgewicht innerhalb der Psyche. Die Neurose ist ein Warnsignal und Hilferuf; solange das Ego mehr oder weniger intakt ist, können wir es durch die Integration der bewussten und unbewussten Inhalte heilen, durch einen Austausch, bei dem beide Seiten zu einem kohärenten Selbst, einer psychologischen Totalität geformt werden.

Natürlich ist diese Integration der bewussten und unbewussten Inhalte eine lebenslange Aufgabe, genauso wie die homöopathische Behandlung der lebenslange Versuch ist, Homöostase zu erreichen bzw. zu erhalten. Dies spiegelt die Vorstellung in der Homöopathie wider, dass jede körperliche oder psychische Krankheit einen Versuch des Körpers darstellt, sich selbst zu heilen; Symptome sind das Ergebnis der Lebenskraft (LK) des Patienten, die Zeichen an die Oberfläche bringt, so dass wir (Patient und Homöopath) darauf reagieren können! Daher ist ebenso wie physische Krankheiten auch die Neurose mit all ihren Erscheinungsformen eher ein Freund als ein Feind!

Eine Neurose kann sich auch dann entwickeln, wenn die natürliche dominante Funktion beeinträchtigt wird (durch die Umstände, Familie, Gesellschaft etc.), so dass die zweite oder dritte Funktion ihren Platz einnehmen kann. Zumindest kann es niemals zu einer totalen Atrophie einer der Funktionen kommen; es gibt immer nur die relative Vorherrschaft eines Typus, aber nie einen „reinen“ Typus, genauso wie es kein Yang ohne Yin gibt und umgekehrt.

Manche Menschen glauben, dass diese bequeme Kontrolle von Seiten ihrer Hauptfunktion sie vor allen unangenehmen psychologischen Reaktionen schützt, so als ob sie sich auf Dauer im Schutz der dominanten Funktion verstecken könnten. Denken Sie daran, das ist genau das, was normalerweise in dieser Welt geschieht! Solche Menschen vergessen die charakteristische Unzuverlässigkeit der untergeordneten Funktion (der Schattenseite) und wie leicht diese beeinflusst werden und ihrem Kerker entfliehen kann. Die Menschen leiden oft an der Wahnidee, dass die bloße Unterdrückung der Schattenseite eine geeignete Therapie sei, genauso als bestünde die angemessene Behandlung von Kopfschmerzen darin, den Kopf abzuschlagen. In Abhängigkeit von der Situation kann beispielsweise die normale übergeordnete denkende Funktion von *Lycopodium* von seinen Gefühlen, dem „dunklen Bruder“, überwältigt werden. Und genau in diesem Augenblick könnte man *Lycopodium* als fühlenden Typus klassifizieren. Wir alle kennen die Erwartungsangst von *Lycopodium*, der, ob als Lehrer, Anwalt oder Priester, immer gut vorbereitet ist (die denkende Funktion in der übergeordneten Position), aber genau in dem Moment, in dem er seine Botschaft übermitteln muss, von seiner Erwartungsangst und Feigheit überwältigt wird und zusammenbricht (die fühlende Funktion übernimmt die führende Rolle). Charaktere wie *Lycopodium* und *Silicea* tragen die größten Masken und verstecken sich hinter ihrer Persona, um zu überleben bzw. in ihrer Welt sogar zu gedeihen. *Silicea* ist im Privatleben eine „dominante“ Person, fällt aber ihrem wahren Selbst zum Opfer und wird von Angst und Schüchternheit überwältigt, sobald sie die Welt betritt. Nehmen wir beispielsweise einen Prediger: Am Tage ist er ein mächtiger Mann, der mit Hilfe seiner denkenden Funktion die Massen begeistert; in der Nacht aber, im Privatleben, unterliegt dieses in der Gesellschaft starke Individuum seinen Gefühlen, sucht Prostituierte auf und benimmt sich wie ein Kind. Nach außen spielt er die Rolle des starken Mannes; nachts aber fällt er seiner dunklen und wilden Anima zum Opfer, da es die Anima ist, die auf die Persona reagiert.

Ich hatte einen Freund, der durch mehrere unglückliche Beziehungen psychische Verletzungen erlitten hatte. Er funktionierte vorwiegend im introvertiert-denkenden Modus und konnte seine Gefühle und Verletzlichkeit zur großen Verzweiflung seiner Freundin nur gegenüber seinem Hund zum Ausdruck bringen. Sie jammerte: „Den Hund küsst er die ganze Zeit und ich muss um einen Kuss betteln.“ Aber wenn irgendeine Kleinigkeit nicht seinen Vorstellungen entsprechend verlief (z. B., wenn seine Freundin nicht bei seinem ganzen Tennisspiel zuschaute), explodierte er vor Zorn und Gehässigkeit und schrie: „Das werde ich dir niemals verzeihen, dass du bei meinem Spiel nicht da warst, um mich zu unterstützen!“

Für mich war klar, dass seine Reaktionen (zum Erstaunen seiner Freundin) völlig außer Kontrolle gerieten, sobald das Fühlen zu seiner dominanten Funktion wurde. Natürlich ist seine unterentwickelte Funktion (Fühlen) auch seine Schattenseite, die wild darum bemüht ist, seine kleinlichen, unsozialen und schikanösen Eigenschaften zu bewahren; allerdings versagt sie jämmerlich, wenn sie auf den Prüfstand gestellt wird. Dies erklärt die Launenhaftigkeit und „kindischen" Reaktionen einer ansonsten offensichtlich sehr beherrschten, achtsamen Person. Zur Verzweiflung seiner Freundin gab es von seiner Seite keinerlei Beachtung dieses „seltsamen Verhaltens" geschweige denn eine gewisse Einsicht diesbezüglich. Später benahm er sich so, als wäre nichts geschehen, da er nun wieder in seiner übergeordneten denkenden Funktion agierte.

In diesem Beispiel führt die Überbetonung der denkenden Funktion zu einer Kompensation durch die gegensätzliche (fühlende) Funktion, die den Menschen dann gänzlich unerwartet mit infantilen Reaktionen überfällt. Wir können hier auch ganz klar erkennen, dass die männlichsten Männer eine weibliche Seele haben. Ein solches Individuum verleugnet seine weiblichen Aspekte und schiebt sie ins Unterbewusstsein ab. Dies erklärt, wie mein überaus männlicher Freund seiner unbewussten, fühlenden Funktion (Anima-Schwäche) zum Opfer fallen konnte.

Ein weiteres Beispiel für den denkenden Typus mit seiner beinahe nicht existenten fühlenden Funktion erlebte ich auf einer Reise. Die betreffende Person lebte in einem anderen Land getrennt von Frau und Kindern (was ihm sinnvoll erschien, da seine Frau eine Menge Geld verdiente); unter dem Vorwand, seinen Freund, meinen Reisegefährten, besuchen zu wollen, kam er in die Stadt, in der wir uns gerade aufhielten. Der wahre Grund für seinen Besuch war allerdings, dass er seine Geliebte in dieser Stadt treffen wollte, und mein Freund war bloß eine Ausrede. Als mein ahnungsloser Freund ihn mit seiner Geliebten im Bett fand (er benutzte unser Hotelzimmer, um sich „für ein paar Stunden auszuruhen"), brüllte er meinen Freund an, dass er ihm fünf Minuten geben sollte; in dieser Zeit schickte er die Dame kaltblütig fort, wie ein gebrauchtes Objekt, obwohl sie die Reise an einen anderen Ort extra unterbrochen hatte, um ihn zu sehen. Es bereitete ihm keine Probleme, so zu handeln (Mangel an Gefühl). Er wollte sich nicht von seiner Frau scheiden lassen, weil ihn das Geld gekostet hätte und obwohl er in seinem Land recht wohlhabend war, sammelte er Taxiquittungen über 25 Cent, um sie steuerlich abzusetzen!

Er fragte mich, ob es in der Homöopathie etwas gäbe, womit er seinen Sexualtrieb für immer erhalten könnte. Gleichzeitig legte er gegenüber der Bedienung im Restaurant ein herrisches und herablassendes Verhalten an den Tag (*diktatorisch, spricht in herrischem Tonfall*). Jeder Homöopath würde ihm nur zu gern *Lycopodium* geben! Ich sehe Probleme in all seinen zukünftigen Beziehungen voraus, sogar mit seinen Freunden.

Seine Frau war eine Intellektuelle, sogar intelligenter als er, daher denke ich, dass die Kluft zwischen ihnen nur noch zunehmen wird. Jung erklärt, dass diese Sorte Mann (ein ausgebrannter *Lycopodium* in unserer homöopathischen Sprache), sobald er im späteren Leben einen zusammengebrochenen maskulinen Lebenswandel führt, einige weibliche oder fühlende Charakteristika entwickeln wird (Campbell 1976, S. 16). Dies wird häufig durch Krankheit und Abhängigkeit von anderen (z. B. seiner Frau) beschleunigt. Seine denkende Frau wird andererseits in der zweiten Hälfte ihres Lebens mehr männliche Härte entwickeln und damit ihre untergeordnete fühlende Funktion weiter unterdrücken. Man kann sich unschwer vorstellen, dass ein solcher Wandel zu allen möglichen Eheproblemen führen wird. Wenn der Ehemann Gefühle zu entdecken beginnt, seine Frau aber ihren Verstand weiter schärft, wird die Kluft zwischen ihnen größer werden. Im Augenblick hat keiner von beiden auch nur die geringste Ahnung von einer solchen Transformation; damit sind sie vollkommen unvorbereitet, sich auf die zweite Hälfte ihrer Lebensreise einzulassen.

Kompensation zwischen Extraversion und Introvertiertheit

Ein weiterer Grund für solche stürmischen Episoden liegt darin, dass zwischen der Extraversion und der Introvertiertheit immer eine kompensatorische Beziehung besteht. Ein *Sulphur*-Typus kann lange Zeit über mit Erfolg ein extravertierter denkender Typus sein. Aufgrund des Kompensationsprozesses hat ein solcher bewusst extravertierter Mensch ein introvertiertes Unterbewusstsein. Ich erinnere mich noch gut daran, dass ich direkt nach dem Medizinstudium ein Paradebeispiel für einen extravertierten denkenden Menschen war, der die Psychologie als einen nutzlosen Zweig der Medizin ansah. Der Mangel an psychologischer Unterweisung an unseren medizinischen Fakultäten führt bei vielen Ärzten zu der irrigen Ansicht, dass die Medizin allein eine Wissenschaft ist und keine Kunst. Gerät die dominante Funktion eines *Sulphur* in kritischen Augenblicken, zum Beispiel wenn er den Arbeitsplatz, an dem er sich für unersetzlich hielt, verliert, in Unordnung, so dass er die Kontrolle verliert, brechen die subjektiven Elemente seines Unterbewusstseins aus und überwältigen sein kontrolliertes Verhalten. War er vor seiner Entlassung selbstsicher, optimistisch, gesellig und großzügig, wird er nun kritisch, geizig und egozentrisch. Er fühlt sich missverstanden und zieht sich wie ein Eremit zurück; er verwandelt sich in einen schlecht angepassten introvertierten Menschen. Ein schlecht angepasster *Sulphur* und andere Charaktere mit Größenwahn (*Platinum, Lycopodium, Lachesis, Veratrum album*) verstecken sich hinter einer eingefrorenen Maske, die den Zusammenbruch des Individuums verschleiert. Die starre Maske kann durch die Identifikation mit einem Titel oder Amt repräsentiert werden, wie man es häufig bei Politikern, Professoren, Doktoren, Anwälten etc. findet. Es mag eine attraktive Maske sein, aber dahinter würden wir vergebens nach etwas Substanziellem suchen. Es sind Menschen, die *die ganze Zeit* wie ein Politiker oder Professor reden müssen: Sie differenzieren nicht, ob sie nun mit einem Kind, ihrer Verlobten oder einem Geschäftspartner sprechen. Sie sind nicht in der Lage, ihre Persona entsprechend den verschiedenen Situationen zu variieren; sie sind eins mit ihrer Maske geworden.

Ich hatte einen Patienten, der mir auf die Frage: „Was führt Sie zu mir?" seinen Lebenslauf vorlegte, der all seine Errungenschaften enthielt. Er war nicht gekommen, um sich für eine Stelle zu bewerben, sondern er musste seine Stellung mit der aus seinen Papieren ersichtlichen Wichtigkeit unterstreichen: „Ich bin Professor in dieser und jener Einrichtung" war die Aussage. Daher wurde eine „spezielle" VIP-Behandlung erwartet.

Ich erinnere mich, dass ich, als ich in Belgien, wo ich auch aufgewachsen war, als Arzt praktizierte, für ziemlich „exzentrisch" und außergewöhnlich gehalten wurde, da ich nicht mit dem konform ging, was von mir erwartet wurde. Und wirklich, wenn ich Tenniskleidung anzog (am Wochenende, versteht sich) und in ein Geschäft ging, konnte ich die Leute flüstern hören: „Wie kann er als Doktor so herumlaufen!" Wenn ich mir vielleicht auch keine Persona aufbürdete, der Rest Belgiens war jedenfalls sehr darum bemüht. Das zeigt einfach, dass es von den meisten Menschen als Tugend angesehen wird, wenn man jemanden anderen darstellt (die Maske!) und das macht, was die Gesellschaft dem beruflichen Status entsprechend von einem erwartet. Worüber sich diese Menschen allerdings nicht im Klaren sind, ist, dass die Identifikation ihres Ego mit der Persona dazu führt, dass sie in einem Trugschluss leben. Fragen Sie ihre Ehefrauen und Sie werden die wahre Geschichte zu hören bekommen! Die Erschaffung solcher seelenloser Geschöpfe, entsprechend den Anforderungen der Gesellschaft, erscheint mir wie eine Selbstaufopferung zugunsten eines zweitrangigen öffentlichen Verlangens. Sie können meiner Begeisterung für den Sport die Schuld daran geben, dass ich nicht die mir von der öffentlichen Meinung zugedachte Rolle gespielt habe! Ich frage mich, wie mich diese Gesellschaft heute beurteilen würde: Ich bin Schriftsteller, Lehrer, Arzt, Homöopath, Akupunkteur, Verleger, Schwimmer, Tennisspieler, Yoga-Anhänger und Tänzer. Das macht mich sicherlich zu einer Art Freidenker, einem Individuum, dem meistens vorgeworfen wird, entweder die Sicherheit und das „Gleichgewicht" der Gesellschaft zu gefährden, einer Gesellschaft, in der erwartet wird, das man nicht mehr als eine Rolle spielt oder ein Exzentriker zu sein, dessen Ansichten doch irgendwie als unzuverlässig anzusehen sind: Ich kann unmöglich alle diese Charaktere sein!

Kapitel 11

Die acht psychologischen Typen

Jung definierte in seinem Klassifikationssystem acht psychologische Typen: die intro- und extravertierte Form der vier Grundtypen - denkend, fühlend, empfindend und intuitiv. So lehnt beispielsweise der extravertiert-denkende Typus (bei dem das introvertierte Fühlen die vierte, primitivste und undifferenzierteste Seite ist) alles ab, was mit Fühlen und irrationalen Phänomenen zu tun hat. Der introvertiert-denkende Typus hingegen ist weniger an Tatsachen interessiert als an neuen Ansichten, da er seinem eigenen inneren Denken folgt (Introspektion) und Kritik ignoriert. Der extravertiert-denkende Typus mit seiner Ausrichtung auf die Außenwelt ist praktisch veranlagt, der introvertiert-denkende Typus dagegen ist unpraktisch und verabscheut öffentlichen Rummel. Während der extravertiert-empfindende Typus vom Objekt geleitet wird, lässt sich der introvertiert-empfindende Typus von der subjektiven Empfindung kontrollieren, die das Objekt in ihm hervorruft.

Da die Introvertiertheit und Extraversion von Natur aus einseitig sind, erfordert die Regel der Kompensation (die auch in Träumen wirkt) eine unbewusste Gegenposition, um das psychologische Gleichgewicht zu erhalten. Daher hat ein extravertierter, intellektueller Mensch eine introvertierte fühlende Seite und der introvertiert-empfindende Typus eine extravertiert-intuitive Seite usw.

Abb. 11-1:

Attribute & Funktionen

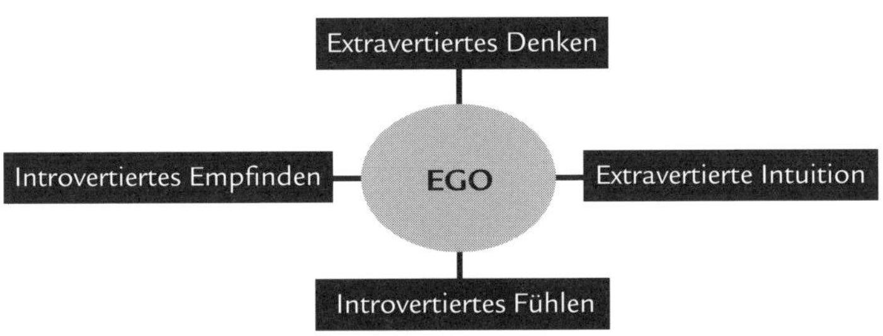

Wir haben die beiden Attribute bereits ausführlich erörtert (Kapitel 9). In diesem Kapitel werden wir die vier Funktionen bzw. Typen näher im Hinblick auf ihre Präsenz in der Homöopathie betrachten. Es ist leicht ersichtlich, ob eine Funktion differenziert ist oder nicht, wenn die Menschen versuchen, sich an verschiedene Umstände anzupassen. Ist ihre starke (gut differenzierte) Seite betroffen, dann ist diese Funktion beständig, stabil und die Person kann darauf vertrauen. Leider haben wir in der Regel nur eine gut differenzierte Funktion, während die anderen drei oft in einem ziemlich archaischen Chaos vorliegen. Wir wollen einen genaueren Blick auf die vier Funktionen werfen und diese Klassifikation nutzen, um unseren Patienten in seinem Streben nach Selbstverwirklichung zu verstehen und zu unterstützen.

Der denkende Typus
Denkende Mittel in der Homöopathie

Denken ist die Funktion, die versucht, die Welt zu verstehen und sich durch logische Schlussfolgerungen anzupassen: Sie erfordert den Gebrauch des Verstandes. Der denkende Typus assoziiert interpretierend und legt mehr Gewicht auf das Nachdenken, wenn es darum geht, wichtige Entscheidungen zu treffen. Was immer ihm widerfährt, ist Gegenstand von Überlegung und Reflexion. Menschen mit gut entwickeltem Verstand (*Lachesis, Sulphur, Lycopodium, Aurum, China* und *Sepia*) ziehen es vor, über ihre Situation nachzudenken, sogar zu *theoretisieren*. Sie können Theorien um der Theorie willen entwickeln. Der denkende Typus ist sehr intellektuell und trocken und versucht, alles in ein rationales System zu pressen. Er führt sein Leben nach strengen Vorgaben und lässt nichts zu, was irgendwie mit Gefühlen zu tun hat, von dem gelegentlichen Besuch eines Konzertes einmal abgesehen (da es für Intellektuelle durchaus angemessen ist, solche Veranstaltungen zu besuchen). Denken erfordert Wahrnehmung, Reflexion und Urteilsvermögen und keiner der oben genannten Charaktere weist in diesem Bereich auch nur das geringste Defizit auf. ***Sulphur***, der König der Antipsorika, setzt seinen einflussreichen Gedankenprozess auf leidenschaftliche Weise ein: *er neigt sehr zu philosophischen und religiösen Schwärmereien; sehr erregt und leidenschaftlich; er zerbricht sich den Kopf über metaphysische Feinheiten.* ***China*** (obgleich ein „künstlerisches" Mittel) *hat ein Verlangen nach Arbeit, Lesen, Schreiben und Nachdenken; er zeigt eine bemerkenswerte allgemeine Aktivität und Fleiß. Er hat viele Ideen und kann Luftschlösser bauen. Er macht viele Pläne für die Zukunft und denkt über ihre Verwirklichung nach.* ***Lachesis*** *sitzt bis spät in die Nacht über geistiger Arbeit, ist dabei sehr aktiv und schreibt mit größter Tatkraft alles auf, was er weiß; neue Dinge drängen sich unaufhörlich in seinen Geist; gesteigerte Schaffenskraft bei jeglicher geistiger Arbeit.* ***Lycopodium*** *ist in erregter und geschäftiger Stimmung, wechselt aber von einem Thema zum anderen und hat Schwierigkeiten, die Gedanken zu fixieren.* ***Aurum*** *ist fleißig und gewissenhaft und hat Angst, tiefer über dieses oder* *jenes Thema nachzudenken.* Anmerkung: Kursivdruck kennzeichnet Auszüge aus Herings Materia Medica, die Quelle für den obigen Text.

Die fühlende Funktion: Sturz des denkenden Typus

Ist das Denken übermächtig und dominant, versteht sich von selbst, dass die gegensätzliche Funktion, das *Fühlen*, eine untergeordnete Stellung innehat. Wenn Sie darauf versessen sind, klar und mit Scharfblick zu denken, bleibt wenig Raum für Gefühle. Man kann nicht zwei Gegensätze in derselben Ausprägung haben: Dies würde dem Gesetz des Unähnlichen zuwiderlaufen (nichts kann unähnlicher sein als Gegensätze). Das Stärkere suspendiert das Schwächere (Paragraph 38). Geht es um wahrhaftes Denken, muss der Mensch das Fühlen auf das Sorgfältigste ausklammern. In diesem Fall entzieht die denkende Person dem Vorgang des Fühlens so viel Libido (psychische Energie oder Kraft) wie möglich, mit dem Ergebnis, dass die fühlende Funktion relativ unbewusst ist und damit auch weniger trainiert wird. Der Denker ist ein überaus bewusster Mensch, der so fest im Bewusstsein verankert ist, dass ihn nichts davon lösen kann.

Das bedeutet nicht, dass dieser Typus keine Gefühle hat. Im Gegenteil! Eros oder Emotionen sind bei Männern wie Rohdiamanten, die noch geschliffen werden müssen. Sie haben in Wirklichkeit *Angst* vor ihren Emotionen und werden oft von ihnen überrollt. Sie versuchen, mit allen Mitteln und unter allen Umständen ihre Emotionen mit Hilfe ihres Intellekts zu kontrollieren. Ein Mann sieht es gewöhnlich als eine Tugend an, wenn er seine Gefühle verdrängt, die oft für weibliche Schwäche gehalten werden. Er weiß nicht, dass er, so sehr er auch dagegen ankämpft, immer das Weibliche (die Anima), dieses sanfte emotionale Leben, in sich haben wird. Die Anima steht auch stellvertretend für die Schlange im Paradies und wird für gefährlich, magisch und tabu erachtet. Wird ein stark gefühlsbetonter Komplex (in der homöopathischen Sprache, ein Niemals-gesund-seit-Ereignis, das mit einer sehr schmerzhaften fixen Emotion zusammenhängt) von etwas Geringfügigem wie einer Geste oder einem Wort berührt, kann der angespannte denkende Typus leicht die Kontrolle verlieren.

In Situationen, an die sich der denkende Typus nur durch das Fühlen anpassen kann, muss er sich zu seiner eigenen Verzweiflung auf seine embryonale, archaische, unentwickelte und untergeordnete fühlende Funktion verlassen. Diese primitive fühlende Funktion gibt Anlass zu unangenehmen Ausbrüchen und Missverständnissen. Der denkende Typus ist gezwungen, Stoff aus der inneren Welt der Psyche *anzunehmen* und sobald die innere Anpassung erfolgreich vollzogen wurde, ist eine Weiterentwicklung der Libido wieder möglich. Im Court TV (einer Gerichtssendung,. A. d. Ü.) sah ich den Kommentar einer Berichterstatterin zu einem Mordfall, in dem der Täter ein begnadeter Akademiker war. Ihre Bemerkung lautete: „Für jemanden, der akademisch so begabt ist, fehlt es ihm aber sehr an gesundem Menschenverstand!“

Die vorhergehenden Abschnitte liefern dem Leser dieses Buches die Erklärung dafür. Bei Männern ist Eros, die Funktion für Liebe und Beziehungen, normalerweise dem Logos, dem „Wort oder Verstand" untergeordnet; bei Frauen gilt meistens das Gegenteil. Darum können Männer irrationale Launen und Frauen irrationale Meinungen haben.

Logik, Vernunft und Objektivität sind Charakteristika, die gewöhnlich der äußeren Haltung oder der Persona des idealen Mannes angehören (besonders bei der denkenden Funktion) und in denen er jederzeit Unterstützung findet. Ein solcher Mann verfällt leicht in Melancholie, Verzweiflung und begeht vielleicht sogar Selbstmord. Bei Frauen finden wir das Gegenteil. Ihre äußere Einstellung ist idealerweise gefühlsmäßig geprägt, so dass sie immer Trost und Hoffnung erfahren, wenn sie bei Bedarf ihre innere Stimme, ihre Vernunft, anrufen.

Nehmen wir zum Beispiel jemanden, der von der Kindheit bis ins Erwachsenenalter unterdrückt wurde. Schließlich fasst er den Beschluss, für sich selbst einzustehen (*Carcinosinum*-Zustand) und sein wahres Selbst nicht länger zu betrügen. Es freut ihn, dass er jetzt das Gefühl hat, die Kontrolle zu haben, vor allem nachdem er viele Selbsthilfebücher und vielleicht sogar mehr fortgeschrittene Bücher wie die von Jung gelesen hat. Aber wenn seine Frau unbeabsichtigt, durch eine unschuldige Geste oder Äußerung, seinen hochempfindlichen fühlenden Komplex berührt (Beschwerden durch Unterdrückung), explodiert er in einem heftigen Wutausbruch. Die denkende Funktion spielt nun gegenüber der fühlenden Funktion die zweite Geige. Für einen Außenstehenden, der nicht die ganze Geschichte kennt, scheint die Reaktion völlig unverhältnismäßig zu sein. Nachdem sich der Sturm gelegt hat, nimmt der denkende Typus wieder seine ursprüngliche Haltung ein und ist enttäuscht und perplex, wie er als „intelligentes" Wesen, das so stolz auf seine Selbstbeherrschung war, so schnell und unerwartet aus dem Gleichgewicht geraten konnte. Er dachte, er wäre voller Gefühle, aber in Wirklichkeit handelt es sich nur um Sentimentalität; er hat keine Gefühle, weil er nur aus Verstand besteht. Sentimentalität ist in diesem Fall eine Schwäche und immer ein Zeichen für eine untergeordnete fühlende Funktion. *Sulphur*-Patienten erzählen mir immer, wie sehr sie mit ihren Gefühlen verbunden sind. Sie sagen: „Dr. Luc, ich weine, wenn ich mir einen Film anschaue! Ich muss voller Gefühle sein, weil meine Tränen so schnell fließen." Je älter diese Person wird, desto leichter kommt diese Sentimentalität zum Ausdruck.

Der Unterschied zwischen einem fühlenden und einem denkenden Typus ist offensichtlicher, wenn beispielsweise der eine Typus der Partner (geschäftlich oder in der Ehe) des anderen Typus ist. Ich behandelte einmal einen Anwalt im Ruhestand, der nach einem Leben in einer Welt der „Macht und des Denkens" gemeinsam mit einigen Kameraden mit Stepptanz anfing. Zuerst ließ sein Interesse am Tanz es so aussehen, als würde er seine „fühlende Seite" entdecken, etwas, das er bis dahin vernachlässigt hatte. Für seine Tanzauftritte veranstaltete er einen großen Aufwand – Kostüme, regelmäßige Proben etc. Bei ihrer ersten Aufführung in einem Bistro schenkten ihnen nicht viele Leute ihre Aufmerksamkeit und er war ziemlich verärgert. Obwohl er dachte, dass er sich auf seine „fühlende Funktion“ eingelassen hatte, war seine beherrschende Funktion doch immer noch das „Denken“ (was leicht an der harten Arbeit zu erkennen war, die er in die Vorbereitung seines Auftritts steckte). Er wollte für seine Aufführung Ruhm ernten, wie er es auch als Anwalt getan hatte. Wenn wir gerade von Größenwahn sprechen: Er dachte sogar an „eine Tournee durch die Vereinigten Staaten“! Er trieb seine Frau beinahe in den Wahnsinn, da er ständig in ihr Terrain, ihr häusliches Leben, eindrang und alles bis ins Kleinste mit seinem übergeordneten Denken erledigen wollte. Seine Frau konnte es kaum ertragen und hätte es vielleicht gerne gesehen, wenn er auf Tournee gegangen wäre!

Echte Eheprobleme beginnen bei solchen Menschen, sobald es zu einem Missverständnis kommt. Sie schieben alle Schuld ihrem Partner in die Schuhe, weil dieser Eigenschaften hat, die bei ihm in sehr undifferenzierter und untergeordneter Form vorliegen. Dies kann in jeder Art von Beziehung passieren: zwischen Freunden, Eltern und Kindern, Vorgesetztem und Untergebenen und natürlich auch zwischen dem Homöopathen und seinem Patienten! Auch hier muss die betroffene Partei (einschließlich des Homöopathen) ihre gegensätzliche, untergeordnete Funktion (in diesem Fall Fühlen) erforschen und entwickeln, was ihr langfristig hilft, ausgeglichener zu werden und den anderen Menschen besser zu verstehen.

Die meisten oben genannten „denkenden“ Mittel kämpfen mit diesem dualen Aspekt (Denken-Fühlen). Die dominante intellektuelle Seite kann unter bestimmten Umständen von Gefühlen überwältigt werden, die archaisch, primitiv und unentwickelt sind: Es überrascht fast jeden, dass sich überaus intellektuelle Menschen wie komplette Idioten verhalten können, wenn es um Liebesaffären und Frauen geht. Die untergeordnete fühlende Seite des denkenden Typus ist dem Individuum, das eine stark entwickelte fühlende Funktion hat, überhaupt nicht gewachsen. Wenn Sie sich umschauen, werden Sie feststellen, dass viele *Sulphur*-Typen (der denkende Typus) mit *Phosphorus*-Menschen (dem fühlenden Typus) verheiratet sind. Die Schwachstelle des denkenden Typus, seine Achillesferse, sind seine Gefühle. Kein Wunder, dass so viele dieser *Sulphur*-Typen wie auch andere Typen Gefühle für gefährlich und leichtsinnig halten, die unter allen Umständen vermieden werden müssen. In meiner Praxis habe ich oft die Klagen des fühlenden Typus, der *Phosphorus*-Ehefrau, über die Gefühllosigkeit ihres *Sulphur*-Ehemannes zu hören bekommen. Sie weiß nicht, dass dieses Verhalten ein Muss für *Sulphur* ist, um „an der Spitze des Spiels“ zu bleiben, dessen Ziel er ganz klar vor Augen hat: berühmt zu werden! Deswegen muss er sein Leben unter Kontrolle haben. Ein Rat für alle *Phosphorus*-Frauen: Zwingen Sie den intellektuellen *Sulphur* nie zu seinen Gefühlen! Er weiß, dass sein Intellekt jedem Angriff standhält und er möchte nicht, dass seine Schwachstelle (seine Gefühle) zum Vorschein kommt. Er beherrscht seine Gefühle mit eiserner Hand, damit er nicht die Kontrolle verliert!

Denken und Fühlen: immer verschieden in ihrer Intensität

Hier finden wir eine weitere Bestätigung dafür, dass Denken und Fühlen nicht gleichzeitig in derselben Intensität bestehen können, auch wenn wir uns darum bemühen. Der Inhalt des gefühlsbetonten Komplexes (eine ungelöste Emotion, der die Person jetzt verfallen ist) verschwindet meist aus dem Bewusstsein und wird im Unterbewusstsein bzw. auf der Schattenseite deponiert; von dort kann er zurückkehren, um die Person zu verfolgen. Vergessen Sie nicht, dass diese Emotion intrauterin übertragen werden kann, wodurch der ungeborene Fetus mit der zentralen Wahnidee (CD) seiner Mutter „infiziert" wird. Das Kind wird alle möglichen Verhaltensweisen zeigen, Überbleibsel der Emotionen seiner Mutter, da der Fetus für diese empfänglich war. In dieser Schattenwelt ist das Ego verdunkelt und wir können immer etwas Neues über uns selbst herausfinden. Aber genau wie Wahnideen kann auch dieser gefühlsbetonte und im Unterbewusstsein verborgene Erinnerungskomplex (unser homöopathischer NGS-Faktor) durch unbedeutend scheinende Gesten oder Worte zu bestimmten Handlungen führen, so als wäre er im Bewusstsein vorhanden. Wir müssen daran denken, dass der größte Teil unserer psychischen Elemente (das „wahre" Ich im Vergleich zur Maske) im Unterbewusstsein liegt, ausgestoßen aus unserem Bewusstsein, um entweder unsere trügerischen Gedanken nicht zu stören oder einfach nur nicht unser illusionäres Leben durcheinander zu bringen, in dem wir uns wünschen, jemand anders zu sein als der Mensch, der wir wirklich *sind.*

Bei Kindern und selbst bei Erwachsenen, die festgefahren sind, bietet der unbewusste Teil der Psyche eine gewisse Sicherheit. Um im Leben mehr oder weniger vernünftig zu funktionieren, muss das Unterbewusstsein unausgesprochene psychologische Komplexe aufbewahren; mit anderen Worten, es ist die Abladestelle für alles, was wir fürchten oder nicht mögen.

Wird die Kontrolle des bewussten Verstandes außer Kraft gesetzt, kann uns die Stimme des Unterbewusstseins, unsere Träume, die verrücktesten Geschichten erzählen. Die verzweifelte Frau sagt vielleicht: „Ich habe geträumt, dass Du mit einer anderen Frau zusammen warst." Sie fragt: „Was hat das zu bedeuten?" Wenn überhaupt, dann bezieht es sich auf die Gefühle von Unsicherheit, unter denen sie litt, als sie selbst ihren Verlobten betrog. Es hat überhaupt nichts mit ihrem jetzigen Ehemann zu tun, sondern spiegelt nur ihren eigenen „unaufrichtigen" Animus wider. Die meisten von uns, selbst Heilige, würden nicht die entsetzlichen sexuellen Taten preisgeben wollen, die wir in Träumen begehen. Sogar St. Augustin bat Gott um Vergebung für seine Träume. Das Unterbewusstsein bleibt der „Herr" (das „wahre" Ich), der vor allem bei niedrigem geistigem Niveau (z. B. bei Neurosen, Wahnideen und Psychosen) seinen „Sklaven", den bewussten Verstand, überrollen und verwirren kann; dies wiederum führt zu zahlreichen Wahnideen, die beginnen, über Handlungen und Gedanken zu bestimmen.

Wie wir im vorigen Beispiel gesehen haben, scheint das Gehirn auch nicht den kleinsten Eindruck zu vergessen und es bleibt oft mehr als nur eine Spur in der Erinnerung zurück. Wiederholt sich dieser Eindruck im Laufe der Zeit, kann er furchterregende fixe Ideen auslösen, da er mehr und mehr Platz in unserer Erinnerungsdatenbank für sich beansprucht.

In einer Ratgeber-Kolumne las ich von dem Beispiel eines denkenden Typus. Er war ein „übermäßig verantwortungsbewusster junger Mann", der das College mit Auszeichnung abschloss, einen lukrativen Job in einer Gesellschaft für Stallbauten bekam und viele Freunde sowie eine Freundin hatte.

„Sein derzeitiges „Problem" besteht darin, dass er das Leben zu ernst nimmt. Er sagt, er sei ein Gehirnmensch. Er analysiert, verarbeitet alles mit dem Verstand und bewertet so gut wie alles, was er tut. Er lacht nicht viel und scheint keinen Spaß haben zu können. Er sagt weiter, dass diese Charaktermängel zu Problemen in seinen Beziehungen geführt haben."

Es ist offensichtlich, dass dieser junge Mann niemals zuvor seine primitive Seite erkundet hat, da er mit vielleicht 22 Jahren seine denkende Funktion fest etabliert hat; diese ist das Werkzeug, mit dem er sich bei seiner Auseinandersetzung mit der Welt wohl fühlt. Natürlich fühlen sich die fühlenden Typen seines Alters (die Damen) von diesem „ungehobelten intellektuellen" Verhalten abgestoßen. Aus ganz unterschiedlichen Gründen sind *Arsenicum album*, *Aurum* und *Natrium sulphuricum* (Mittel, die im obigen Fall hilfreich sein könnten), in den folgenden Rubriken hochwertig vertreten: *Ernsthaftigkeit; verantwortungsbewusst und frühe Verantwortlichkeit*; und *Fleiß*.

Fühlen und Denken sind gleichwertig

Fühlen und Denken sind, wenn überhaupt, dann nur bei primitiven Menschen und kleinen Kindern gleichermaßen stark ausgeprägt; hier stimmen Bewusstsein und Unterbewusstsein überein. Was ein primitiver Mann im Traum erlebt, ist für ihn genauso wirklich wie das, was er sieht, wenn er wach ist. Sowohl Denken als auch Fühlen finden in relativ unentwickeltem Ausmaß statt. Genau wie im ersten Entwicklungsstadium des Kindes (im Allgemeinen in den ersten zwei Lebensjahren) ist auch das Bewusstsein des primitiven Menschen noch unsicher, es befindet sich sozusagen noch in einem Stadium des Taumelns und Schwindels. Bei sehr kleinen Kindern und primitiven Menschen sind die vier Funktionen undifferenziert. Auch wenn die Differenzierung normalerweise mit dem Ende der Jugend abgeschlossen sein sollte, erreicht sie bei manchen Menschen nie den nötigen Grad, um mit der Kindheit abzuschließen. Ich beziehe mich auf die Elemente des Periodensystems, die ich als „abhängige" Mittel bezeichnet habe und die in der zweiten Gruppe von Periode II bis VI stehen (*Magnesium, Calcium, Strontium,*

Barium). Ein perfektes Beispiel ist *Barium carbonicum*, dessen zentrale Wahnidee lautet: *die Beine wären abgeschnitten und er geht auf den Knien*. Diese Wahnidee bringt einen Mangel an Selbstvertrauen zum Ausdruck, sowie ein großes Bedürfnis nach Unterstützung, vor allem von Seiten der Familie oder enger Freunde. *Barium carbonicum* ist sogar in der Rubrik *kindisches Verhalten bei alten Menschen* aufgeführt. Ein *Barium carbonicum* Mensch ist sicherlich derjenige, bei dem die Differenzierung der vier Typen nur in minimalem Ausmaß stattgefunden hat, weshalb er die meiste Zeit seines Lebens unsicher und verletzlich geblieben ist. Kinder müssen erst ihre dominante Funktion und ihr Attribut entdecken, bevor sie im späteren Leben die gegensätzliche Seite erforschen können. Einseitigkeit bedeutet nicht nur ein Risiko, Neurosen oder gar Psychosen zu entwickeln, sondern behindert auch den Individuationsprozess des Menschen wie auch jede Beziehung, die er mit anderen Menschen eingeht.

Bei primitiven Menschen und Kindern sind die Inhalte der individuellen Psyche noch nicht von jenen der kollektiven Psyche differenziert. Daher ist es für primitive Menschen genau wie für sehr kleine Kinder überaus einfach, vom Unterbewusstsein in Form von archetypischen Träumen durchdrungen zu werden. Jung erlebte dies in seiner Praxis, zum Beispiel ein kleines Kind, das sich nicht von seinem archetypischen Traum befreien konnte und ein Jahr später starb. Seinen Worten zufolge spiegelte dies wieder, dass „es nie geboren wurde“. Hier zeigt sich die Gefahr des mächtigen, oftmals furchterregenden archetypischen Bildes, vor dem primitive Menschen den größten Respekt haben, weil sie Angst haben, davon besessen zu werden. Diese unkontrollierte Emotion spült über den primitiven Menschen (oder das Kind) hinweg wie eine große Welle und veranlasst ihn, Dinge zu tun, die ihm fremd sind. Solche archetypischen Bilder stellen seine „großen“ Träume dar. Schon seit Urzeiten haben die Menschen alle möglichen Arten von Reinigungsriten erfunden, um die Seele zu retten. Diese bilden immer noch die Grundlage für vieles, was die Religion ausmacht.

Für genauso gefährlich halte ich den Versuch, bei kleinen Kindern unbewusste Inhalte in das Bewusstsein zu integrieren, wenn sie unerfreuliche Ereignisse in ihrem Unterbewusstsein vergraben haben. Ich wurde damit auf meiner Reise für Homöopathie ohne Grenzen konfrontiert, als wir den Opfern des Tsunami homöopathische Hilfe anboten. Ich las über ausländische Psychotherapeuten in Sri Lanka, die nach einem Monat der Behandlung versuchten, die Kinder dazu zu bringen, dass sie ihr Gedächtnis mit Hilfe von Zeichnungen und Gesprächen wiedererlangten. Sie versuchten, eine Vereinigung unbewusster Inhalte mit dem Bewusstsein zu erzwingen. Dieses Ziel ist zwar löblich und notwendig, weil die Unterdrückung unbewusster Inhalte zu Neurosen oder gar Psychosen führen kann. Allerdings muss die Geschwindigkeit, mit der dieser Prozess vonstatten gehen soll, an das Individuum angepasst werden. Wir müssen das Temperament, die Konstitution und das aktive Miasma berücksichtigen, und natürlich auch das kollektive Unterbewusstsein der Menschen in Sri Lanka sowie ihre Sitten und Gebräuche.

Damit dient die Summe des Bewusstseins und des Unbewussten (der Ursprung der Träume und zentralen Wahnidee) als Grundlage für die Wahl einer homöopathischen Arznei, die den Heilungsprozess beschleunigt und ihn sanft und dauerhaft gestaltet, wie in Paragraph 2 des *Organon* versprochen wird.

Das Kind zu zwingen, sich an die Schrecken des Tsunami zu erinnern, wenn es noch nicht bereit und stark genug dafür ist, (und all das, weil der Therapeut zeitlich gebunden ist), bedeutet ein furchtbares Erlebnis für das Kind und konfrontiert es mit einer dunklen Macht, die geradezu überwältigend sein kann. Ist man für die Freiheit nicht bereit, kann sie sich wie ein Gefängnis anfühlen.

Die Kinder, die an diesem Experiment in Sri Lanka beteiligt waren, hatten nicht die Geduld, still zu sitzen und Bilder zu malen, die ihre Erlebnisse mit dem Tsunami wiedergaben. Ich frage mich, ob sie dem erzwungenen Versuch, diese unbewussten Inhalte in das Bewusstsein zu integrieren, unbewusst Widerstand leisteten und ob sie nicht vielleicht instinktiv die Gefahren einer solchen Vorgehensweise spürten. Ich weiß, dass diese Maltherapie ähnlich dem ist, was Jung mit seinen Patienten machte; sie sollten ihre Gefühle und Emotionen malen. Aber diese kleinen Kinder haben bis jetzt noch keine dominante Funktion, deshalb könnte dieser Integrationsprozess, sofern er nicht *individuell* (bei jedem in seinem eigenen Tempo) durchgeführt wird, das Bewusstsein überwältigen und zu Wahnideen, Neurosen und sogar psychotischen Zusammenbrüchen führen. Deshalb muss einer homöopathischen Behandlung solch junger Tsunami-Opfer oberste Priorität eingeräumt werden und diese ist selbstverständlich streng zu individualisieren.

Die negative Seite des homöopathischen denkenden Typus

Die vorher erwähnten Charaktere (*Sulphur, Lachesis, Aurum, Lycopodium* und *China*) benutzen ihre Gedanken und ihren Intellekt, um ihre zentrale Wahnidee zu dämpfen, indem sie planen, nachforschen, begeistert lesen, diskutieren, Selbsthilfegruppen aufsuchen, studieren, nachdenken, debattieren, theoretisieren etc. Diese Taktiken helfen ihnen, auf dem Pfad der positiven Kompensation zu bleiben. Dadurch suspendieren sie aber unausweichlich ihre fühlenden Werte, da sie nur auf diese Weise standhaft und leidenschaftslos denken können. Sie setzen Gefühle und Empfindsamkeit mit Irrationalität und damit einem Hindernis für logisches, wissenschaftliches und philosophisches Denken gleich. In der Folge können sie oft launisch, reizbar, kritisch, herablassend, in Gesellschaft dominant und arrogante Besserwisser sein, die augenscheinlich Herr über ihre Gefühle zu sein sind, ganz wie der gute alte englische Bursche, in Wirklichkeit aber über ihre Gefühle äußerst beunruhigt sind. Früher oder später werden sie sich dem Ruf stellen und auf ihre Gefühle hören müssen. Dies führt sie oft auf den negativen, destruktiven Pfad mit der Entwicklung sekundärer Wahnideen. Wir wollen sehen, was dies für einige denkende Typen bedeutet.

Für ***Sulphur*** kommt immer eine Zeit, insbesondere wenn er in den Ruhestand geht, in der er keine Zuhörer mehr für seine philosophischen Ergüsse hat: Deshalb leidet er an *melancholischen Stimmungsschwankungen, grübelt über religiöse und philosophische Mutmaßungen mit Angst um sein Seelenheil* und legt *Gleichgültigkeit gegenüber dem Rest der Menschheit* an den Tag. Die intellektuellen Anstrengungen und der Fleiß von ***Aurum*** sind irgendwann vergeblich und werden nicht wertgeschätzt; dadurch wird er zu einem Menschen, *der sich einbildet, dass er nicht für diese Welt taugt und der sich mit innerlichem Entzücken nach dem Tod sehnt, da er die Zuneigung seiner Freunde verloren hat.* ***Lycopodium*** leidet an *Verdruss, kann nicht den geringsten Widerspruch ertragen und wird von zahlreichen unerfreulichen Erinnerungen heimgesucht.* Er *träumt, dass sein Boot sinkt und fürchtet, seine Bestimmung nicht erreichen zu können.* Mit anderen Worten, seine zentrale Wahnidee, *dass er Unrecht begangen hat und alles verschwinden wird*, wird Wirklichkeit. ***Lachesis*** wird schließlich *leicht ärgerlich und misstrauisch und glaubt, dass er von seiner Umgebung mit Absicht verletzt wird* (seine Wahnidee); *den unschuldigsten Geschehnissen misst er eine überaus hasserfüllte Bedeutung bei.* ***China*** hat das Gefühl, dass alle darauf aus sind, seine Absichten und Pläne zu durchkreuzen (*denkt, dass er von allen gehindert und gequält wird*) und *sucht nun nach jeder erdenklichen Gelegenheit, um zornig zu werden.* Wie wir sehen, erscheinen die Denker „gefühllos", aber in Wirklichkeit beschützen sie ihre Gefühle und erreichen dies, indem sie sie unterdrücken. Werden Gefühle vom Unterbewusstsein in das Bewusstsein entlassen, kommt es aber letztendlich zu einem Aufgebot an negativen Emotionen destruktiver Natur.

Der fühlende Typus
Die Definition von Fühlen

Fühlen und Empfinden werden oft durcheinander gebracht; im Französischen sind sie klarer durch die Begriffe „sentiment" und „sensation" differenziert. Fühlen (sentiment) reguliert das Denken: Die Gesetze der Logik, Reflexion und das Urteilsvermögen werden zugunsten der Ziele des Fühlens außer Kraft gesetzt. Die fühlende Person versteht die Welt durch die Bewertung ihrer Gefühle: „angenehm oder unangenehm, akzeptabel oder inakzeptabel, schön, hässlich, traurig etc." Sie sagt: „Ich habe dabei dies und jenes Gefühl." Aber „Fühlen" wird dennoch als rationale Funktion angesehen, da es immer noch urteilt und bewertet. Fühlende Menschen vernachlässigen das Denken zugunsten emotionaler Faktoren: Sie verfolgen eine Taktik, die vom Gefühl beherrscht wird und es bedarf schon einer ganz außergewöhnlichen Situation, damit sie erst nachdenken und dann handeln.

Der **extravertiert**-fühlende Typus findet sich vor allem bei Frauen, deren Gefühle auf äußeren Dingen beruhen. Für sie verdient ein passender Ehemann genug Geld, um ihnen einen luxuriösen Lebenswandel zu ermöglichen und ihr zwanghaftes vergnügungssüchtiges Verhalten (*Phosphorus*) oder ihr Verlangen nach gesellschaftlichem Status (*Platinum*) zu befriedigen. Der **introvertiert**-fühlende Typus zeigt Interesse am Subjekt (dem Selbst) und sucht nach Wegen, um es zu erforschen: Yoga, Meditation, psychologische Studien etc. Jung ordnet dem fühlenden Typus auch das Moralgefühl ebenso wie andere Arten von Gefühlen, z. B. Liebe, Leidenschaft, Empathie und Zärtlichkeit zu.

Stellt das Fühlen die dominante Funktion dar, hat das Denken zwangsläufig eine untergeordnete Stellung inne. Musiker, Maler, Künstler aller Art können oft überhaupt nicht denken, weil sie ihr Gehirn niemals bewusst einsetzen. Möchte ein solcher Mensch (tief und rein) fühlen, muss das „Denken" so weit wie möglich gedrosselt werden. Es ist offensichtlich, dass wir nicht zwei entgegengesetzte Zustände in demselben Ausmaß von Perfektion haben können, obgleich manche Menschen behaupten, dass sie beides gleichermaßen perfektioniert haben. Dies ist analog zu dem, was wir bei homöopathischen Konstitutionen sehen: Jemand kann beispielsweise überwiegend *Sulphur* (übergeordnet oder dominant) mit einem kleinen Teil *Phosphorus* (untergeordneter Zustand) sein. Ein Mensch kann nicht zu 100 Prozent *Sulphur* und zu 100 Prozent *Phosphorus* sein! Das heißt aber nicht, dass der fühlende Typus nicht denken kann! Allerdings nähert er sich Logos vom Standpunkt des Eros aus und formuliert es so: „Ich kann keine Dinge ausdrücken, die ich nicht fühle!" Natürlich ist das Leben voll von sich verändernden gefühlsmäßigen Situationen, Stimmungsschwankungen, wie wir es bei *Phophorus* und *Pulsatilla*, zwei fühlenden Typen, sehen.

Lässt der fühlende Typus zu, dass er von Gedanken gestört wird, verfällt er oft ihrem Bann und sie entwickeln sich zu Wahnideen. Er wird von diesen Gedanken gefangengenommen. Die wahnhaften Gedanken werden starr und unbeweglich (Wahnideen **sind** fixe Ideen) und der fühlende Typus steckt in ihnen fest. Ein perfektes Beispiel sind die zahlreichen Wahnideen des zutiefst empathischen und übersensiblen *Phosphorus*: Er sieht alle möglichen Arten von Gespenstern, Tieren, Geistern, Gesichtern, Teufeln, Schatten und wird leicht von ihnen überwältigt. Aufgrund seiner lebhaften Vorstellungskraft kann Denken für den fühlenden Typus gefährlich sein.

Es sind gleichermaßen intelligente Menschen, die einfach nur ihren Weg gehen, indem sie fühlen, nicht denken. Fühlen ist ein ganz und gar subjektiver Vorgang. Er kann eine Art von Beurteilung enthalten, stellt aber keine intellektuelle Verbindung zwischen dem Ego und einem vorgegebenen Sachverhalt her. Das einzige Ziel besteht darin, eine Bewertung vorzunehmen, anzunehmen oder abzulehnen. Fühlende Typen sind sehr gesellige, künstlerische und kreative Menschen. Sie sind empathisch und leben und sterben mit ihren Gefühlen. Sie scheinen ein natürlicheres Verhältnis zu ihrem Unterbewusstsein zu haben. Das bedeutet nicht, dass es jedem Künstler gelingen wird, einen Blickfang zu erschaffen, der seinem oder ihrem Unterbewusstsein entspringt. Er darf solche Bilder nicht nur erforschen, sondern muss auch die Symbolsprache verstehen, die dahintersteckt. Ich kannte eine großartige Künstlerin, die in ihr Unterbewusstsein eindrang und die erstaunlichsten, aber düsteren Bilder schuf. Am besten konnte sie nachts und unter dem Einfluss von Alkohol arbeiten, da es ihr dann leichter fiel, sich mit ihrem Unterbewusstsein zu verbinden. Leider! Ihr bewusstes Leben war so zerrüttet und wurde vom Alkohol dermaßen beherrscht, dass ihr vernebeltes Gehirn die von ihrem Unterbewusstsein freigesetzten Botschaften nicht in das Bewusstsein integrieren konnte. Ihre Bilder waren von künstlerischem Wert, aber ihre Arbeit war eine unvollständige psychologische Angelegenheit, und sie war nicht in der Lage, ihren Individuationsprozess durch das Malen solch „dunkler" Werke voranzubringen.

Emotion und Fühlen können leicht miteinander verwechselt werden. Jung bezeichnet die Emotion als einen Affekt, der von einem aktiven und oft schmerzlichen Komplex angeregt wird. Dieser Affekt neigt dazu, jede der vier bestehenden Funktionen zu verzerren und hier kommt es dann zu Verwirrung. Es ist tatsächlich so, dass wir, wenn wir aufgewühlt oder traurig sind, nicht logisch denken können. Sind wir überglücklich, beurteilen wir die Menschen falsch,und wenn wir deprimiert sind, können wir uns nicht auf unsere Intuition einlassen.

Fühlende Typen in der Homöopathie

Ich weiche hier von dem ab, was Jung bei seinen extra- und introvertierten Typen als „Fühlen" bezeichnet hat. Jungs Verständnis von Fühlen war mehr eine Wertbestimmung: „Fühlt sich dies angenehm, gut oder schlecht etc. an?" Oder er bezieht sich auf das französische Wort „sentiment", das eine Haltung sein, aber auch im Sinne von „Die Gruppe hat das Gefühl (sentiment), dass wir diesen Kandidaten unterstützen werden", übersetzt werden kann, was sich auf eine **Meinung** bezieht.

Damit wir Homöopathen wissen, **wer** diese Menschen sind, schauen wir uns die Rubriken zum Thema „Empfindlichkeit" an. Eine Stelle, um das Analogon zum Fühlen in der Homöopathie zu finden, ist die Rubrik: *empfindlich, überempfindlich*. Dies kann mit folgenden Themen in Zusammenhang gebracht werden: Empfindlichkeit beim Hören von Grausamkeiten (*Calcium carbonicum, Phosphorus, Carcinosinum*); empfindsame Kinder (vor allem *Carcinosinum, Pulsatilla, Phosphorus, Ignatia* und *Staphysagria*); empfindsam gegenüber den Künsten (*Carcinosinum*); empfindlich gegenüber Kritik (***Carcinosinum***, *Staphysagria*); empfindlich gegenüber allen äußeren Eindrücken (***Phosphorus***, *Staphysagria, Carcinosinum*); empfindlich, ausgelacht zu werden (*Calcium carbonicum*); empfindlich gegenüber moralischen Eindrücken (*Staphysagria, Ignatia*); empfindlich gegenüber Tadel (*Ignatia, Calcium carbonicum*); und empfindlich gegenüber Grobheit (***Staphysagria***, *Calcium carbonicum, Carcinosinum*). Natürlich haben wir noch viel mehr Mittel (*Medorrhinum*, die *Natriums* etc.), aber *Carcinosinum, Phosphorus, Calcium carbonicum, Ignatia* und *Staphysagria* scheinen hervorstechende Arzneien zu sein, die

Jungs fühlenden Typen zugeordnet werden können. Wir könnten auch „hysterisches“ Verhalten als Untergruppe des fühlenden Typus einstufen: beispielsweise *Ignatia* und sein chronisches Komplementärmittel *Natrium muriaticum*. Wir sehen deutlich, dass eine Patientin, die sich in einem voll entwickelten Kummerzustand befindet, der mit *Natrium muriaticum* zusammenhängt, sehr schnell die Kontrolle verliert, da die denkende Funktion (und das Urteilsvermögen) ein *„abaissement“*, eine Verminderung, erfahren. Nun verstehen wir, warum *Natrium muriaticum* von Hass und Rachsucht überwältigt werden kann, wie sich auch in den Prüfungen zeigt: *obwohl offensichtlich eine gebildete und intelligente Frau, war sie ohne Hoffnung und verwirrt*. Bei Kummer wird das größere Bild von *Natrium muriaticum*, nämlich *Sepia* mit ihrer klar denkenden Funktion (bis hin zu Erschöpfung und Beschwerden durch geistige Überarbeitung) in einen latenten Zustand versetzt, so dass sie nur noch die zweite Geige spielt. Die praktisch veranlagte, geschäftstüchtige *Sepia* verliert den Kampf, wenn die Patientin nach einem Betrug oder einer Täuschung in einen *Natrium muriaticum* Zustand rutscht.

Kompensationsmechanismen des fühlenden Typus

Wie gerät der fühlende Typus auf die Pfade der Kompensation und Destruktion? In Abhängigkeit von dem Arzneimittelbild macht der fühlende Typus von folgenden Aspekten Gebrauch, um auf dem positiven Pfad zu bleiben: soziale Stärken, Mitgefühl, Fürsorglichkeit, übergroßes Verantwortungsbewusstsein, sowie Liebe zu Menschen und insbesondere Tieren. Wie lange er das aushält, hängt von seiner Zähigkeit, Hartnäckigkeit und leider auch von dem Betrug an seiner eigenen Seele ab. Schließlich gerät er durch den „Stress“, den er erlebt, aber doch auf einen negativen und destruktiven Pfad; zugrundeliegende Faktoren sind dabei Erschöpfung auf allen Ebenen (*Phosphorus*), fortwährende Unterdrückung durch andere (*Staphysagria*), selbst auferlegte übergroße Erwartungen (*Carcinosinum*) oder ein unterentwickeltes Ego (*Calcium carbonicum*). Wir wollen einige dieser Persönlichkeiten näher betrachten und sehen, ob wir in den Prüfungen der überwiegend fühlenden Mittel – *Phosphorus, Calcium carbonicum, Staphysagria* und *Carcinosinum* – eine Dominanz des Fühlens gegenüber dem Denken finden können.

Phosphorus – Der Vata-Typus in der Ayurvedischen Medizin

Sicherlich hat *Phosphorus* mit seiner *übersteigerten Einbildungskraft einen überaktiven Geist*, aber aufgrund des dominanten fühlenden Tonus hat er auch *Schwierigkeiten, diesen großen Gedankenfluss zu ordnen*. Die Betonung des Fühlens bei *Phosphorus* lässt sich in den vielen Erscheinungsformen von Delirium wiedererkennen und es überrascht nicht, dass diese auch in der Sexualsphäre zu finden sind: *das Delirium war erotisch, mit vielen Indikationen des Sexualsystems; Delirium mit Furcht vor dem Tod;*

Delirium mit ständigen Fluchtversuchen; Delirium mit ängstlichem Kreischen, Schlagen und Beißen etc. Die andere Seite der Medaille, das Denken, ist wie erwartet, primitiv: *große Abneigung gegen mentale oder körperliche Anstrengung; Abneigung zu studieren; konnte weder längere Zeit studieren noch mit seiner Aufmerksamkeit bei einer bestimmten Sache bleiben.* Diese Symptome sind alle im höchsten Grad aufgeführt. Es überrascht nicht, dass Hering in seinen Prüfungen von *Phosphorus* Beschwerden durch enttäuschte Liebe nennt und das folgende Symptom beschreibt: *verrücktes Delirium bei einer jungen Frau, die streng moralisch und unglücklich verliebt war; sie klagte sich selbst der obszönsten Handlungen an, derer sie sich niemals schuldig gemacht hatte.*

Carcinosinum

Wir haben hier einen sehr zartbesaiteten Menschen, der sein Selbstvertrauen untergräbt, indem er anderen zu Gefallen ist und gleichzeitig seine eigenen Wünsche unterdrückt. Es ist seine Sehnsucht nach Harmonie in der Familie und auf der Welt, in Verbindung mit einem intensiven Mitgefühl bei Leid, die schließlich zu seinem Untergang führt. Die Strenge und die hohen Erwartungen, die an *Carcinosinum* während des Heranwachsens gestellt werden, sind ein schweres Erbe. Jede Entscheidung in seinem Leben, jede Aufgabe oder Leistung sind mit einer Entscheidung über Leben und Tod verbunden. Sein überentwickeltes Pflichtbewusstsein und seine Hingabe bewirken eine übergroße Ernsthaftigkeit, so dass er sich über jede Entscheidung, die er trifft, große Sorgen macht. Letztendlich sucht er den Homöopathen oder Psychotherapeuten auf, wenn er die Fähigkeit, Entscheidungen zu treffen, verloren hat: Seine fühlende Funktion ist so stark, dass das Denken, das benötigt wird, um sinnvolle Entscheidungen zu treffen, auf ein Minimum reduziert ist. Der Versuch, Ordnung und Regeln in seinem Leben aufrecht zu erhalten, überwältigt ihn derartig, dass er sich nicht länger vorwärts bewegen kann! Selbst als Erwachsener schafft er sich immer Rahmenbedingungen, die einen unglaublich hohen Standard verlangen.

Ein Kind entwickelt sich oft zu einem *Carcinosinum*-Kind, wenn ihm zu früh Verantwortung übertragen wird. Wird von einem Kind **erwartet**, dass es sehr schnell heranwächst, passiert oft das Gegenteil mit dem Selbstbild des Kindes. Es ist sehr wahrscheinlich, dass das Kind in der Lage ist, die Verantwortung für den Haushalt zu übernehmen, aber ihm wird nicht die Zeit und die Freiheit zugebilligt, sich selbst während des normalen Vorgangs des Heranwachsens in der Kindheit und Jugend zu erforschen. Kinder und Teenager entwickeln ihr Gespür dafür, wer sie eigentlich sind, durch ihre Reaktionen auf Autoritäten und die Begrenzungen, die ihnen die Gesellschaft auferlegt. Indem sie ihre Persönlichkeit erweitern, finden sie zu ihrem Ego. Vielleicht geraten sie gezwungenermaßen in diese Situation, weil ein Elternteil gestorben ist, zum Beispiel die Mutter; in diesem Fall muss die älteste Tochter deren Rolle übernehmen; oder ein Elternteil ist aufgrund von Krankheit oder Drogensucht nicht in der Lage, die Elternrolle auszufüllen. Eine milde Form könnte so aussehen, dass die Eltern von ihrem ältesten Kind verlangen, ein perfektes Vorbild für die jüngeren Geschwister zu sein. Jede dieser Situationen kann ein Kind dazu zwingen, schnell heranzuwachsen und vielleicht sogar die Verantwortung für den Haushalt zu übernehmen.

Es werden offensichtlich große Erwartungen an das *Carcinosinum* Individuum gestellt, nicht nur von anderen, sondern auch von ihm selbst. Ein Misserfolg ist absolut inakzeptabel und gleichbedeutend damit, keine Liebe und Wertschätzung von anderen und dem eigenen Selbst zu erfahren. Dieser Druck untergräbt sein Selbstvertrauen und führt zu Unentschlossenheit, da er von den hohen Erwartungen überrollt wird. Es ist kein Wunder, dass Erwartungsangst einen festen Wesenszug von *Carcinosinum* darstellt. Um Auseinandersetzungen und Kritik aus dem Wege zu gehen, zieht er keine Grenzen und gibt in allem nach, womit er seine eigenen Sehnsüchte und Wünsche vernachlässigt. In gewissem Sinne betrügt er sich selbst, wenn er Aussagen abgibt wie: „Ich kann einfach nicht Nein sagen; ich hasse Auseinandersetzungen; ich fühle mich schuldig, wenn ich mir frei nehme; ich darf nicht versagen." Dies führt auch zu erheblichem unterdrücktem Ärger und schließlich zu körperlichen Krankheiten. In seinen klareren Augenblicken sagt er: „Die größte Ungerechtigkeit ist die, dass ich nicht so akzeptiert werde, wie ich bin." Denken Sie daran, dass *Carcinosinum*, *Causticum* und *Staphysagria* eng miteinander verflochten sind.

Calcium carbonicum - Der Kapha-Typus in der Ayurvedischen Medizin

Das Fühlen des empfindlichen *Calcium carbonicum* bringt eine andere Saite zum Schwingen als *Phosphorus* und *Carcinosinum*. Die fühlende Funktion ist nur aus dem Grunde in einer höheren Position, weil der *Carbon*-Mensch in seinem Individuationsprozess steckengeblieben ist. Während *Carcinosinum* und *Phosphorus* in der Rubrik *Mitgefühl* fettgedruckt sind, ist *Calcium carbonicum* lediglich einwertig! Ihr Mitgefühl reicht nicht über ihre eigene Familie hinaus (*Beschwerden durch Egoismus*) und führt zu einer Empfindlichkeit, die mit allem zusammenhängt, was ihre persönliche Sicherheit bedrohen könnte (Haus, engere Familie und Gesundheit). Es ist in der Tat sehr bezeichnend, dass die Empfindlichkeit von *Calcium carbonicum* am besten in der Rubrik *empfindlich beim Hören von schlechten Nachrichten und traurigen Geschichten* zum Ausdruck kommt. Ihre lebhafte Vorstellungskraft sieht schnell Gefahren: *voller Sorge über eingebildete Dinge, die ihr widerfahren könnten; sie denkt und spricht nur von Mord, Feuer, Ratten etc.; fürchtet, dass ihr etwas Trauriges und Schreckliches geschehen wird. Ängstliche, ahnungsvolle Stimmung, als stünde ihm oder jemand anderem irgendein Unglück bevor, das er auf keine Weise abwenden kann.* Kein Wunder, *dass sie Sehnsucht hat, nach Hause zu gehen, nach Gesellschaft sucht und ein großes Verlangen hat, mesmerisiert zu werden.* Ihre Empfindlichkeit bezieht sich auch auf die Art und Weise, wie die Menschen sie betrachten und mit ihr reden: *leicht beleidigt, nimmt alles übel; weint bei Ermahnung.* Die Tränen fließen schnell, ein weiteres Kennzeichen ihres sensiblen Charakters: *Weinen über Kleinigkeiten, mit empfindlicher, reizbarer Laune. Verzagt und melancholisch, in höchstem Ausmaß, mit einer Art Seelenqual.* Die folgenden Prüfungssymptome zeigen, dass die denkende Funktion eine untergeordnete Stellung einnimmt: *Denken ist schwierig; getrübter Intellekt; unfähig, mit ihren Studien fortzufahren; verwirrter Verstand, so dass das Gelesene oder Gehörte nicht verstanden wird; scheint in völlige Imbezillität zu verfallen; die geringste Anstrengung zu reden rief die Empfindung hervor, dass sein Gehirn paralysiert wäre, vor allem im Hinterhaupt.* Wir erkennen, wie schnell dieses Individuum in Verwirrung gerät: Die geringste Anforderung versetzt sie in Panik. Sie ist davon überzeugt, *dass sie ihren Verstand verlieren wird* oder *dass die Leute ihre geistige Verwirrung bemerken.* Offensichtlich sind Ängste, Befürchtungen und Sorgen über sehr persönliche Angelegenheiten oftmals der Grund für ihre empfindlichen Reaktionen: *Schreck gefolgt von zitternden Bewegungen der oberen und unteren Gliedmaßen in wiederholten Anfällen.*

Staphysagria

Die zentrale Idee von *Staphysagria* ist Unterdrückung von Emotionen und aufgestauter Zorn oder Ärger. Wie so viele von uns ist *Staphysagria* das Opfer ihrer Erwartungen und Sehnsüchte, insbesondere im Hinblick auf Beziehungen. Jungs „sensitivem Typus" zugehörig, ist die sentimentale *Staphysagria* ausgesprochen naiv, wenn es um Beziehungen geht. Sie glaubt, dass jeder so ist wie sie, erlebt aber ein rüdes Erwachen, wenn die Realität sie einholt. Anstatt wie *Nux vomica* oder *Sulphur* ihrem Ärger Luft zu machen, flüchtet sich *Staphysagria* in Resignation und Unterwürfigkeit.

Weil ihre Entrüstung kein natürliches Ventil findet, schluckt sie ihren Zorn hinunter. Sie ist zu würdevoll, um zu kämpfen (Wahnideen: *andere sind minderwertig, während sie großartig ist; Beschwerden durch Stolz, Neid oder Kränkung*). *Staphysagria* wird durch die Konflikte, die um sie herum schwelen, krank (*große Entrüstung über Dinge, die andere oder er selbst getan haben; Kummer über die Folgen*). Damit kreist die Empfindlichkeit von *Staphysagria* um die unschuldigsten Eindrücke. Mehr als jeder andere leidet sie unter Grobheit, Schikane und versteckt ausgedrücktem Missfallen (*sehr empfindlich gegenüber dem geringsten Eindruck; das kleinste falsche Wort scheint sie sehr zu verletzten*). Unfreundliche Worte oder Handlungen ihres Ehemannes und ihrer Kinder verletzen leicht ihre Gefühle: *jedes Wort kränkt sie; sie weint sogar, wenn jemand sie nur anspricht. Staphysagria* ist so empfindlich, dass sie, wenn sie ihre Selbstkontrolle bewahren muss, beinahe zusammenbricht, von Kopf bis Fuß zittert, ihre Stimme verliert, nicht mehr arbeiten und schlafen kann - und alles wird gefolgt von Kopfschmerzen. *Sie grämte sich wegen ihres Zustandes und weinte: Nichts auf der ganzen Welt konnte sie erfreuen.* Auch wenn wir hier von aufgestautem Zorn reden, so macht *Staphysagria* ihrem Ärger doch oft zumindest *teilweise* Luft: *sehr übellaunig; er möchte alles, was er in die Hand nimmt, von sich schleudern.*

Das Denken nimmt eine untergeordnete Stellung ein (*Unfähigkeit zu denken; kein Verlangen zu denken, er ist geistig erschöpft*), da dieser Mensch wie taub und gelähmt ist: Vergehen der Gedanken, wenn er im Gespräch gestört wird (auch *Thuja*) – *beim Versuch, einen Gedanken zu greifen, vergeht dieser; Gedanken verschwinden, wann immer er zu denken versucht oder über irgendein Thema redet*; und *wenn irgendjemand ihn unterbricht oder das Thema wechselt, vergisst er seine Gedanken für einen Moment oder kann sich überhaupt nicht mehr an sie erinnern. Er ist nicht zu ernsthafter Arbeit aufgelegt: nachdem er einige Minuten lang irgendetwas gelesen hat, vergisst er alles wieder; er ist kaum fähig, sich nach langem Nachdenken wieder daran zu erinnern; Gedächtnisschwund mit einem Gefühl von Schwere zwischen den Augen.*

Der intuitive Typus
Die Definition von Intuition

Intuition kommt aus dem Lateinischen, von *intueri*: in oder auf etwas schauen. Diese psychologische Funktion überträgt Wahrnehmungen auf **unbewusste** Weise, wodurch die Zusammenarbeit mit der Empfindung ausgeschlossen ist. Wir sagen, dass intuitive Menschen einen sechsten Sinn für versteckte Möglichkeiten haben. Die unbewusste Wahrnehmung von Möglichkeiten, die in einer Situation liegen und von der bestehenden Realität übermäßig beeinflusst werden, bestimmt den intuitiven Typus. Intuition ist eine Art der Wahrnehmung, die nicht direkt auf die bewusste Sinneswahrnehmung zurückgeführt werden kann. Sie ist ein instinktives Verständnis, wo der reine Intellekt nicht verstehen kann: Ihre irrationale Natur erlaubt keine einfache rationale Beurteilung und Untersuchung. Der intuitive Typus „weiß" Dinge, ohne sie vernunftmäßig erklären können zu müssen. Intuition ähnelt dem *Instinkt*, den angeborenen Handlungsweisen: Der Homöopath nimmt viele Dinge an seinem Patienten wahr, die er allein durch intellektuelle Annäherung nie erfassen könnte. „Ich fühle intuitiv, dass diese Mission ein Erfolg werden wird." Es ist eine unbewusste „innere Wahrnehmung". Intuitive Vorgänge sind spontan, dynamisch und verblüffend abwegig. Es hat keinen Sinn, diese Aktivitäten rational oder intellektuell zu begründen.

Die primäre Funktion der Intuition besteht darin, Bilder und Zustände zu übermitteln, die durch die anderen Funktionen nicht oder nur auf sehr verschlungenen Wegen erhalten werden könnten, da die anderen Funktionen – Denken, Fühlen und Empfinden – mehr oder weniger unterdrückt sind. Die Funktion Empfinden in der entgegengesetzten Position ist natürlich am meisten betroffen, da sie das naive, instinktive und unvoreingenommene Bewusstsein der Intuition stört. Der intuitive Mensch verfügt über Empfindungen, aber sie leiten ihn nicht. Bei dieser Funktion werden Schlussfolgerungen nicht aus dem Inhalt gezogen, sondern auf scheinbar irrationale Weise; die intuitive Person ist augenscheinlich nicht fähig zu erklären, wie sie zu diesen Schlussfolgerungen gekommen ist. Intuition ist das Instrument, das in einer hoffnungslos verfahrenen Situation automatisch auf eine Lösung hinarbeitet, die keine andere Funktion hätte entdecken können.

Und doch setzen Menschen mit einer übergeordneten Intuition großes Vertrauen in ihre intuitive Wahrnehmung, außer wenn Denken ihre sekundäre Funktion ist; dann verspüren sie vielleicht das Bedürfnis nach Erklärungen. Wie jeder irrationale Typus äußert der intuitive Mensch verblüffende Urteile und kaltblütige Kritik (*kritisch, intolerant*), die manchmal naiv erscheinen mögen, aber auch taktlos, grob und empörend sein können (*Grobheit, Fanatismus, Ungeduld*).

Wer ist dieser Mensch?

Der **extravertiert**-intuitive Typus ist der typische tuberkulinische Mensch: Er hat ein großes Verlangen nach Veränderung, da er immer unzufrieden ist; stabile Umstände erdrücken ihn. Zu Beginn eines Projektes ist er typischerweise enthusiastisch, aber er bringt die Dinge meist nur schlecht zu Ende, da schon wieder etwas Neueres und „Aufregenderes" aufgetaucht ist, noch bevor er die eine Sache beendet hat. „Was ist aus deinem Traum geworden, eine richtige Grundstücksmaklerin zu werden?" Nach einigem Nachdenken antwortet die extravertiert-intuitive Person vielleicht: „Oh, das war vor zwei Monaten!" Das war ein „altes" Projekt! Nun ist sie völlig von einer neuen Möglichkeit in Anspruch genommen und der Rest ihres Lebens hat sich bequemerweise in Wohlgefallen aufgelöst! Selbst ihre Stimmung wechselt von einem Augenblick zum nächsten: Noch gestern war dieser Freund ihr Seelengefährte, heute ist er ein schier erdrückender Alptraum! Bei diesem Typus sind Denken und Fühlen untergeordnete Funktionen; sie fallen bei Entscheidungsprozessen kaum ins Gewicht. Dem intuitiven Typus mangelt es an der Fähigkeit, wohlüberlegte Urteile zu fällen.

Die Intuition herrscht und weder Denken noch Fühlen können sie von einer neuen Beziehung oder Unternehmung abhalten: „Meine Intuition sagt mir, dass er der Richtige ist!" Oder: „Das ist genau die richtige Gelegenheit, um zu Geld zu kommen!" Vergangene Misserfolge zählen nicht, da die intuitiven Kräfte jeglichen vernunftgesteuerten Ansatz mit brutaler Kraft abschmettern. Dies sind die Frauen, die gesellschaftliche Gelegenheiten ausnutzen: Sie gehen die richtigen gesellschaftlichen Verbindungen ein und heiraten einen Mann mit Geld, politischem Einfluss oder Macht. Und es sind auch die Frauen, die von ihrem Ehemann finanziell unterstützt werden und deshalb die Wahnidee haben, *geschäftlich tätig zu sein*.

Der extravertiert-intuitive Mann sucht nach einer Beschäftigung auf Gebieten, in denen ihn seine Intuition leiten kann: Politik, Forschung und die Börse üben auf diesen Typus eine große Anziehungskraft aus. Wenn sie mehr altruistische Ziele im Sinn haben, können sie in ökonomischer und sozialer Hinsicht oft zu einer großen Bereicherung werden. Ihr ungezügelter Enthusiasmus ist vielleicht nur kurzlebig, kann aber ausreichen, um die Flamme für eine große Unternehmung zu entzünden. Solange andere da sind, die mehr dem denkenden oder auch empfindenden Typus entsprechen und die brillanten Inspirationen des Intuitiven fortsetzen können, ist noch nicht alles verloren. So war ich beispielsweise der Nutznießer der großartigen intuitiven Fähigkeiten meiner Frau Yolanda, die meine Sekretärin unter 20 Anwärterinnen auswählte. Ich hatte nie eine bessere!

Da sich die intuitive Person nicht zurückhalten kann, profitieren oft andere von ihrer offenen, gutherzigen und enthusiastischen Natur. Nachdem jedermann Vorteile aus ihr gezogen hat, ist sie vielleicht ausgebrannt, da es ihr an Durchhaltevermögen mangelt. Es liegt nicht an ihrem Charakter, sich zurückzuhalten! Da Denken und Fühlen bei diesem Menschen oft archaisch und infantil sind, kann er ausgeprägte Phobien entwickeln (archaische Gefühle), wie wir sie auch bei *Phosphorus* finden.

Natürlich können der fühlende und der denkende Typus die Intuition als unterstützende Funktion haben und umgekehrt. Daher finden wir bei *Sulphur* und *Aconitum* prophetische Träume und bei *Lachesis, Silicea, Calcium carbonicum* und *Phosphorus* mesmerisierende Eigenschaften.

Der **introvertiert**-intuitive Typus ist der groteske und wunderliche Künstler, der Mystiker, Visionär oder das unverstandene Genie; dies kann *China* oder der ausgebrannte *Sulphur* sein.

Nach Jung bevorzugen anspruchsvolle Menschen die Intuition. In der Homöopathie zählen dazu: *Arsenicum album*, *Nux vomica* und die *Kalium*mittel, von denen *Kalium arsenicosum* am ausgeprägtesten ist.

Um die homöopathischen Arzneien herauszufinden, die der Intuition zuzuordnen sind, habe ich die folgenden Rubriken betrachtet, die überwiegend im Kapitel *Gemüt* stehen (Charakteristika nach Jung):

Abb. 11-2:

Charakteristika des Intuitiven

- Kritisch
- Hellsichtig
- Diktatorisch, gebieterisch
- Fanatisch
- Ungeduldig
- Impulsiv
- Gleichgültig, klagt nicht
- Intolerant
- Intuitiv
- Irrational
- Prophetische Träume
- Grobheit
- Empfindsam

Die führenden Arzneien in diesen Rubriken (in der Reihenfolge ihrer Wertigkeit entsprechend der Funktion im Radar Software Programm „Summe der Symptome und Grade"):

1. *Sulphur* 24
2. *Nux vomica* 23
3. *Phosphorus* 21
4. *Lycopodium* 20
5. *Aconitum* 19
6. *Lachesis* 19
7. *Arsenicum album* 17

Unter all den oben aufgeführten Mitteln sehen wir deutlich, dass die denkenden Typen (*Sulphur, Lycopodium, Nux vomica, Lachesis*) die Intuition als sekundäre Funktion einsetzen. Nur drei fühlende Typen (*Phosphorus, Aconitum* (das ruhelose, schreckhafte Individuum) und *Arsenicum album* (das nervöse Rennpferd), rangieren hoch im Hinblick auf die intuitive Funktion. Befindet sich *Phosphorus* in einem fühlend-intuitiven Zustand, kennt sie keine Grenzen, verschlossenen Türen und Hindernisse und sie kann alles ohne die Funktion der Empfindung spüren und erfahren - *wie in einem Traum*.

Der empfindende Typus
Die Definition von Empfinden

Diese *irrationale*, wahrnehmende Funktion ist wie die Intuition. Sie sagt uns, dass etwas *ist*, aber nicht, *was* es ist. Sie nimmt die Dinge wahr, wie sie sind. Sie arbeitet mit Wahrnehmungen, die nicht bewertet oder interpretiert werden; damit ist das Empfinden irrational. Denken sagt uns, was ein Objekt ist. Sind Sie ein empfindender Typus, dann ist Ihr bevorzugter Weg, eine Verbindung mit der Realität einzugehen, mittels körperlicher Empfindungen. Die Empfindung betrifft nicht nur äußere Reize, sondern auch innere, da wir Empfindungen wahrnehmen können, die sich auf erkrankte Organe beziehen. Empfinden ist nicht dasselbe wie Fühlen; Ersteres ist eine *Sinneswahrnehmung* und Letzteres eine *Beurteilung*.

Nehmen wir zum Beispiel die Betrachtung eines Sonnenunterganges: Es ist nicht nur das Bild der untergehenden Sonne, sondern auch die Wahrnehmung der Vielfalt an Farben und Formen, welche häufig Gefühle von Frieden, Romantik oder Einssein mit der Erde weckt. Der **empfindende** Typus bemerkt jedes Detail dieser schönen Szene: die Farben des Himmels und der Sonne, Wolkenformationen, Vögel, Flugzeuge, weit entfernte Menschen etc. Der **intuitive** Typus hingegen schenkt dem Detail nur wenig Aufmerksamkeit, sondern wird von der gesamten Atmosphäre von Schönheit und Klarheit überwältigt. Die *abstrakte* Empfindung wiederum konzentriert sich auf einen einzigen Aspekt dieses Naturschauspiels, beispielsweise auf das strahlende, intensive, leuchtende Orange. Kein anderer Aspekt ist Bestandteil unseres Bewusstseins und wir haben überhaupt keinen Bezug zu den vorher erwähnten Aspekten. Diese abstrakte Empfindung scheint am besten zu dem Künstler zu passen.

Empfinden ist die vorherrschende Funktion bei Kindern und primitiven Menschen, da sie ihre Umwelt hauptsächlich mit ihren Sinnen erfassen. Der **empfindende** Mensch ist tatsachenorientiert und Beurteilung, Gefühl und Intuition sind nur von zweitrangiger Bedeutung. Er hört die Worte in seinen Ohren, sieht die Dinge vor seinen Augen und bemerkt die Dinge, die er berührt oder schmeckt. Viele intelligente Menschen leben so, als hätten sie nie gelernt, ihre Sinnesorgane zu benutzen. Bei dem empfindenden Typus herrscht das Empfinden eindeutig über die denkende und fühlende Funktion, aber nicht notwendigerweise über die Intuition. **Intuition ist eine unbewusste und Empfinden eine bewusste Wahrnehmung**. Normale Empfindungen entsprechen der Intensität des körperlichen Reizes. Eine übertriebene, abnorm starke Empfindung tritt dann auf, wenn sich die dominante empfindende Funktion mit einer noch undifferenzierten anderen Funktion vermischt (Denken, Fühlen, Sexualität), wie wir auf der **Carbon-Ebene** des Periodensystems sehen können.

Der **extravertiert**-empfindende Typus ist das typische vergnügungssüchtige *Carbon*-Individuum, dem es an Verantwortungsbewusstsein mangelt, das nicht gerne nachdenkt und kein Verlangen hat zu herrschen. Er ist ein fröhlicher Kerl, geschätzt wegen seines Optimismus und seiner Witze, seiner Liebe zum Essen und seiner Fähigkeit, für Vergnügen zu sorgen. Wir erkennen leicht die *Calcium carbonicum* Person, die in ihrer Individuation steckengeblieben ist. Diese Menschen leben oft in einer Welt ohne jegliche Vorstellungskraft, einzig und allein abhängig von ihrer Sinneswahrnehmung. Für sie ist die Zukunft lediglich eine Wiederholung der Vergangenheit. Je mehr das Empfinden vorherrscht, desto mehr lässt die unterdrückte Intuition Projektionen entstehen: krankhafte Eifersucht, wenn das Objekt sexueller Art ist. Eine solche primitive Erotomanie und Eifersucht findet sich bei *Hyoscyamus* und *Apis*, beides einfach gestrickte vergnügungssüchtige und äußerst besitzergreifende Charaktere.

Eine Trübung des Empfindens tritt dann auf, wenn eine andere Funktion (Fühlen, Denken oder Intuition) vorherrscht. So ist beispielsweise der **introvertierte** empfindend-denkende Typus wie ein fotografischer Abdruck – alles, dem er ausgesetzt ist, hinterlässt eine Markierung. Eines der größten Mankos bei diesem Typus ist sein Mangel an Spontaneität; er bleibt distanziert und gleichgültig. Der empfindend-denkende Typus orientiert sich eindeutig an den Fakten und betrachtet alles als etwas eher Statisches; daher gerät er leicht in Verwirrung, wenn sich etwas, das er für so einzigartig gehalten hat, als völlig triviale Angelegenheit herausstellt. Der empfindende Typus kann sich automatisch an eine Situation oder einen Menschen anpassen, entweder aus Faulheit oder weil er die andere Partei nicht kränken möchte. **Introvertiert**-empfindende Typen verharren vielleicht in solch einem glückseligen Zustand, sind in einer Ehe aber anstrengende, schwierige und langweilige Partner.

Der Prototyp des introvertiert-empfindenden Typus: *Graphites*! (Hatte Jung etwas von *Graphites* an sich?) Emma Jung machte eine Anspielung auf diesen empfindend-denkenden Typus (siehe auch den untersetzten Körperbau von Jung auf Bildern).

Nach Jung bezieht sich der empfindende Typus auf eine Persönlichkeit, die eine kleine (oder große) empfindliche Stelle hat. In den Augen des empfindenden Typus sind andere minderwertig, was sofort das Bild von *Platinum*, *Palladium* und sogar *Staphysagria* hervorruft (Wahnidee, *Minderwertigkeit anderer, während er großartig ist*). Natürlich drücken andere Wahnideen dasselbe aus: *er ist hochstehend; er ist groß; gehört nicht zu ihrer Familie*; und *ist im Gehen groß geworden* (*Palladium*). Der empfindende Typus gehört auch zur *Carbon*-Gruppe. Weitere Informationen finden Sie in Hahnemann im Brennpunkt, Kapitel 8, Seite 193.

Kapitel 12

Der aktive miasmatische Zustand

Frage 10: Was ist der aktive miasmatische Zustand des Patienten?

Chronische Krankheiten: Die Bedeutung der miasmatischen Verschreibung

Bei den Fragen 3 und 5 wurde bereits erläutert, wie wichtig es ist, den aktiven miasmatischen Zustand des Patienten zu erkennen. Dies hilft dem Homöopathen, die Auswahl möglicher Arzneien am Ende seiner Analyse einzugrenzen. Um eine tiefgreifende Wirkung auf die Pathologie des Patienten zu erhalten, muss die gewählte Arznei das aktive Miasma der zu behandelnden Schicht abdecken. Ist sich der Homöopath nicht im Klaren über den aktiven miasmatischen Zustand, riskiert er die Wahl eines sehr oberflächlich wirkenden oder gar falschen Mittels, das niemals die gesamte Krankheit auslöschen kann. Darin liegt einer der Hauptgründe, warum ein Homöopath anfangs „Erfolg" bei einem Patienten haben kann, es dann aber zu keinem weiteren Fortschritt kommt oder die natürliche Krankheit sich sogar verschlimmert; er erzielt bestenfalls eine Palliation, aber keine Heilung. Das, was Hahnemann 1828 in *Die chronischen Krankheiten* schrieb, ist auch heute noch relevant:

> *Woher also jener weniger günstige, jener ungünstige Erfolg von fortgesetzter Behandlung der unvenerischen chronischen Krankheiten selbst durch die Homöopathie? Woran lag es bei den Tausenden fehlgeschlagener Bemühungen, die übrigen Krankheitsfälle langwieriger Art so zu heilen, daß dauerhafte Genesung davon erwüchse?*
>
> *Vielleicht an der noch zu geringen Zahl der auf ihre reinen Wirkungen ausgeprüften, homöopathischen Heilwerkzeuge!*
>
> *Hiermit trösteten sich bisher die Schüler der Homöopathie; aber dem Gründer derselben genügte diese Ausflucht oder dieser sogenannte Trost nie - auch schon deßhalb nicht, weil auch der von Jahre zu Jahre sich mehrende, neue Zuwachs an geprüften, kräftigen Arzneimitteln die Heilung der chronischen (unvenerischen) Krankheiten um keinen Schritt weiter brachte, zumal da doch akute (nicht schon beim Beginn den unvermeidlichen,*

nahen Tod verheißende) Krankheiten bei richtig angebrachtem homöopathischen Arznei-Gebrauch nicht nur erträglich beseitigt, sondern mit Hülfe der nie ruhenden Lebens-Erhaltungskraft in unserm Organism bald und völlig hergestellt zu werden pflegen!

Warum kann nun diese, durch homöopathische Arznei wirksam afficierte, zur Herstellung der Integrität des Organism erschaffene, und unermüdet zur Vollendung der Genesung bei selbst schweren akuten Krankheiten thätige, erfolgreiche Lebenskraft in jenen chronischen Uebeln, selbst mit Hülfe der die gegenwärtigen Symptome bestens deckenden homöopathischen Arzneien, keine wahre, dauernde Genesung zu Stande bringen? Was hält sie davon ab?

Dieser so natürlichen Frage Beantwortung mußte mich auf die Natur dieser chronischen Krankheiten hinführen.

[Samuel Hahnemann: Die chronischen Krankheiten, Bd. 1, S. 5-6]

Jedem Wort Hahnemanns muss große Bedeutung beigemessen werden. Er erklärt die Notwendigkeit, *chronische*, jedoch nicht akute Fälle, unter miasmatischen Gesichtspunkten zu betrachten. Als Hahnemann 1816 mit seiner Arbeit über die chronischen Miasmen begann, geschah dies aus dem Grund, dass ihn der Mangel an Erfolg bei der Heilung von chronischen Krankheiten zutiefst enttäuschte. Wenn sogar Hahnemann solche Probleme hatte, mit wie viel mehr Unterdrückungen von chronischen Krankheiten hat es der heutige Homöopath zu tun: Die Notwendigkeit, das Simillimum aufgrund der miasmatischen Natur der Krankheit zu wählen, besteht zwingender denn je. Denn sonst fischt der Homöopath nur „im Trüben" und lediglich durch puren Zufall hat er vielleicht das Glück, das Simillimum zu finden.

Daher sollte man nach der Beantwortung der Frage: **„Was ist der aktive miasmatische Zustand des Patienten?"** sichergehen, dass das aktive Miasma zu dem gewählten Simillimum passt. Ist der aktive miasmatische Zustand des Patienten beispielsweise luetisch (syphilitisch), sollte die gewählte Arznei stark antisyphilitisch sein. Derzeit verfügen wir über keine genauen Bücher über die miasmatische Zusammensetzung der Arzneien. Es liegt in Ihrer Verantwortung, die Prüfungssymptome Ihres Simillimum mit den verschiedenen Miasmen, die sie zum Ausdruck bringen, abzugleichen. Das ist sicherlich keine leichte Aufgabe, aber die Lektüre von *Hahnemann im Brennpunkt* und Kapitel 15 des vorliegenden Buches kann dabei sehr hilfreich sein.

Die Abklärung und Behandlung latenter und familiärer Miasmen

Es ist auch sehr wichtig, auf die *latenten* miasmatischen Symptome zu achten. Nehmen wir beispielsweise wiederholt auftretendes Nasenbluten. Der Patient und manchmal sogar der Homöopath, denkt vielleicht, dass es nicht wichtig ist, diese Erscheinungsform zu behandeln; entsprechend wird sie bei der Wahl des Simillimum nicht berücksichtigt. Weiß man aber, dass es sich dabei um ein Symptom des latenten psorischen Miasmas handelt, ist es ratsam zu überprüfen, ob bei diesem Patienten noch weitere Symptome der Psora zugeordnet werden können. Dieses latente Symptom ist wie ein dunkler Krieger, der sich hinter einer verschlossenen Tür versteckt und nur darauf lauert anzugreifen, sobald sich eine gewisse Schwäche bemerkbar macht. Daher muss der Homöopath ein solches Symptom als Vorwarnung betrachten, dass das Miasma ausbrechen kann und auch ein latentes Miasma behandeln, bevor es sich mit aller Macht an die Oberfläche drängt. Das ist wahrhaft vorbeugende Medizin. Beachten Sie, dass Nasenbluten keine Form der Entgiftung ist, sondern eher eine Ausdrucksform gemäß der Paragraphen 201 und 202; in diesen erklärt Hahnemann, dass das natürliche Abwehrsystem des Körpers bzw. die Lebenskraft (LK) eine innere Krankheit beständig an die Oberfläche schiebt, damit wir auf ihre Gegenwart aufmerksam werden. Auch hier ist es von entscheidender Bedeutung, dass der Homöopath die Miasmentheorie versteht!

Stellen Sie sicher, dass Sie den Miasmen in der Familiengeschichte gründlich nachgehen. Achten Sie darauf, wie oft es zu einer Überkreuzung der Geschlechter kommt: Bei einem männlichen Patienten sehe ich mir die persönliche Geschichte der Mutter an, bei einer Patientin die des Vaters. Natürlich ist der miasmatische Hintergrund oft auf beiden Seiten so stark, dass es an ein wahres Wunder grenzen würde, wenn das Kind nicht mit den familiären Miasmen behaftet wäre. Denken Sie auch daran, dass sich der eine Partner ein Miasma von dem anderen Partner „einfangen" kann, beispielsweise da, wo sich nach der Heirat oder Geschlechtsverkehr plötzlich ein Krankheitsgeschehen entwickelt (wie z. B. eine Scheidenpilzinfektion). Hier handelt es sich nicht um einen Fall, in dem man „auf seinen Partner allergisch reagiert", wie es die Allopathie so oft zu versuchen erklärt. Beide Partner müssen homöopathisch behandelt werden, sonst wird der Ping-Pong-Effekt das Miasma am Leben erhalten.

Gehen Sie nicht davon aus, dass zwei Miasmen gleichzeitig aktiv sind. Sind zwei oder mehr Miasmen aktiv, wäre das ein Hinweis auf das Krebsmiasma! Bei der Fallaufnahme erkennen Sie vielleicht Symptome von zwei verschiedenen Miasmen, daher müssen Sie ein Zeitschema erstellen, um zu sehen, welche Symptome die jüngsten Erscheinungsformen der Krankheit sind und zu welchem Miasma sie gehören. Dabei wird oft bestätigt, was auch Hahnemann in Die chronischen Krankheiten predigte, dass das stärkere Miasma das schwächere solange suspendiert, bis es geheilt ist; erst dann kommt das schwächere Miasma zum Vorschein.

Hahnemann schreibt:

Nur zwei Fälle sind mir in meiner Praxis von dreifacher Komplikation der drei chronischen Miasmen, der Feigwarzen-Krankheit mit venerischem Schanker-Miasm und zugleich mit entwickelter Psora zu behandeln vorgekommen, welche nach gleichen Grundsätzen geheilt wurden, nämlich daß zuerst auf die Psora gewirkt ward, dann auf das unter den andern beiden chronischen Miasmen, dessen Symptome zu der Zeit am meisten hervorragten, dann auf das zweite noch übrige. Nochmals mußte dann der Rest der noch vorhandenen, psorischen Symptome mit den ihnen angemessenen Arzneien bekämpft und dann erst vollends, was noch von Sykosis oder Syphilis übrig war, mit den jeder zugehörigen, oben angeführten Arzneien ausgetilgt werden.
[Samuel Hahnemann: Die chronischen Krankheiten, Bd. 1, S. 117-118]

Dieser Passus bedeutet *nicht*, wie manche Homöopathen behaupten, dass „Hahnemann Mittel im Wechsel gab". Er betont, dass eine neue, unterschiedliche Arznei nur dann gegeben werden darf, wenn *neue Symptome* auftauchen, die zu der nächsten aktiven miasmatischen Schicht gehören und *nicht*, bevor sie angezeigt ist.

Deshalb muss das Zeitschema die korrekten Daten enthalten: Sind Zysten, Gürtelrose, Influenza, Herpes und Myome Bestandteil der jüngsten Historie des Patientin, können wir klar erkennen, dass das sykotische Miasma das psorische suspendiert hat, auch wenn die Patientin erwähnt, dass sie früher an Ekzem, Schwindel und Tinnitus gelitten hat!

Frage 11: In welchem miasmatischen Zustand der gewählten Arznei befindet sich der Patient? Psorisch? Sykotisch? Syphilitisch?

Sobald der Homöopath das Simillimum bestimmt hat, ist es von entscheidender Bedeutung festzustellen, welches miasmatische Stadium der gewählten Arznei in dem natürlichen Krankheitsprozess vertreten ist. Jeder Patient verfügt über verschiedene Wege, das innere Ungleichgewicht zu kompensieren. Und jedes Mittel kann sich gegen diese Kompensationen richten. Typischerweise entwickelt der Patient zu Beginn eines Krankheitszustandes positive Kompensationen. Es liegt sozusagen in der Natur der Sache, dass der Patient versucht, etwas Positives zu tun, um die zentrale Wahnidee aufzulösen oder zu unterstützen. Dies hängt mit der psorischen Phase des natürlichen Krankheitsprozesses zusammen, die für das Geben und/oder Empfangen von Unterstützung steht! Jede Arznei hat Symptome, die mit einem der drei Miasmen korrelieren: der Psora, Sykose und Syphilis. Die Krankheitskompensationen können psorisch beginnen, im Laufe der Zeit aber zu sykotischen und später syphilitischen Formen fortschreiten, in Abhängigkeit von den miasmatischen Tendenzen des Patienten, den Ereignissen, der Konstitution und anderen Faktoren. Bei manchen Mitteln, beispielsweise den herausragenden syphilitischen Arzneien wie *Mercurius, Aurum, Alumina, Kalium jodatum* etc., kann die psorische Phase sehr kurz sein. Aber stark psorische Charaktere wie *Arsenicum album* und *Calcium carbonicum* bleiben starrsinnig auf dem Weg der positiven Kompensation. Betrachten Sie das Beispiel von *Lachesis* in Kapitel 7; hier kann der Homöopath die Entwicklung entsprechend der drei großen Miasmen Hahnemanns erkennen. Die Kompensationen führen von der psorischen Phase, die von der Suche nach Unterstützung geprägt ist, zum wilden sykotischen Stadium (dem verzweifelten Versuch, Ergebnisse zu erzielen) und schließlich zum destruktiven syphilitischen Stadium, in dem der Patient aufgibt und sich zurückzieht.

Warum sollen wir versuchen, das Stadium zu bestimmen?

- Erstens sagt es dem Homöopathen etwas über das derzeit dominante Miasma des Patienten und seine Kompensationen. Der psorische Mensch wird alles tun, um so lange wie möglich in der psorischen Phase zu bleiben und das syphilitische Stadium zu vermeiden. Seine psorischen Kompensationen sind vielfältig: Dickköpfigkeit, Suche nach Gesellschaft, Fleiß, Gewissenhaftigkeit, Religion, Musik etc. In diesem Fall sollte die gewählte Arznei ausgesprochen psorisch sein. Der syphilitische Mensch andererseits gerät schnell in einen zerstörerischen Kreislauf, da es ihm an Mitgefühl, Einsicht, Reue und Moral mangelt.
- Zweitens, wenn der Patient überwiegend psorische Ausdrucksformen (Kompensationen) des Simillimum zeigt und über einen langen Zeitraum in dieser Phase bleibt, ist die *Prognose*, und damit auch die Heilungszeit, sehr günstig, unabhängig davon, wie die offizielle Diagnose lautet! So kann beispielsweise die miasmatische Krankheitsphase dem Homöopathen den Unterschied zwischen einer langsam fortschreitenden und einer sich schnell entwickelnden Multiplen Sklerose (MS) zeigen. Dort wo die Allopathie darum kämpft zu verstehen, warum manche Fälle von MS nur langsam, andere aber wiederum rasch fortschreiten, weiß der Homöopath, dass in den sich langsam entwickelnden Fällen das psorische Miasma dominiert, während sich in den schnell fortschreitenden Fällen die Sykose mit der syphilitischen Krankheit verbunden hat. Eine weitere nützliche Information!
- Drittens erfahren Sie dadurch, mit welcher *Art von Patient* Sie es zu tun haben. Der psorische Mensch wird Ihre Anweisungen höchstwahrscheinlich befolgen, kooperieren und um eine engmaschige Betreuung bitten. Allerdings wird er sich in Kleinigkeiten verlieren (viel Wirbel um nichts machen) und dabei wichtige emotionale Veränderungen gar nicht zur Kenntnis nehmen (*Calcium carbonicum,*

Arsenicum album). Der syphilitische Patient hingegen wird Ihren Rat meist missachten und sich weigern, die Arznei einzunehmen, da ihm seiner Aussage nach „sowieso nichts hilft"; vielleicht hebt er die Wirkung des homöopathischen Mittels auch durch sein destruktives Verhalten auf (z. B. Drogen, Alkohol etc.). Der sykotische Patient wird die Dosis seiner Medizin verdoppeln, einfach nur, weil er „den Kick" liebt, den sein Körper dadurch erhält. Er sagt: „Wow, das sind großartige Mittel." Der sykotische Typus kann aber auch sehr misstrauisch hinsichtlich Ihrer Arznei sein, weil er die *Wahnidee hat, dass die Medizin Gift ist*. Gemischte miasmatische Zustände zeigen unterschiedliche Reaktionen. *Carcinosinum* nimmt alles peinlich genau und registriert empfindlich jede Reaktion seines Körpers. Der tuberkulinische Patient ist häufig schnell enttäuscht und gibt die homöopathische Behandlung entweder auf oder er kombiniert sie mit den „neuesten Wundermitteln" und Angeboten.

- Viertens lernt der Homöopath jede Arznei in ihrem vollen Ausmaß kennen, nicht nur ihr End- bzw. syphilitisches Stadium – welches gewöhnlich an den Schulen und in den Büchern gelehrt wird!
- Schließlich kann der Homöopath erkennen, dass sich der Fall entsprechend den Heringschen Regeln entwickelt, wenn die sykotische Phase des Arzneibildes in das psorische Stadium übergeht (siehe Kapitel 16).

Miasmen: Es geht immer um das Terrain!

Selbst bei meinen fortgeschrittenen Studenten beobachte ich die irrige Annahme, dass ein Miasma von einem Virus, Bakterium, Zeckenbiss etc. hervorgerufen wird. Es ist nicht der Keim; das Terrain ist von entscheidender Bedeutung! Warum entwickelt nicht jeder, der von einer Zecke gebissen wird, Borreliose? Bei allen Borreliose-positiven Patienten war der Biss einer mit dem Borreliose-Erreger behafteten Zecke der sprichwörtliche Strohhalm, der den Rücken des Kamels brach. Aber bevor sich der Mensch diese Krankheit zuziehen konnte, musste es eine Vorgeschichte von hochgradigem Stress (emotional, physisch oder mental) geben. Diese Patienten können oft mit ihren eigenen Worten erklären, wieso ihnen nichts mehr zum Kämpfen geblieben war.

Der miasmatische Boden und die Konstitution des Patienten bestimmen darüber, wie er seine einzigartigen Symptome und die gewöhnlichen, wenn auch variablen Symptome der Borreliose zum Ausdruck bringt. *Der Zeckenbiss bewirkt gar nichts, solange das Terrain nicht geschwächt und empfänglich ist!* Der Homöopath darf sich nicht vor Mikroben, Hefepilzen oder dem Krankheitsnamen fürchten. Eine Mikrobe *erzeugt kein* Miasma: Ihre Reaktion hängt von der Stärke der LK und dem miasmatischen genetischen Hintergrund des Patienten ab, oder wie Jung es nennt, von dem feststehenden und zwanghaften (nicht frei gewählten) vorbestimmten Reaktionsmuster.

Wir erkennen somit den großen Unterschied zwischen dem Ansatz der Allopathie und dem der Homöopathie, was das Thema Infektionen betrifft. Allopathen töten Mikroorganismen unter Verwendung von Medikamenten in physiologischen Dosen ab. Leider führt dies zu arzneimittelresistenten Mikroorganismen, besonders nach wiederholter Anwendung. Homöopathische Arzneien stimulieren das natürliche Abwehrsystem, das stärker wird als die Krankheitskraft, so dass die Mikroorganismen indirekt abgetötet werden, indem ein für das Überleben und die Vermehrung unwirtliches Terrain geschaffen wird. Homöopathische Mittel führen nie zu resistenten Mikroorganismen und überdies werden die natürlichen Abwehrmechanismen (LK, Qi, Immunsystem) dank der sanften und doch kraftvollen Wirkung der Arzneien gestärkt.

Kapitel 13

Fragen zur intrauterinen Vorgeschichte bei verhaltensauffälligen Kindern

Die neuesten allopathischen Erkenntnisse

In meiner Lokalzeitung, *The Santa Fe New Mexican* vom 24. August 2005, las ich einen Artikel mit dem Titel: *Wissenschaftler sagen: Feten fühlen erst in den letzten Monaten Schmerz.* Der Bericht war in der Augustausgabe des *Journal of the American Medical Association* erschienen und die Studie war von Wissenschaftlern an der University of California in San Francisco durchgeführt worden. Sie drehte sich natürlich um das Thema Abtreibung und bestätigte, dass „obwohl die an der Schmerzempfindung beteiligten Gehirnstrukturen bereits lange vor dem siebten Schwangerschaftsmonat gebildet werden, die Forschung vermuten lässt, dass diese wahrscheinlich nicht funktionieren." Fairerweise muss gesagt werden, dass sich nicht alle, die Forschungen zum Thema Schmerzempfindung von Feten betreiben, mit diesen Erkenntnissen einverstanden erklärten.

Ich brauche keine solche Studie, denn ich sehe, dass der Fetus bereits vom *ersten Tag* seiner Existenz an von psychischen Schmerzen, welche die Mutter erleidet, beeinflusst wird. Homöopathen begegnen häufig verhaltensauffälligen Kinder, deren Mütter unter emotionalem Stress (Verlassenheitsgefühl, Kummer, Betrug, Hören von schlechten Nachrichten etc.) litten. Das vorliegende Buch bringt viele Beispiele dazu. Homöopathen können diese psychologische „Infektion" bestätigen und wenn psychische Schmerzen, die von der Mutter übertragen werden, gefühlt werden können, so gilt dies auch für physische Schmerzen.

Informationen zur Schwangerschaft: Ein Hornissennest!

Wenn der Homöopath denkt, dass es schon schwierig ist, Informationen vom Patienten zu dessen intimster Vorgeschichte zu erhalten, dann ist das noch nichts im Vergleich mit den Hemmnissen, die sich auftun, wenn er versucht, Näheres von der Mutter hinsichtlich emotionaler Traumata während der Schwangerschaft und deren eventueller Auswirkungen auf ihr verhaltensauffälliges Kind zu erfahren. Die Gründe dafür liegen auf der Hand.

Erstens hat die Mutter eines verhaltensauffälligen Kindes bereits genug Schuldgefühle und Kummer darüber, dass ihr Kind ein Problem hat, welches oft sexueller oder krimineller Natur ist, oder in der Schule und zuhause mit Schwierigkeiten zu kämpfen hat. Der Versuch, eine klare intrauterine Ursache herauszufinden, die möglicherweise mit den Gedanken oder Handlungen der Mutter zusammenhängt, reicht aus, um das Ereignis in das Unterbewusstsein zu verdrängen.

Zweitens kann es sein, dass die Mutter noch andere Personen in die Geschichte einbeziehen muss, um die näheren Umstände des Traumas zu klären, was meist ein noch schlimmeres Szenario heraufbeschwört. Oft handelt es sich um nahestehende Verwandte, ihre Eltern oder den Vater des Kindes. Familienmitglieder spielen häufig eine wichtige Rolle bei der Entstehung des „Traumas", wobei dies oft unbewusst geschieht. Die Mutter verspürt vielleicht keine Neigung, solche Geschehnisse zu erörtern: „Man soll schlafende Hunde nicht wecken!"

Aber bevor man anklagend mit dem Finger auf jemanden zeigt (was der Homöopath ohnehin in jedem Fall vermeiden sollte), sollte man lieber an die Folgen denken, die selbst die leiseste Anspielung auf ein solches Trauma haben kann! Es kann das letzte Mal sein, dass er seine Patientin sieht!

Drittens und ganz entscheidend ist der Umstand, dass sich die Mutter auf die Frage „Wie ist Ihre Schwangerschaft verlaufen?", höchstwahrscheinlich allein auf die körperlichen Aspekte ihrer Schwangerschaft konzentrieren wird, außer wenn sie schwere Depressionen oder einen Unfall hatte oder ein besonders eklatantes Trauma erlitten hat. Gab es keine physischen Probleme wie Übelkeit, drohenden Abort, Blutungen, falsche Lage des Fetus etc., wird sie sagen, dass alles in Ordnung war! Die wichtigsten Auslöser, die mentalen und emotionalen Faktoren, welche die unglückliche Situation eines verhaltensauffälligen Kindes vielleicht erklären können, bleiben dann ungeklärt; dies gilt nicht nur für Allopathen, sondern auch für Homöopathen.

Es bleibt ein Rätsel, warum Schulmediziner selbst im 21. Jahrhundert so weit davon entfernt sind, einen Zusammenhang zwischen den Emotionen der Mutter und deren Auswirkungen auf den Fetus zu sehen; dieser Zusammenhang wurde schon vor langer Zeit in der Traditionellen Chinesischen Medizin (TCM) erkannt und noch viel mehr in der Homöopathie. In *The Foundations of Chinese Medicine* bemerken Giovanni Maciocia und Churchill Livingstone dazu im Kapitel „Krankheitsursachen": „Ein schwerer Schock der Mutter während der Schwangerschaft beeinflusst die Konstitution des Babys, besonders das Herz. Dies manifestiert sich oft durch einen bläulichen Schimmer auf der Stirn und dem Kinn." (1989, S. 135). Mehr wird in der TCM zu diesem überaus wichtigen Thema der intrauterinen Traumata allerdings nicht gesagt. Die Homöopathie mit ihren klaren Mustern geprüfter Arzneien kann das Trauma genau bestimmen und therapeutische Maßnahmen ergreifen, die alle anderen Behandlungsmethoden um ein Vielfaches übertreffen.

Ich schätze, dass die Allopathie Probleme damit hat, eine solche Verbindung herzustellen, weil sie dazu neigt, ihre Diagnosen anhand von Blutuntersuchungen, Röntgenstrahlen und anderen technischen Ergebnissen zu bestätigen. Mit solchen Methoden können die Emotionen des Fetus natürlich nicht gemessen werden. Ich wette, dass die Schulmediziner nur zu gern eine PET (Positronen-Emissions-Tomographie, A. d. Ü.) des Gehirns schwangerer Mütter durchführen würden, um zu sehen, ob sich die mütterlichen Emotionen auf die fetalen Gehirnstrukturen auswirken; bisher ist allerdings noch nichts in dieser Richtung geschehen. Und was wäre, wenn die Allopathie bei solchen Untersuchungen Unregelmäßigkeiten feststellen würde? Würde es zu einer therapeutischen Intervention führen? Es würde mich nicht überraschen, wenn die Schulmedizin anfangen würde, der schwangeren Mutter Beruhigungsmittel und Antidepressiva zu verabreichen.

Weil weder der Gynäkologe noch der Kinderarzt jemals solche „heiklen" Fragen stellen, um herauszufinden, ob eine Übertragung mütterlicher Emotionen auf den Fetus stattgefunden hat, denken die Mütter nicht im Mindesten darüber nach, wenn der Arzt oder Homöopath fragt, wie die Schwangerschaft verlaufen ist. Sie antworten lediglich: „Ganz gut." Leider nehmen allzu viele Homöopathen eine solche Antwort für bare Münze, womit sie einen der wichtigsten Bestandteile des Simillimum verpassen: den wahren Niemals-gesund-seit-Faktor (NGS). Möchte der Homöopath das Simillimum herausfinden, muss er den Ort des Traumas aufsuchen. Jeder gute Kriminaldetektiv geht zum Ort des Verbrechens, um herauszufinden, was „ungewöhnlich, eigentümlich und hervorstechend" ist, womit er eine Untersuchung gemäß Paragraph 153 vornimmt!

Ein Wort der Vorsicht: Gehen Sie sehr diplomatisch mit der Patientin um; seien Sie nicht grob, kalt oder aufdringlich, wenn Sie solche Fragen stellen. Die Patientin wurde vielleicht noch nie so etwas gefragt, gehen Sie also nicht sofort zur nächsten Frage über, sobald eine beantwortet ist. Geben Sie der Mutter Zeit, darüber nachzudenken. Kein Kreuzverhör! Beobachten Sie ihre Körpersprache; verräterische Hinweise wie Zögern, plötzliche Tränen oder Freudsche Versprecher können Ihnen Informationen zum Auslöser liefern. Bemerkt die Homöopathin ein solches Verhalten (ein Beweis dafür, dass sie ein sensibles Thema angestoßen hat), sollte sie der Mutter sanft erklären, dass diese Information sehr wichtig ist, um die Krankheit ihres Kindes zu beheben! Keine Mutter wird eine solche Bitte ablehnen! Es mag schmerzhaft sein; es mag tief innen vergraben sein; vielleicht hat sie bereits darüber nachgedacht, dass es ihr Baby beeinflusst haben könnte. Auf jeden Fall kann die Enthüllung einen Schock bedeuten! Benehmen Sie sich nicht wie ein Verfolger bei einer Vendetta! Hier ist es wichtiger denn je, dass sich der Homöopath auf die dominante Bewusstseinsfunktion der Patientin einlässt (siehe Kapitel 10).

Die folgenden Fragen sind von Bedeutung, weil sie oft mit „Beschwerden durch" in Verbindung stehen, die wiederum zu wichtigen Arzneien gehören, welche dem Bild des verhaltensauffälligen Kindes entsprechen (ADS, ADHS, Autismus-Spektrum-Störung oder Zwänge etc.).

Abb. 13-1:

Intrauterine Fragen

1. War die Schwangerschaft geplant? Erste Reaktion?
2. War die Schwangerschaft von Ihrem Partner und Ihrer Familie ersehnt?
3. Gab es eine Entfremdung oder Trennung von Ihrem Partner, der Familie oder Freunden?
4. Irgendwelche Konflikte mit Ihrem Partner und/oder der Familie?
5. Irgendwelche Todesfälle oder schlechte Nachrichten während der Schwangerschaft?
6. Geistige oder körperliche Überlastung?
7. Irgendwelche emotionalen Ereignisse?
8. Irgendwelche Veränderungen in der Familiendynamik?
9. Verlangen oder Abneigungen? Andere Stressfaktoren? Wie war der Geburtsvorgang?
10. Körperlicher Zustand und Alter der Eltern bei der Empfängnis?

1. War die Schwangerschaft geplant? War es der richtige Augenblick? Was war Ihre (der Mutter) erste Reaktion, als Sie hörten, dass Sie schwanger sind?

Der erste Mensch, der einen Einfluss auf den mentalen und emotionalen Zustand während der Schwangerschaft hat, ist die werdende Mutter selbst. Ihre erste Reaktion führt zu anfänglichen Veränderungen, da sie als Erste die Neuigkeit von ihrer Schwangerschaft erfährt bzw. zumindest richtigerweise vermutet, dass sie schwanger ist, wenn sie die Veränderungen in ihrem Körper spürt. Schwangerschaften ergeben sich häufig unvermutet, daher kann die erste Reaktion sein: „Oh, nicht gerade jetzt! Ich bin dafür einfach noch nicht bereit, weil..." Schule, Beruf, Umzug, eine nicht intakte Beziehung, körperliche und emotionale Überforderung und noch 100 andere Gründe können der werdenden Mutter Sorgen bereiten. Ich habe oft Bemerkungen gehört wie: „Meine Schwangerschaft mit ihr war der Grund dafür, dass nie etwas aus meiner Karriere geworden ist."

Ich bekam auch zu hören: „Ich bin trotz der Pille schwanger geworden (ja, das kann passieren!) und ich war mir nicht sicher, ob ich das Baby wollte. Ich mochte die Veränderungen meines Körpers nicht und ich hatte große Zweifel, ob ich eine gute Mutter sein könnte, da ich zu Wutanfällen neigte." Es war interessant, dass diese spezielle „mentale und emotionale" Ablehnung des Fetus den Versuch des Körpers nach sich zog, den Fetus auch physisch abzustoßen. In den letzten drei Wochen der Schwangerschaft wurde die Mutter mit Toxämie ins Krankenhaus eingewiesen (Blutdruck 220/190) und das Baby kam schließlich mit einem Schwall grünen Wassers heraus. Die Mutter fuhr fort: „Die Plazenta war abgestorben und hatte ihn schon seit Wochen nicht mehr ernährt. Er wog bei der Geburt nur fünf Pfund. Er verweigerte die Brust und weinte ununterbrochen, deshalb fiel ich in eine extreme Nachgeburtsdepression und hatte Angst, ich könnte ihm weh tun (Indikation für *Sepia!*).

Manche Frauen mögen es anfangs nicht, schwanger zu sein. Einigen gefällt es nicht, „fett" zu werden, da sie glauben, es würde sie hässlich machen. Andere sind die ganze Schwangerschaft über erschöpft. Ich hatte eine Patientin, die sagte, dass sie sich „darüber ärgerte, wegen Schwangerschaftserbrechen, drohendem Abort und dem Gefühl, in der Falle zu sitzen, ans Bett gefesselt zu sein" (da es ihr unmöglich war, irgendwohin zu gehen). Eine andere schwangere Mutter hatte das Gefühl, dass ihr ungeborenes Kind „wie ein Außerirdischer war und alle Energie aus mir heraussog". Die Wucht dieser Emotionen wird auf den ungeborenen Fetus übertragen.

Der Gedanke „Ich kann nicht ausgerechnet jetzt schwanger sein" bedeutet eine direkte Ablehnung des Fetus in seinen allerersten Lebenstagen, eine unbewusste Weigerung, eine Bindung mit dem Fetus einzugehen. Es kann noch schlimmer werden, wenn die Mutter von starker Übelkeit und Erbrechen (Hyperemesis gravidarum) geplagt wird, was zu negativen Gefühlen gegenüber dem ungeborenen Baby führen kann. Daher sollte der Homöopath nach der ersten emotionalen Reaktion der Mutter fragen. War es Freude, Ärger, Frustration, Schock – oder vielleicht Traurigkeit, weil sie immer schwanger werden wollte, um ihren Eltern einen Enkel zu schenken, diese aber nun verstorben sind? Jetzt können diese eigentlich freudigen Neuigkeiten vergrabenen Kummer verstärken und an die Oberfläche bringen und in der Mutter die Sehnsucht danach wecken, was *hätte sein können*: glückliche Augenblicke mit ihren Eltern (*Heimweh*). Traurigkeit kann auch die frohe Nachricht überschatten, weil die Beziehung zum Ehemann nicht in Ordnung ist oder weil die werdende Mutter unverheiratet ist.

Noch eine Geschichte: Die Mutter war enttäuscht, als sie die „schlechte Nachricht" hörte, dass ihr Baby ein Junge war, denn sie wünschte sich ein Mädchen. Um alles noch schlimmer zu machen, wurde ihr außerdem mitgeteilt, dass ihr ungeborener Sohn „vielleicht" eine Spina bifida, einen kongenitalen Defekt der Wirbelsäule, hatte. Eine Zeitlang war sie total geschockt, hysterisch und sie weinte ununterbrochen. Vielleicht müsste sie das Kind abtreiben und das stand im Widerspruch zu ihrer religiösen Überzeugung. Eine Woche später kamen die negativen Ergebnisse zurück und es stellte sich als falscher Alarm heraus. Aber der Schaden war bereits angerichtet. Ihr Kind ist jetzt voller Ängste, sehr betroffen, wenn es krebskranke Kinder im Fernsehen sieht, es hat Angst, dass ihm jemand wehtun will und große Angst vor der Dunkelheit, Gewitter etc. Der Grundstein für sein Temperament und Verhalten wurde **interauterin** durch den unglückseligen Wunsch der Mutter nach einem Mädchen und ihre Erwartungsängste gelegt, die zu einer verstimmten Konstitution führten.

Die Realität ist oft bizarrer und komplizierter als alles, was sich ein Homöopath ausdenken kann. Eine meiner Patientinnen war als das „gute Mädchen" in der Familie bekannt. Sie besuchte die Schwesternschule und war sehr fleißig. Sie war nicht verheiratet, traf sich aber mit einem Mann, der angeblich keine Kinder mehr zeugen konnte (nur eine irreversible Vasektomie kann das garantieren!). Als sie herausfand, dass sie schwanger war, bedeutete dies einen großen Schock für sie (*das Hören von schlechten Nachrichten*). Dann geriet sie in Verlegenheit: „Ich bin doch die Gute in der Familie. Ich bin nicht verheiratet und jetzt stehe ich hier, schwanger! Was werden die Leute sagen, wenn sie es herausfinden?"

Sie hatte das Gefühl, das ihre Familie ihretwegen enttäuscht sein würde und weinte, als sie die Neuigkeit erfuhr. Sie schien aber in relativ kurzer Zeit darüber hinwegzukommen, wurde ganz aufgeregt und begann, die Dinge in Ordnung zu bringen: Hochzeitsvorbereitungen, die Suche nach zukünftigen Babysittern, der Abschluss der Schwesternschule etc. In dieser Zeit erlebte sie oft ein Gefühl der Frustration im Hinblick auf ihren zukünftigen Ehemann, da sie die Dinge in einer bestimmten Art und Weise haben wollte. Sie sagte, dass sie nicht gerne negative Emotionen zum Ausdruck brachte, weshalb sie diese meistens für sich behielt. Am Ende der Schwangerschaft durchlebte sie große emotionale Aufregungen und Erwartungsspannung und als dann das Baby geboren wurde, war die Luft vollkommen raus. In der Stillzeit litt sie an einer Wochenbettdepression und es wurden viele negative Emotionen auf das Baby übertragen!

Die meisten Menschen können nicht verstehen, dass selbst wenn die Emotion nur wenige Tage oder gar Stunden besteht, der Einfluss auf den Fetus trotzdem immens sein kann. Man sieht dies deutlich in Fällen, wo zwei oder mehr Kinder in der Familie sind und nur eines davon verhaltensauffällig ist. Der Homöopath sollte diese Schwangerschaften sofort durchleuchten und nach einem emotionalen Auslöser für die Geburt des verhaltensauffälligen Kindes suchen! Vergleichen Sie die verschiedenen Schwangerschaften und fragen Sie die Mutter: „Was glauben Sie, war bei der Schwangerschaft mit diesem verhaltensauffälligen Kind anders?" Die Gründe liegen meist jenseits aller Vorstellung, wie anhand der Beispiele in diesem Buch deutlich wird.

2. War die Schwangerschaft von Ihrem Partner und/oder Ihrer Familie ersehnt?

Ein emotionales Trauma kann vielleicht auch bis zu den engsten Familienmitgliedern zurückverfolgt werden: dem Ehemann, den Eltern beider Seiten, bis hin zur weiteren Verwandtschaft und engen Freunden! Die werdende Mutter reagiert extrem empfindlich auf negative Kommentare und Kritik von anderen, besonders von denjenigen, die sie eigentlich unterstützen und ihre Freude teilen sollten! Unterschätzen Sie nicht die Reaktionen der werdenden Mutter. Der Mann in ihrem Leben ist oft noch nicht bereit, Vater zu werden (oder wieder Vater zu werden!). „Ich wollte unsere Freiheit genießen und erst noch ein bisschen herumreisen." „Wir können uns kein zweites Kind leisten." „Ein Kind reicht." „Ich bin noch nicht bereit zu heiraten und sesshaft zu werden." All diese Äußerungen werden als Zurückweisung (*Verlassenheit*), schlechte Nachrichten, sogar als Betrug an der werdenden Mutter (*Beschwerden durch enttäuschte Liebe*) empfunden! Sollte der Ehemann bei der ersten Konsultation anwesend sein, ist es vielleicht besser, ihn hinauszuschicken, während Sie diese Frage stellen.

In der Schwangerschaft ärgert sich der Ehemann vielleicht darüber, dass er weniger Aufmerksamkeit bekommt und zieht sich von seiner Frau zurück. Großeltern freuen sich möglicherweise nicht über ein weiteres Enkelkind und zeigen keine sonderliche Begeisterung, auch wenn es für diese Frau die erste Schwangerschaft ist. Oder die Familie sagt: „Du kannst unter gar keinen Umständen für dieses Baby sorgen, du bist ja selbst noch ein Kind!" Natürlich sind manche unverheirateten werdenden Mütter noch sehr jung und sie erhalten oft keinerlei Unterstützung geschweige denn eine begeisterte Reaktion von den Eltern oder dem Freund. Selbst wenn sich die Familie schließlich doch darüber freut, ist der Schaden bereits angerichtet. In solchen Fällen vergessen die Mütter häufig die ganze Geschichte und sagen: „Natürlich waren mein Mann und unsere Eltern überglücklich, als sie von meiner Schwangerschaft erfuhren!"

3. Gab es eine Entfremdung oder Trennung von Ihrem Partner, der Familie oder Freunden während der Schwangerschaft? War Ihr Partner die meiste Zeit zuhause oder war er aus beruflichen Gründen unterwegs?

Stellen Sie diese Fragen, um Zustände von *Schreck und Verlassenheit* aufzuspüren, zwei der häufigsten und wichtigsten NGS-Faktoren (Beschwerden durch) eines verhaltensauffälligen Kindes. Die Schwangerschaft, insbesondere die erste, ist oft eine Zeit erhöhter Ängstlichkeit. Kent vergleicht die Primigravida (die zum ersten Mal schwangere Patientin) mit einem nervösen Rennpferd; *Aconitum* ist eine Arznei, die bei der angsterfüllten werdenden Mutter oft benötigt wird. Sie hat vielleicht Angst, dass etwas schief gehen wird; dass die Geburt übermäßig schmerzhaft sein wird; dass sie sterben könnte; dass sie nicht genug Milch für das Baby hat; dass sie irgendetwas in der Schwangerschaft gemacht hat, was dem Baby schaden könnte etc. Solche Gedanken führen oft zu Fehlgeburten, bei denen *Aconitum* **das** Mittel der Wahl ist.

Was, wenn die Patientin bereits ein verhaltensauffälliges Kind hat und nun zum zweiten Mal schwanger ist? Mit Sicherheit wird es zu Angst und Erwartungsspannung kommen, die auf den ungeborenen Fetus übertragen werden. Es ist offensichtlich, dass eine Schwangerschaft für viele Frauen eine Zeit ist, in der sie ein gesteigertes Bedürfnis nach emotionaler und körperlicher Unterstützung haben. Erscheinen diese Frauen vorher stark, sogar unabhängig, brauchen sie während der Schwangerschaft doch eine nahestehende Gruppe, von der sie unterstützt werden – den Ehemann, die Familie und Freunde, in dieser Reihenfolge. Sogar ein verminderter Kontakt zu Freunden während der Schwangerschaft kann als Betrug oder Verlassenwerden empfunden werden. Auch wenn sich die Arbeitssituation des Ehemannes nicht geändert hat, wächst die „Bedürftigkeit" der werdenden Mutter; dies ist eine natürliche Reaktion, keine Pathologie!

All dies wird nur noch schlimmer, wenn der Ehemann plötzlich aus beruflichen Gründen verreisen muss und vielleicht sogar mehrere Wochen am Stück unterwegs ist. Selbst wenn dies vor der Schwangerschaft normal war, ist es jetzt eine ganz andere Sache. „Ich möchte meinen Mann in der Nähe wissen ... nur für den Fall, dass etwas passiert." Diese Situation bringt die Mutter oft in einen *Argentum nitricum*-Zustand: „Was, wenn ich meinen Mann nicht erreichen kann?" „Was, wenn dies oder jenes passiert?" „Was, wenn Blutungen oder Wehen einsetzen?" So etwas findet man natürlich viel häufiger bei den ängstlicheren *Carbon*-Menschen (*Kalium carbonicum, Calcium carbonicum*), *Arsenicum album* und verwandten Mitteln (*Kalium arsenicosum, Calcium arsenicosum*), sowie bei der empfindsamen und phobischen *Phosphorus*, einer natürlichen Bluterin, bei der es häufig zu vorzeitigen Blutungen kommt. Wo normalerweise die Abwesenheit des Ehemannes nie ein bestimmtes Gefühl hervorgerufen hat, wird sie nun in „Verlassenwerden" übersetzt! „Du warst nicht für mich da, als ich dich brauchte!" lautet der Kampfschrei und schon ist das Trauma geschehen. Seien Sie nicht überrascht, wenn bei normalerweise sehr intelligenten Menschen während der Schwangerschaft „primitive", hysterische Emotionen auftreten.

Es ist gut möglich, dass die Schwangerschaft die normalerweise dominante Bewusstseinsfunktion ändert. So kann sich beispielsweise die denkende Person (besonders *Lachesis* und *China*, die leidenschaftliche und paranoide Mittel mit Verfolgungswahn sind) in einen archaischen, primitiven fühlenden Typus verwandeln, wodurch alle möglichen Arten von Emotionen bis hin zu Eifersucht und Misstrauen geweckt werden. Der Homöopath kann sehen, wie *Lachesis* im Verlauf der Schwangerschaft viele Aspekte von *Natrium muriaticum* annimmt: Sie wird schweigsam, reizbar, zurückgezogen etc. Dies führt leicht zu einer Entfremdung vom Ehemann – oder die werdende Mutter nimmt eine Entfremdung wahr, wo gar keine ist. „Natürlich will er mich nicht mehr; ich bin hässlich und fett. Vielleicht sucht er nach einer anderen Frau" (*Wahnideen: ist verlassen und unglücklich* [*China*]; *er wird in die Irrenanstalt geschickt* [*Lachesis*]; *ein Liebhaber ist hinter dem Ofen* [*Hyoscyamus*]. Der Homöopath muss daran denken, dass die Schwangerschaft eine Zeit sein kann, in der miasmatische Zustände zum Leben erwachen; so kann beispielsweise die Erweckung des sykotischen Miasmas zu einem frühen Abort oder dem Wiederaufleben von Eifersucht und Misstrauen führen.

Vor allem Familienmitglieder können unbeabsichtigt Schaden anrichten. Jetzt, da die werdende Mutter solche freudigen Neuigkeiten hat, hofft sie nach einer langen Zeit der Entfremdung vielleicht auf eine Versöhnung mit ihren Eltern und erneute Annäherung, stößt aber nur auf eine kalte oder gar gleichgültige Reaktion. Ich habe sogar gehört, dass Eltern zu ihrer schwangeren Tochter, die dringende, möglicherweise lebensrettende Hilfe brauchte, gesagt haben, dass „alles in Gottes Händen liegt; es gibt keinen Grund für uns zu kommen." Die daraus entstehenden Emotionen können Gefühle von Verlassenheit, unerwiderter Liebe, grober Behandlung, Ärger, Unglauben, Kummer etc. auslösen. Es hängt ganz davon ab, wie die werdende Mutter auf solche Bemerkungen reagiert. Raten Sie nicht einfach, fragen Sie die Patientin, was sie gefühlt hat! Eines ist sicher: Der ungeborene Fetus war den Emotionen der Mutter ausgesetzt!

4. Gab es irgendwelche Konflikte mit Ihrem Partner und/oder der Familie?

Streitigkeiten oder Uneinigkeiten sind schnell wieder vergessen, besonders, wenn anschließend alles wieder gut lief. „Gab es Spannungen zwischen Ihnen und Ihrem Mann und/oder der Familie?" *Beschwerden durch Uneinigkeit zwischen Vorgesetztem und Untergebenem* sind eine häufige Causa, die alle möglichen Arten von Emotionen bei der werdenden Mutter und dem Fetus auslöst. Stellen Sie sicher, dass Sie bis zum Grundthema vordringen und fragen Sie die Mutter: „Wie haben Sie auf diese Uneinigkeit reagiert? Wie haben Sie sich gefühlt? Was war dabei Ihre vorherrschende Emotion? Wie lange hielt dieses Gefühl an? Hat dieses Ereignis eine bleibende Narbe hinterlassen? Denken Sie immer noch daran (*traurige Gedanken, hartnäckig*)?" Wie eine Mutter es ausdrückte: „Mein Ärger über meinen Mann dauerte länger als die gesamte Schwangerschaft!"

5. Ist irgendjemand, der Ihnen nahe stand, während der Schwangerschaft gestorben oder haben Sie irgendwelche schlechten Nachrichten erhalten?

Schlechte Nachrichten sind immer ein Schock für das System und ihre Auswirkungen sollten nicht unterschätzt werden. Die Schwangerschaft versetzt eine Frau in einen überaus empfindlichen bzw. empfänglichen Zustand, so dass das Trauma immer viel stärker empfunden wird. Die Art und Weise, wie die Patientin auf die schlechten Nachrichten reagiert hat, gibt Ihnen Aufschluss über die mögliche Arznei und den aktiven miasmatischen Zustand von Mutter und Kind. „Als ich die Nachricht erhielt, konnte ich mich nicht mehr bewegen, ich fühlte mich wie gelähmt." (*Gelsemium*). Oder: „Ich habe den ganzen Tag lang geweint." (*Ignatia*); „Ich stand völlig neben mir, konnte keine Entscheidungen mehr treffen und war besessen von Details." (*Silicea*); „Ich hatte das Bedürfnis, mich zuhause zu verkriechen und alle meine Freundinnen anzurufen." (*Calcium carbonicum*).

All diese wichtigen Mittel können für die verschiedenen Wege eingesetzt werden, wie die Menschen auf das Hören von schlechten Nachrichten reagieren. Leider kann ein emotionales Trauma auch zu *körperlich* auffälligen Kindern führen. Ich hatte einen Fall eines fünfjährigen Kindes, dessen Vater bei einem Autounfall ums Leben kam, als die Mutter schwanger war. Dieses Kind hatte einen Sprachfehler, eine verzögerte Sprachentwicklung und musste nicht weniger als drei erfolglose Operationen über sich ergehen lassen. Das bei der Mutter angezeigte

Kummermittel war auch die Arznei, welche die Sprache des Kindes korrigierte. Wenn zum Beispiel eine empfindsame, gerechtigkeitsorientierte Person wie *Causticum, Phosphorus, Aurum* oder *Lachesis* eine schlechte Nachricht über ein Weltgeschehen (oft Kriegsverbrechen) erhält, kann sie ihre Emotionen leicht auf den Fetus übertragen.

Das Hören von schlechten Nachrichten kann sowohl die gegenwärtige als auch die *nächste* Schwangerschaft beeinflussen. Ich erlebte das tragische Beispiel eines Freundes, der zu Unrecht für acht Tage ins Gefängnis musste. Seine Frau war während dieser Zerreißprobe zum zweiten Mal schwanger; es kam sofort zu einer Fehlgeburt. Als sie Monate später wieder schwanger wurde, befand sie sich immer noch in einem derartigen Zustand von Bedürftigkeit, Schreck und Kummer, dass dieses zweite Kind mental auffällig war, während das erstgeborene Kind völlig normal war.

6. Haben Sie sich körperlich und/oder geistig überarbeitet??

Fragen Sie in jedem Fall: „Haben Sie weitergearbeitet? Wie lange haben Sie gearbeitet? Hat sich Ihre berufliche Situation während der Schwangerschaft geändert (mehr Verantwortung oder Aufgaben als gewöhnlich)? Mussten Sie aufhören zu arbeiten? Wie haben Sie darauf reagiert? Haben Sie sich von dem, was Sie bereits tun mussten, überfordert gefühlt?“ Dies ist insbesondere dann der Fall, wenn die Mutter bereits Kinder hat. Fragen Sie in jedem Fall, wie viele Jahre die Kinder auseinander sind. „Wie waren Ihre letzten Schwangerschaften/Geburten? Haben Sie unter morgendlicher Übelkeit, Nachgeburtsdepression oder anderen Krankheiten gelitten?“

Besondere Aufmerksamkeit müssen wir den Beschwerden durch mentale Überlastung schenken (*Beschwerden durch geistige Überanstrengung* [*Nux vomica*, 4]; *geistige Arbeit ermüdet* [*Nux vomica*, 2]; oder *geistige Arbeit ist unmöglich* [*Nux vomica*, 2]. Weil *Nux vomica* das akute Komplementärmittel zu *Sepia* ist, wissen wir, dass die Gefahr einer Fehlgeburt (5. bis 7. Monat) und natürlich einer Wochenbettdepression besteht. Denken Sie auch an andere fettgedruckte Mittel mit Verschlimmerung durch geistige Anstrengung: *Argentum nitricum, Lachesis, Lycopodium, Natrium carbonicum, Natrium muriaticum, Staphysagria* und *Tuberculinum*; jedes dieser Mittel kann in engem Zusammenhang mit der Geburt eines verhaltensauffälligen Kindes stehen.

7. Haben Sie gehäuft irgendwelche der folgenden Ereignisse erlebt: Situationen bei der Arbeit oder zuhause, die zu Empörung geführt haben; Schreck; Eifersucht; Kummer; Betrug; finanzielle Sorgen?

Fragen Sie nach solchen starken Emotionen, insbesondere Schreck, die bei vielen verschiedenen Mitteln eine große Quelle für NGS-Ereignisse darstellen und nach denen normalerweise nicht gefragt wird. „Hatten Sie irgendwelche furchteinflößenden Erlebnisse (Mord, Unfall, Selbstmord, Raub, Feuer, irgendetwas, das in der Schwangerschaft schief ging etc.)?" Kummer, Betrug und Entrüstung bleiben gewöhnlich im Kopf der Patientin haften. Sie brauchen nur an „Schreckmittel" wie *Stramonium, Hyoscyamus, Opium, Gelsemium, Lycopodium* und *Pulsatilla* zu denken und werden feststellen, dass sie alle eine Rolle bei vielen autistischen Kindern spielen. In einem solchen Augenblick werden auch schlafende oder latente Miasmen aktiviert, ausgelöst durch das schreckerregende Erlebnis.

8. Gab es irgendwelche Veränderungen in der Familiendynamik? Mussten Sie den Menschen, die mit Ihnen zusammen leben, mehr Aufmerksamkeit schenken (Mutter, Verwandte, andere Kinder)?

Versäumen Sie es nicht, nach Änderungen in der Familiendynamik während der Schwangerschaft zu fragen, da dies zusätzlichen Stress für die werdende Mutter bedeuten kann. Es könnte sein, dass ein Stiefkind, die eigene Mutter oder die Schwiegermutter eingezogen ist. Vielleicht wurde ein anderes Kind dieser Familie schwerkrank und brauchte mehr Aufmerksamkeit von der Mutter. Vielleicht kam ein Stiefkind am Ende einer überaus stressigen Schwangerschaft für zwei Monate in den Ferien zu Besuch. Ein weiteres Beispiel aus meiner Praxis ist das Folgende: Bei dem Ehemann wurde die Diagnose Krebs gestellt, noch bevor seine Frau schwanger wurde. Sie beschlossen aber beide, da sie immer schon den Wunsch hatten, Eltern zu werden, mit ihren Versuchen, ein Kind zu zeugen, fortzufahren. Allerdings hatte die Mutter in spe anfangs auf die Diagnose ihres Ehemannes mit großem Entsetzen reagiert und war bis in ihr Innerstes erschüttert gewesen. Dieser Vorfall führte bereits zu einem Abfall der Essenz (LK) dieser Patientin und schuf damit die Rahmenbedingungen für ein problematisches Kind (siehe Frage 10). Der größte Teil der Schwangerschaft wurde von den Behandlungen des Ehemannes beherrscht, was möglicherweise Verlassenheitsgefühle und emotionale Aufregung (Stress) bei der werdenden Mutter auslöste. Natürlich kam es dadurch auch zu einer Veränderung in der Familiendynamik, da der Ehemann sehr viel abhängiger von seiner Frau wurde.

9. Hatten Sie irgendwelche besonderen Nahrungsverlangen oder -abneigungen? Alkoholkonsum? Rauchen? Wie war der Geburtsvorgang? Welchen Apgar-Wert hatte das Baby? Gab es emotionalen Stress in der Stillzeit?

Verlangen und Abneigungen sind bedeutsam, da sie das Miasma anzeigen, das vom Ehemann auf die werdende Mutter übertragen wurde. Pica gravidarum (Gelüste in der Schwangerschaft) stellen für den Homöopathen eine wichtige Information dar, auf die er sofort reagieren muss, um die gute Gesundheit der Mutter und des zukünftigen Kindes zu gewährleisten! Es besteht kein Zweifel daran, dass jede schwangere Frau homöopathisch behandelt werden sollte, wenn möglich schon bevor sie schwanger wird!

Der Geburtsvorgang ist gleichermaßen wichtig. Wir denken insbesondere an Schädeltraumen (Zangen-, Saugglockengeburt, verlängerte Zeitdauer der Geburt), die vielleicht ein Mittel wie *Helleborus, Thuja* oder *Cicuta* erfordern, je nachdem welches Bild vorliegt. Mit Sicherheit sind solche sykotischen und syphilitischen Arzneien auch eine Lösung für ADS- und autistische Kinder. Ein emotionales Trauma kann auch während der Geburt entstehen. Eine meiner Patientinnen gab eine treffende Beschreibung ab: „Bei unserer Ankunft im Krankenhaus fiel mein Mann in Ohnmacht. Alle Schwestern kümmerten sich nur um ihn, während ich mit meinen Wehen kämpfte. Mein Mann scheint immer das Interesse von Frauen auf sich zu ziehen (ein Anflug von Eifersucht?). Ich war in diesem Augenblick sehr wütend und fühlte mich verlassen, ja, sogar gekränkt."

Das Ergebnis war ein ruheloses, bedürftiges und oft zorniges Kind, das natürlich den Stempel ADHS bekam, aber in Wirklichkeit ein *Tarentula*-Kind war.

Selbst wenn während der Schwangerschaft und bei der Geburt alles in Ordnung war, kann das Kind auch noch in der **Stillzeit** von emotionalen Traumata beeinflusst werden. In den Prüfungen von *Ignatia* findet man eine solche enge Beziehung: *Kolik der Säuglinge nach dem Trinken an der Brust der Mutter, die an Kummer leidet* (Hering). Es ist gerade so, als würde man Kummer an das Baby verfüttern! Daher muss der Homöopath auch den mentalen und emotionalen Zustand der Mutter in der Stillzeit berücksichtigen. Ein weiteres Beispiel ist Epilepsie bei einem Kind, dessen Mutter einen Schreck in der Stillphase erlitten hatte: *Kind bekam Epilepsie infolge Schreck oder Zornanfall der Mutter während der Stillperiode*, ein Prüfungssymptom von *Bufo*.

10. Wie war Ihr körperlicher Zustand und wie alt waren Sie zum Zeitpunkt der Empfängnis? Wie ging es Ihrem Partner und wie alt war er?

Es interessiert mich, was die Allopathie zu diesem Thema zu sagen hat. Der Spruch „meine biologische Uhr tickt" bezog sich bisher immer nur auf Frauen, aber „mittlerweile gibt es Hinweise dafür, dass die Zeit auch bei Männern abläuft und ihnen damit einige gesunde Kinder verloren gehen", sagt Jay Schinfeld, ein Spezialist für Fruchtbarkeitsstörungen am Abrington Reproductive Medicine Institute. Die neuesten Untersuchungen lassen vermuten, dass die Wahrscheinlichkeit, ein autistisches Kind zu haben, bei älteren Vätern höher ist. Bei Männern unter 20 liegt das Risiko, Vater eines autistischen Kindes zu werden, bei ca. 6:1000. Erreicht ein Mann die 50 (womit er ein sehr viel höheres Alter hat als jenes, welches in der TCM als geeignetes Fortpflanzungsalter favorisiert wird), steigt dieses Risiko auf ca. 52:1000. „Die beste Zeit für einen Mann, ein gesundes Kind zu zeugen, ist dieselbe wie bei der Frau – mit ungefähr 25", sagt Dolores Malaspina, Professor für Psychiatrie an der New York University und Co-Autorin der Studie.

Dieselbe Ärztin führte auch eine Studie durch, die einen Zusammenhang zwischen dem Alter des Vaters und Schizophrenie aufzeigte. Sie fand heraus, dass Kinder, deren Väter über 50 waren, einem dreifach höheren Risiko, Schizophrenie zu entwickeln, ausgesetzt waren, als solche, deren Väter in den Zwanzigern waren.

Während dieselben Autoren nach wie vor keinen blassen Schimmer haben, welcher Grund hinter diesen Statistiken steckt (denn auch die Betrachtung der Altersstatistiken liefert keinen Aufschluss), weiß der erfahrene Homöopath, dass dies alles mit der Entwicklung vom psorischen zum sykotischen oder syphilitischen Miasma zusammenhängt; diese tauchen in der heutigen Gesellschaft leider in immer früherem Alter auf. Schizophrenie und auch die meisten Störungen des Autismus-Syndroms sind syphilitische Ausdrucksformen; hier kann der Homöopath immer das syphilitische Miasma in der Familiengeschichte des Patienten finden bzw. das, was einige Wissenschaftler als „Codierungsfehler in der DNA" bezeichnen.

Diese berühmten Spezialisten könnten etwas von der TCM lernen, denn ihre Ergebnisse stimmen nicht mit den Erkenntnissen der TCM überein. In der TCM **speichert das Wasser-Element (Niere) die Essenz, welche über Geburt, Wachstum, Reproduktion und Entwicklung herrscht**. Diese Essenz kommt von den Eltern und wird teilweise mit dem Qi aus der Nahrung aufgefüllt, sie legt unsere Grundkonstitution, Stärke und Vitalität fest (d. h., unser vorherrschendes Miasma). Die ererbte Konstitution hängt von der Stärke und Qualität der elterlichen Essenz im Allgemeinen und zum Zeitpunkt der Konzeption im Besonderen ab. Ist die Essenz der Eltern schwach, wird die „Niere" des Kindes geschwächt sein. Dies kann sich in Form von mangelhafter Knochenentwicklung, geistiger Retardierung, Hühnerbrust, lockeren Zähnen, Spina bifida etc. äußern. Diese Erscheinungen stellen primär Manifestationen des syphilitischen Miasmas dar.

Die Nierenessenz ist auch die materielle Grundlage für die Bildung von Spermien bei Männern und Eizellen bei Frauen. Heutzutage finden wir mehr und mehr Fälle von Unfruchtbarkeit infolge der Produktion von abnormen Spermien und/oder dem Fehlen von Spermien. In solchen Fällen ist die von den Eltern vererbte Essenz zweifellos vom syphilitischen Miasma beeinflusst! Abnorme Spermien reagieren recht gut auf eine homöopathische Behandlung; fehlen die Spermien gänzlich, wird es schwieriger. Somit kann eine ungenügende Essenz der Grund für Unfruchtbarkeit, Impotenz und mangelhafte Entwicklung bei Kindern (körperlich oder geistig), Wachstumsstörungen und vorzeitige Senilität sein.

Betrachten wir diese Faktoren, versteht sich von selbst, dass einer der wichtigsten Aspekte bei der Versorgung des Kindes mit einer guten Essenz von Seiten der Eltern ihr **Alter** ist. Da die Nierenessenz mit zunehmendem Alter abnimmt, kann die Konstitution des Kindes darunter leiden, wenn die Eltern zum Zeitpunkt der Zeugung zu alt sind. In der TCM liegt das ideale Alter für die Fortpflanzung bei der Frau zwischen 28 und 35, und bei Männern zwischen 32 und 40 Jahren (beachten Sie, wie unterschiedlich diese Zahlen im Vergleich zu jenen der oben zitierten Studie der schulmedizinischen Fruchtbarkeitsspezialisten sind!). Der Homöopath muss daran denken, denn Frauen werden mit Hilfe von Sterilitätsbehandlungen nun auch im höheren Alter schwanger. Befinden sich die Eltern zum Zeitpunkt der Empfängnis in einem Zustand der **Erschöpfung**, kann dies gleichermaßen zu einer erblichen Schwäche ihres Kindes führen. Dies erklärt den manchmal auffallenden Unterschied in der körperlichen Erscheinung und Persönlichkeit von Geschwistern.

Das Beispiel eines meiner Tennisfreunde zeigt dies ganz deutlich. Er hat drei Kinder, das jüngste ist sechs Jahre alt, die älteren 9 und 11. Er erzählte mir, dass sich sein jüngster Sohn bei einem einfachen Sturz den Oberschenkel und mit einem Jahr auch schon den Oberarm gebrochen hatte und außerdem an einem Hörschaden litt. Dies alles sind Ausdrucksformen von mangelnder Nierenessenz. Ich musste nicht fragen, ob es sich um das jüngste Kind handelte. Die beiden älteren Kinder hatten keinerlei Probleme dieser Art, damit war das Alter der Eltern bei der Konzeption (der Vater war 47, die Mutter 43), jenseits des idealen Zeitpunktes für die Zeugung eines Kindes. Außerdem befand sich die Mutter in einem *Sepia*-Zustand, was ebenfalls zu den „syphilitischen" Defekten des jüngsten Kindes beitrug!

Wenn ich mir all diese Fragen anschaue, staune ich über die Tatsache, dass auf dieser Welt überhaupt noch ein einziges gesundes Kind zur Welt kommt!

TEIL II

Fallmanagement für Fortgeschrittene

Kapitel 14

Die endgültige Potenzwahl

Die große Debatte in der Homöopathie

Von den Anfängen der Homöopathie bis heute tobt die Debatte zwischen den Verschreibern von tiefen und jenen von hohen Potenzen. Kein anderes Thema verursacht so viel Verwirrung und lässt mehr die Fetzen fliegen und doch ist es entscheidend, dass die Homöopathen zu einem vernünftigen Konsens kommen. Die Gemüter kochen hoch und jeder behauptet, mit seiner Potenzwahl Erfolg zu haben. Ich zweifle zwar nicht daran, dass sowohl die Verschreiber von Tiefpotenzen als auch die von Hochpotenzen in gewissem Maße Recht haben, aber es muss einen Mittelweg geben, einen Weg, der der Vernunft und nicht der Leidenschaft entspringt. Ich möchte ausdrücklich betonen, dass ich hier von der „Potenz" (Stärke) der Arznei spreche, nicht von der „Dosis" (der verabreichten Menge). Es versetzt mich immer wieder in Erstaunen, dass Homöopathen weltweit diese Begriffe durcheinanderbringen, wo doch herausragende Homöopathen von Hahnemann bis zu H. R. Roberts eine klare Unterscheidung zwischen diesen beiden Konzepten vorgenommen haben. Schuld daran hat vor allem James Tyler Kent, der behauptete, dass die Dosis keinen Unterschied machte. Viele der heutigen Homöopathen folgen ihm nach, wodurch sie ähnliche (und auch unähnliche) Verschlimmerungen hervorrufen, so dass die Patienten sich von der Homöopathie abwenden und nie mehr wiederkommen. In diesem Kapitel erläutere ich nicht nur die Potenzwahl, sondern auch die Dosierung der Arznei. Homöopathen, die behaupten, dass es keine Rolle spielt, ob man drei oder zehn Globuli, drei Tropfen oder einen ganzen 125 ml-Becher verabreicht (und es gibt Scharen davon), müssen meiner Meinung nach bei ihrer Arbeit schlafen, denn die Erfahrung zeigt klar und deutlich, dass es sehr wohl eine Rolle spielt. Mögen alle Homöopathen den Inhalt dieses Kapitels selbst prüfen! Ich bin offen für eine weitere Diskussion, sollten sie die Dinge anders sehen, nachdem sie meine Vorschläge ausprobiert haben.

Die verwirrende Realität in der Praxis

Homöopathen erleben in ihrer Praxis so viele Beispiele, die sie in Verwirrung stürzen: Ein Patient reagiert wunderbar auf eine Tiefpotenz, während ein anderer nur auf Hochpotenzen anspricht. Einer reagiert nur auf C-, aber nicht auf Q-Potenzen, ein anderer hingegen scheint Q-Potenzen zu benötigen. Es ist kein Wunder, dass Homöopathen es schwierig finden, auf einen gemeinsamen Nenner zu kommen, wenn sie die Potenzwahl diskutieren. Es muss aber eine plausible Erklärung für dies alles geben: eine Art Mittelweg im Irrgarten der korrekten Potenzwahl. Es folgen einige Beispiele aus der heutigen Praxis, die zu einer solchen Verwirrung führen können:

„Ich wandte die Split-dose-Methode gemäß der 5. Auflage des *Organon* an und gab meiner Tochter *Phosphorus* C 200, alle zwei Stunden. Für ihre schon seit drei Wochen bestehende Erkältung half es überhaupt nicht. Eine einzige Gabe der 10 M und in der nächsten Minute hustete sie Unmengen von Schleim aus, setzte sich dann hin, machte beim Abendessen Witze und spielte mit ihrem Bruder und ihrer Schwester, was sie schon seit vier Wochen nicht mehr getan hatte. Sie hatte einen riesigen Appetit und es geht ihr immer noch gut. Die Hustenanfälle sind von viermal pro Stunde mit viel Auswurf auf einmal alle zwei bis drei Stunden zurückgegangen.“ (d. h., *Phosphorus* 10 M heilte innerhalb eines Tages, während die C 200 keine Wirkung zeigte).

„Ich gab meiner Tante wegen ihrer spinalen Stenose *Kalium carbonicum* Q 1 (sie zeigte alle Leitsymptome von *Kalium carbonicum*) mit den folgenden Anweisungen: Zweimaliges Verschütteln der Arzneivorratsflasche (AVF), Verdünnung von einem TL der Arznei aus der AVF in einem Becher Wasser und Einnahme von 2 TL aus dem Becher nach Bedarf (siehe *Der Weg zum Simillimum*, Kapitel 4). Ich hielt etliche Male Rücksprache mit ihr, um zu sehen, ob sie die richtige Dosis einnahm. Sie sagte, sie täte es. Als ihre Flasche geleert war, fand ich heraus, dass sie jedes Mal, wenn sie die Dosis wiederholte, den ganzen Becher ausgetrunken hatte, statt nur einen Teelöffel einzunehmen; und doch hatte sie ausgezeichnete Fortschritte gemacht, so dass es ihr nun zu 80 % besser geht.“

„Eine 50 Jahre alte Dame reagierte wunderbar auf die C 6 Split-Dosis von *Natrium muriaticum*; alte Symptome kehrten zurück und es kam zu einer Besserung auf allen Ebenen. Nachdem die AVF der C 6 aufgebraucht war, wechselte ich zur C 30. Sie berichtete, dass es ihr weiterhin sehr gut ginge, aber anderthalb Tage nach jeder Gabe „die Luft raus“ wäre. Weil ich dachte, dass sie ein paar „Pferdestärken“ mehr brauchte, wechselte ich zur Q 1 und gab die Anweisung, die AVF zweimal zu verschütteln, einen TL der Arznei aus der AVF in einem Becher Wasser zu verdünnen und einen TL aus dem Becher einzunehmen. Sie zeigte überhaupt keine Reaktion, selbst dann nicht, als ich die Anzahl der Schüttelschläge erhöhte.“ (Nachdem die Patientin eine neuerlich zubereitete Flasche der Q 1 bekommen hatte, reagierte sie ausgezeichnet auf dieselbe Dosis! Waren vorher unarzneiliche Kügelchen verwendet worden? Höchstwahrscheinlich!)

„Ich scheine nach jeder Dosis meiner Arznei eine ca. vier Tage dauernde Verschlimmerung zu erleben, danach geht es mir 14 Tage gut, aber sobald ich die Gabe wiederhole, geht das Ganze wieder von vorne los!“ (Hier handelt es sich um eine echte Überempfindlichkeit und eine Anpassung der Dosis / Potenz ist erforderlich !)

In meiner Praxis habe ich viele Beispiele erlebt, wo drei Tropfen aus dem Becher zuviel waren und ein Tropfen überhaupt nichts bewirkte, aber zwei Tropfen der Arznei geheilt haben!

Ein Wort zur Dosis

Bei der Diskussion der Potenzwahl gibt es eine goldene Regel für die Praxis: Setzt man bei chronischen oder akuten Fällen Centesimalpotenzen ein, geht man immer nach der Split-dose-Methode gemäß der 5. Auflage vor! Mit dieser Methode verfügt der Homöopath über etliche Möglichkeiten der Anpassung von Potenz und Dosis (siehe *Der Weg zum Simillimum*, Kapitel 4). Die Frage, die ich in diesem Abschnitt stelle, ist, welche Potenz der Homöopath bei verschiedenen Problemen wählt, *nicht, auf welche Weise* sie verabreicht wird! Viele Homöopathen gehen fälschlicherweise davon aus, dass die Arznei heilen wird, sofern sie richtig gewählt wurde, unabhängig davon, in welcher Potenz sie verabreicht wird. Sie stützen sich dabei auf Hahnemanns angebliche Aussage in Paragraph 278, dass die Arzneikraft niemals kleiner sein kann als die Krankheitskraft. Aber was hat Hahnemann wirklich gesagt?

§ 279: *... die* ***Gabe*** *[er sagt* ***Gabe****, nicht Potenz!] des homöopathisch gewählten, hochpotenzirten Heilmittels für den Anfang der Cur einer wichtigen, (vorzüglich chronischen) Krankheit, in der Regel nie so klein bereitet werden kann,*

daß sie nicht noch stärker als die natürliche Krankheit wäre,

daß sie dieselbe nicht, wenigstens zum Theil, zu überstimmen

nicht schon einen Theil derselben im Gefühle des Lebensprincips auszulöschen

und so schon einen Anfang der Heilung zu bewirken vermöchte.

Die exakte Definition des Simillimums ist die richtige Arznei, Potenz und Dosis für diesen speziellen Fall!

Abb. 14-1:

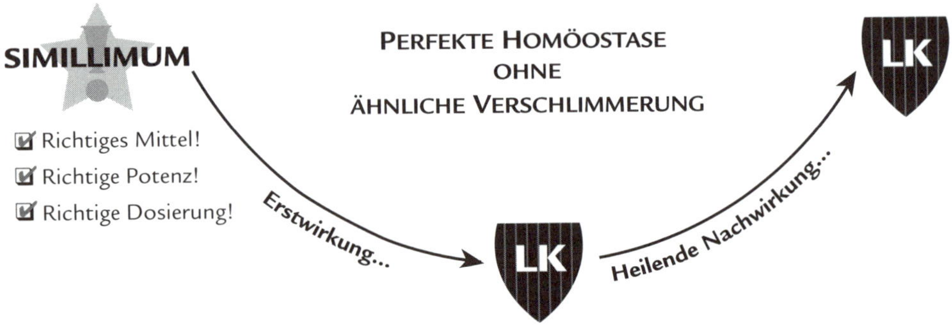

Ich möchte noch einmal betonen: In diesem Abschnitt des vorliegenden Buches konzentriere ich mich auf den Aspekt der **Potenz**, nicht auf die Dosierung. Für die letztere halten wir uns an Paragraph 279 und gehen nach der Split-dose-Methode der 5. Auflage des *Organon* oder nach der Q-Methode der 6. Auflage vor.

Hahnemann erklärte im Hinblick auf die Dosis der Arznei weiterhin Folgendes:

> **§ 280:** *Die Gabe der anhaltend dienlichen, keine neuen, beschwerlichen Symptome erzeugenden Arznei wird,* ***allmälig erhöhet*** *so lange fortgesetzt, bis der Kranke,* ***bei allgemeinem Besserbefinden****, anfängt, eine oder mehrere seiner alten, ursprünglichen Beschwerden auf's Neue in mäßigem Grade zu spüren. Dieß deutet bei einer so allmäligen Erhöhung der, jedesmal durch Schütteln modificirten, (§ 247) sehr gemäßigten Gaben, auf nahe Heilung, nämlich darauf, daß nun das Lebens-Princip fast nicht mehr nöthig habe, durch die ähnliche Arznei-Krankheit afficirt zu werden, um das Gefühl für die natürliche Krankheit zu verlieren (§ 148), deutet an, wie das nun von natürlicher Krankheit freiere Lebens-Princip anfängt, bloß noch etwas an derjenigen homöopathischen Arznei-Krankheit zu leiden, die sonst* ***homöopathische Verschlimmerung*** *genannt wird.*

Der Homöopath kann klar erkennen, dass Hahnemann zwischen der Dosis und der Potenz unterscheidet! Ein weiteres Wort zur Warnung: Der Homöopath kann grundsätzlich viel größeren Schaden mit einer zu großen Dosis und zu häufigen Wiederholung anrichten als mit einer zu hohen Potenz. Wird eine zu hohe Potenz in vernünftigen Abständen wiederholt, entsteht wenig Schaden! Aber eine zu große Dosis und zu häufige Wiederholung, selbst der homöopathisch gewählten Arznei, kann sogar soviel Schaden anrichten, dass der Fall unheilbar wird. Wird eine zu hohe Potenz in der kleinstmöglichen **Dosis** wiederholt verabreicht und zwar nur dann, wenn die Wirkung der vorherigen Gabe abgeklungen ist, entsteht weitaus geringerer Schaden. Im Hinblick auf die Dosis können wir ganz allgemein sagen, dass je näher die gewählte Arznei an das Simillimum herankommt, eine desto geringere Menge benötigt wird. Roberts sagt:

> *Je größer die Zahl der charakteristischen Krankheitssymptome ist, die mit der Arznei übereinstimmen (Ähnlichkeit), eine desto geringere Menge und um so höhere Potenz können eingesetzt werden. ... Im Krankheitsfall nimmt die Empfänglichkeit deutlich zu, da die Straßen der Krankheitszustände weit geöffnet werden, so dass das, was bereits eine Wirkung im gesunden Zustand zeigt, in der Krankheit sehr schnell erfasst wird. Die Ähnlichkeit der Symptome ist ausgeprägt, deshalb befriedigt schon die kleinstmögliche Dosis die Empfänglichkeit und kann damit heilend wirken.*
> (Roberts 1986, S. 121-122)

Homöopathisch ausgedrückt, weist der erkrankte Teil des Patienten eine höhere Empfindlichkeit gegenüber dem Simillimum auf, daher wird die kleinste Dosis heilen!

In der obigen Behauptung umschreibt Roberts **Paragraph 277** des *Organon*:

> **§ 277:** *Aus gleichem Grunde, und da eine* ***wohl dynamisirte*** *Arznei, bei vorausgesetzter, gehöriger Kleinheit ihrer Gabe, um desto heilsamer und fast bis zum Wunder hülfreich wird, je homöopathischer sie ausgesucht war, muß auch eine Arznei, deren Wahl passend homöopathisch getroffen worden, um desto heilsamer sein, je mehr ihre Gabe zu dem für sanfte Hülfe angemessensten Grade von Kleinheit herabsteigt. (Betonung hinzugefügt)*

Ich glaube, dass der Homöopath gut daran tut, sich Hahnemanns Worte zu Herzen zu nehmen, mit denen dieser eine Warnung zur Dosis und Potenz des **Simillimum** ausspricht:

> **§ 275:** *Die Angemessenheit einer Arznei für einen gegebnen Krankheitsfall, beruht nicht allein auf ihrer treffenden homöopathischen Wahl, sondern eben so wohl auf der erforderlichen, richtigen Größe oder vielmehr Kleinheit ihrer Gabe. Giebt man eine* ***allzu starke Gabe*** *von einer,* ***auch für den gegenwärtigen Krankheitszustand völlig homöopathisch gewählten Arznei*** *(Betonung hinzugefügt), so muß sie, ungeachtet der Wohlthätigkeit ihrer Natur an sich, dennoch schon durch ihre Größe und den hier unnöthigen, überstarken Eindruck schaden, welchen sie auf die Lebenskraft und durch diese gerade auf die empfindlichsten und von der natürlichen Krankheit schon am meisten angegriffenen Theile im Organism, vermöge ihrer homöopathischen Aehnlichkeits-Wirkung macht.*

Hahnemann spricht ganz klar von der großen **Dosis** und erinnert den Homöopathen daran, dass der erkrankte Teil des Patienten **überaus empfindlich für die Arznei** ist; damit wird die kleinstmögliche Dosis des Simillimum benötigt. Diese zusätzliche Warnung richtet sich an diejenigen, die glauben, dass „die Dosis keine Rolle spielt, sofern sie das Simillimum haben“. Hahnemann sagt:

> § 276: *Aus diesem Grunde schadet eine Arznei, wenn sie dem Krankheitsfalle auch homöopathisch angemessen war, in jeder* ***allzu großen Gabe*** *und in starken Dosen um so mehr, je homöopathischer und in je höherer Potenz sie gewählt war, und zwar weit mehr als jede eben so große Gabe einer unhomöopathischen, für den Krankheitszustand in keiner Beziehung passenden (allöopathischen) Arznei. Allzu große Gaben einer treffend homöopathisch gewählten Arznei und vorzüglich eine öftere Wiederholung derselben, richten in der Regel großes Unglück an. Sie setzen nicht selten den Kranken in Lebensgefahr, oder machen doch seine Krankheit fast unheilbar.* (*Betonung hinzugefügt*)

Auch in diesem Paragraphen kann der Homöopath klar erkennen, dass Hahnemann zwischen Dosis und Potenz unterscheidet. Angesichts von Hahnemanns Worten wundere ich mich darüber, dass so viele Homöopathen ihre Patienten tägliche Gaben von hochpotenzierten Arzneien einnehmen lassen und ihnen die Empfehlung mitgeben: „Wiederholen Sie die Dosis jeden Tag und kommen Sie wieder, wenn die Flasche leer ist.“ Lesen Sie **Paragraph 276** mehrfach ganz durch und machen Sie ihn zu einem Leitfaden für Ihre Praxis!

Die Empfänglichkeit des Patienten

Die entscheidende Frage ist, wie man die richtige Potenz wählt. Die Wirkung der Potenz hängt von der **Empfänglichkeit** des jeweiligen Patienten ab; Hahnemann schrieb dazu:

> **§ 281:** *Die ersten kleinsten Gaben müssen dann natürlich auch, wenn Heilung erfolgen soll, wieder allmälig erhöht werden, doch weit weniger und langsamer bei Kranken, an denen man eine beträchtliche Erregbarkeit wahrnimmt, als bei Unempfänglichern, bei welchen letztern man schneller mit den Gaben steigen kann. Es giebt Kranke, deren ungemeine Erregbarkeit sich zu der der Unempfänglichsten, wie 1000 zu 1 verhält.*

Um korrekte Richtlinien für die Potenzwahl aufstellen zu können, muss ich erst definieren, was Empfänglichkeit bedeutet! **Empfänglichkeit** ist die Fähigkeit des lebenden Organismus, auf äußere und innere Reize zu reagieren. Mit anderen Worten, sie spiegelt die **Reaktivität** der Lebenskraft (LK) wider.

Wir fühlen Schmerz, wenn wir gekniffen werden, wir sind verdrießlich, wenn uns etwas Unangenehmes widerfährt, aufgeregt, wenn etwas Schönes passiert etc. Die idiosynkratische Empfänglichkeit eines Menschen zeigt sich oft dann, wenn er unterschiedlichen Klimaten ausgesetzt ist: Der eine gedeiht in warmem Wetter, während andere krank werden. Höhe beeinflusst manche Individuen nur wenig und andere ganz erheblich. Aufenthalt am Meer bessert den Zustand eines Menschen, während ein anderer davon krank wird. Manche sehnen sich nach einem Aufenthalt im Gebirge, während andere ihn vermeiden.

Die Stärke der Assimilation und Verarbeitung der Nahrung ist eine weitere Ausdrucksform der Empfänglichkeit. Patienten, die *Natrium carbonicum* und *Calcium carbonicum* brauchen, vertragen keine Milch (Verschlimmerung durch Milch), während Patienten, die *Arsenicum album* und *Chelidonium* benötigen, eine Besserung dadurch erfahren. Und natürlich gibt es Menschen, die wunderbare Beiträge zu einer homöopathischen Arzneiprüfung leisten, wenn sie eine bestimmte Arznei einnehmen, während andere Prüfer auf dieselbe Substanz überhaupt keine Reaktion zeigen. All diese Reaktionen haben etwas mit der Empfänglichkeit zu tun.

Der Homöopath kann aus diesen Beispielen und insbesondere aus der Definition der Empfänglichkeit ableiten, dass jedes Agens bzw. alles, was diese Kraft der Empfänglichkeit (Reaktivität) vermindert, unterdrückt oder zerstört, vermieden werden muss, da sie die natürliche Abwehrreaktion des Organismus darstellt. Der Gesundheitsstaus (LK) eines Menschen entscheidet über seine Reaktionsfähigkeit. Ist die Empfänglichkeit niedrig, ist auch die Reaktivität der LK gering, was mit anderen Worten heißt, dass sie nicht mit einer starken sekundären Heilwirkung reagieren kann (Paragraph 64). Ist die Empfänglichkeit aber hoch, kann die LK stark und schnell reagieren; dadurch zeigt sich, dass der Patient über ein funktionstüchtiges Abwehrsystem verfügt.

Bei Krankheit ist die Empfänglichkeit oder Reaktivität gesteigert (sofern der Mensch sein „Immunsystem“ nicht unterdrückt hat oder die LK sich nicht ohnehin schon im Alarmzustand befindet), und der Homöopath muss dafür Sorge tragen, dass er die Reaktionsfähigkeit des Körpers nicht behindert; schließlich ermöglicht uns diese übersteigerte Reaktion (eine Abwehrreaktion), den Schlüssel zum Simillimum zu finden. Diese Überreaktion bzw. das „Hochschleudern“ von Symptomen nutzt der Homöopath, um eine Arznei zu finden. Nur das Simillimum kann die Empfänglichkeit zufrieden stellen, alles andere wirkt nur palliativ oder sogar unterdrückend.

Die LK reagiert (und es stellt sich die Frage: in welchem Ausmaß?) auf das Eindringen jeglichen „pathogenen“ oder krankheitserregenden Faktors“ und versucht, mittels dieser Reaktion einer Verstimmung entgegenzuwirken. Ein Toter hat keine Empfänglichkeit, er reagiert auf keinen Reiz. Die teilweise Zerstörung der Reaktivität des Körpers aufgrund echter Organschäden kann den Patienten zum Invaliden ohne Aussicht auf Heilung machen. Ist die Empfänglichkeit zunichte gemacht worden, kann auch die entsprechende Vernichtung von Bakterien bei Infektionen nicht mehr bewerkstelligt werden, und der Patient bleibt geschädigt. Dies ist tatsächlich auch der Grund dafür, warum schwerstkranke Patienten (beispielsweise solche, die an Krebs leiden) einer Infektion und nicht ihrer chronischen Krankheit erliegen. Der Aufbau einer passiven Immunität durch Sera (Impfungen) und selbst die Anwendung von antiseptisch wirkenden Mitteln zerstört die normale Empfänglichkeit. Das Gleiche kann man beim Einsatz von Antipyretika bei fieberhaften Zuständen erleben. Ihre Anwendung verzögert die Bildung von Antikörpern, reduziert die Zahl der weißen Blutkörperchen (Makrophagen) und hemmt die Fähigkeit des Körpers, auf eine Infektion zu reagieren. Der Arzt sollte den Leitsatz des Hippokrates beherzigen: „Gebt mir ein Fieber und ich heile jede Krankheit!“ Fieber ist eine Manifestation der vitalen Reaktion oder Empfänglichkeit und damit der Widerstandskraft des Organismus gegenüber Krankheit. Dies ist der Weg der Natur, den Organismus zu schützen. Der Homöopath kann die Potenzwahl unter Berücksichtigung der Empfänglichkeit des Patienten wie folgt formulieren:

Die Empfänglichkeit hängt von der Stärke der LK ab: eine niedrige LK (verminderte Empfänglichkeit) erfordert einen kleineren Reiz bzw. eine niedrigere Potenz, da eine höhere Potenz die LK überwältigen würde. Ist die LK stark (hohe Empfänglichkeit), braucht der Patient einen stärkeren Reiz bzw. eine höhere Potenz.

Abb. 14-2:

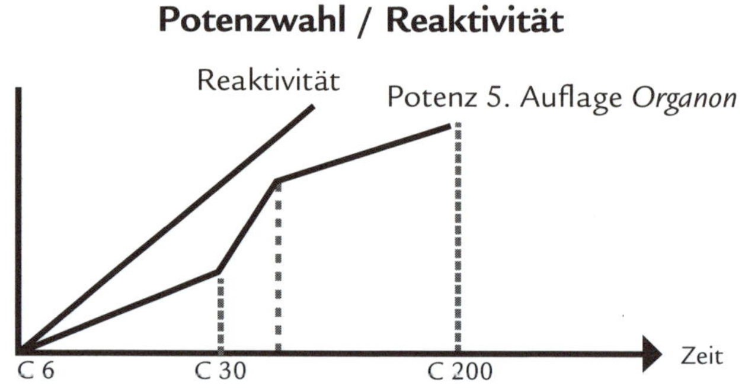

Man kann sich vorstellen, dass die LK im Falle einer langdauernden chronischen Krankheit oder schweren Pathologie, genauso wie bei einer erheblichen miasmatischen Belastung, nicht sonderlich empfänglich oder reaktiv ist. Sie ist unterdrückt. Sollte der Homöopath sie also mit einer Hochpotenz stimulieren? **Nein!** Diese LK ist anfangs viel zu schwerfällig, um zu reagieren!

Ich möchte, dass dies dem Leser absolut klar ist. Nehmen wir beispielsweise Überlebende von Konzentrationslagern oder Schiffbrüchige, die lange Zeit Wasser und Nahrung entbehren mussten. Was passiert, wenn sie plötzlich zu viel essen und trinken, also die Menge, die für einen anderen Menschen normal wäre? Viele sterben, da der Dünndarm geschrumpft ist und diese Menge nicht absorbieren kann! (Beachten Sie, dass nicht der Magen diese Funktion hat.) Um diesen unglücklichen Opfern zu helfen, muss man ihnen also erst ganz kleine Mengen zu essen und trinken geben, um ihre Empfänglichkeit oder Reaktivität wiederzubeleben – mit anderen Worten, ihre Fähigkeit, Nahrung zu absorbieren. Nur dann können sie wieder normale Mengen verzehren. Wie schnell können sie sich anpassen? Das hängt von dem einzelnen Individuum ab – der Zeitdauer des Nahrungsentzugs; ihrer Konstitution etc. Ist ihre LK (oder in diesem Beispiel ihr Dünndarm) wiederhergestellt und würde man würde ihnen weiterhin nur solche kleinen Mengen zu essen geben, würde man sie kaum am Leben erhalten und sie könnten möglicherweise sterben. Dieselben Prinzipien müssen auch in der Homöopathie Anwendung finden!

Vergleichbar mit überlebenden Schiffbrüchigen wird auch die Reaktivität oder Empfänglichkeit der LK wieder zunehmen, sobald sie, nachdem sie anfänglich durch die natürliche Krankheit überwältigt worden war, durch die vernünftige Wiederholung von Arzneien in niedrigen Potenzen langsam wieder zum Leben erweckt wurde.

Möchte der Homöopath Paragraph 2 beherzigen und eine „dauerhafte, **schnelle** Heilung erzielen" und erkennt er eine positive Reaktion, wird ihn die gesteigerte Empfänglichkeit des Patienten nun warnen, dass er zu einer höheren Potenz wechseln kann und muss. An dieser Stelle **braucht** die LK eine höhere Potenz, um zu reagieren, besonders wenn der Homöopath mit niedrigeren Potenzen keinen weiteren Fortschritt mehr erzielt.

Nehmen wir an, der Homöopath sieht eine gute Reaktion, bis der Patient die AVF der C 6 aufgebraucht hat; der Patient fühlt sich nun bedeutend kräftiger. Der Homöopath sollte nicht zögern, jetzt zur C 30 zu wechseln, wobei er die Split-dose-Methode nach der 5. Auflage anwenden sollte. Würde die gesteigerte LK (genau wie im Fall der Überlebenden) nun mit einer C 9 oder C 12 angeregt, wäre der Reiz zu schwach, um den schnellstmöglichen Fortschritt zu erzielen. Es besteht außerdem die Gefahr, dass die LK in der Zwischenzeit von einem anderen neuen oder bereits existierenden, stärkeren pathogenen Faktor überwältigt wird, da sie nicht genug unterstützt wird! Der Homöopath erkennt vielleicht auch hier noch einen Fortschritt, aber nicht so rasch, wie es sonst möglich wäre. Es gibt Ausnahmen. Manchmal stellt der Homöopath in der Praxis fest, dass bei einem Patienten, dem es mit Centesimalpotenzen gut geht, der Wechsel von der C 30 zu Q-Potenzen weniger Fortschritt bringt statt mehr. In solchen Fällen ist es besser, die LK mit einer C 200 Split-dose zu stimulieren! Auf der anderen Seite hatte ich aber auch Fälle, in denen eine einzige Gabe einer Q-Potenz zu bemerkenswerten Ergebnissen führte, wohingegen die C-Potenzen keine Wirkung gezeigt hatten.

Abb. 14-3: **MIASMATISCHE BLOCKADE**

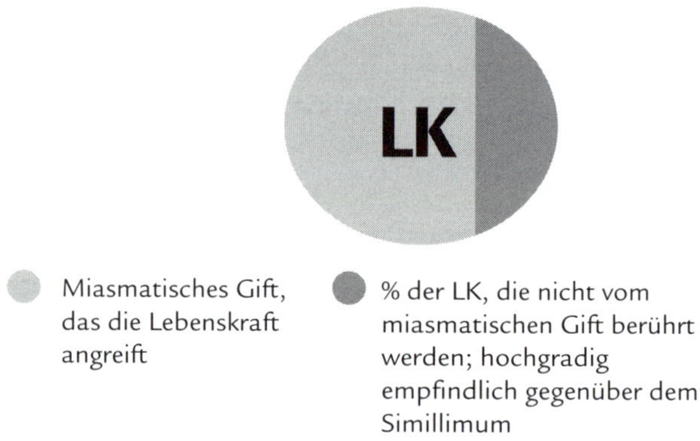
LK
Miasmatisches Gift, das die Lebenskraft angreift
% der LK, die nicht vom miasmatischen Gift berührt werden; hochgradig empfindlich gegenüber dem Simillimum

Die Feinabstimmung bei dieser Methode

In der Praxis geht es dem Patienten anfangs oft sehr gut, wenn er beispielsweise eine C 6 Split-dose für seine chronische Krankheit einnimmt. Dann plötzlich, wenn die halbe AVF aufgebraucht ist, kommt es zu einem Stillstand und es ist kaum noch eine Veränderung oder ein Fortschritt feststellbar. Statt **zuerst** an eine miasmatische Blockade zu denken, sollten Sie erwägen, dass die Empfänglichkeit der LK Ihres Patienten vielleicht zugenommen hat und einen stärkeren Reiz (eine höhere Potenz) braucht, um die Heilung wieder in Bewegung zu bringen. Dies stimmt tatsächlich mit Kents Aussage überein, die er abgab, wenn er von Kollegen bei festgefahrenen Fällen um Rat gefragt wurde: „Erhöhen Sie die Potenz!" Der Homöopath zielt darauf ab, dass die Potenzwahl der Zunahme der Reaktivität folgt, daher müssen beide Linien parallel zueinander verlaufen, um eine Heilung zu erzielen.

Eine erbliche Komponente und die allgemeine Anpassungsfähigkeit verbinden sich bei der Festsetzung der Empfänglichkeit. Diese kann sich unter verschiedenen Umständen ändern, durch intrauterine Ereignisse ebenso wie durch die Umwelt, Krankheit, Lebensweise, Beschäftigung, Diät etc. (Paragraph 77). Die Traditionelle Chinesische Medizin (TCM) erkennt den Einfluss der unterschiedlichen Emotionen, Nahrungsmittel, klimatischen Bedingungen, Geschmäcker etc. auf jedes Organ an. Wie in Kapitel 13 zu den intrauterinen Fragen bereits erläutert wurde, spielt sogar das Alter der Eltern zum Zeitpunkt der Konzeption eine Rolle bei der Festlegung der Qualität der LK und damit der Empfänglichkeit des Neugeborenen. Mit anderen Worten, die Empfänglichkeit ist nicht feststehend, sondern wird durch viele Faktoren beeinflusst. Es existieren keine Kriterien, um die Empfänglichkeit zu messen; und doch hängt das Auftreten von Krankheit ebenso wie deren Heilung davon ab, dass man die verschiedenen Grade der Empfänglichkeit erkennt, denn dadurch wird die Potenzwahl beeinflusst.

Jeder kann krank werden, wenn er übermäßiger Kälte, Wind, Feuchtigkeit oder jedem anderen von der TCM als schädlich anerkannten Qi ausgesetzt ist (oder den in Paragraph 73 erwähnten tellurischen und meteorologischen Faktoren). Aber wenn jemand krank wird, sobald er den leisesten Luftzug spürt, sollte der Homöopath davon ausgehen, dass dieser Mensch eine erhöhte Empfänglichkeit für diesen klimatischen Faktor hat. **Ein Mensch ist sehr empfänglich für Krankheiten, die mit kausalen Faktoren zusammenhängen, auf die er besonders empfindlich reagiert**, z. B. Kälte, Wind, Feuchtigkeit etc. Damit bekommt jemand der TCM zufolge häufig Erkältungen oder die Grippe, weil er für das Eindringen von Wind-Kälte empfänglich ist. Oder ein Patient mit rheumatischen Problemen hat Schübe, wenn er Kälte-Feuchtigkeit ausgesetzt ist (außer *Causticum*). Wird gesunden Menschen eine Arznei verabreicht (z. B. bei Prüfungen), werden gleichermaßen diejenigen, die für diese bestimmten Mittel empfänglich sind, am meisten davon beeinflusst werden und mehr Symptome entwickeln (d. h. Prüfungssymptome).

Was den Heilungsprozess angeht, so hängt viel von der Empfänglichkeit der LK des Patienten ab. Fehlt die nötige oder angemessene Empfänglichkeit (z. B. bei niedriger LK eines sterbenden Patienten), können wir mit hochpotenzierten Arzneien keine Heilung erzielen. In der Homöopathie hat die Empfänglichkeit den deutlichsten Einfluss auf die Potenzwahl. Die Grundregel lautet:

Je größer die Empfänglichkeit des Patienten ist, desto höher ist die zu wählende Potenz.

Natürlich gibt es auch hier Ausnahmen, beispielsweise:

Je näher die gewählte Arznei dem Simillimum kommt und je empfänglicher das erkrankte Organ ist, desto höher ist die empfohlene Potenz.

Von Bönninghausen drückte es fast genauso aus:

> ... dass, je empfänglicher der Organismus ist, desto höher auch die Potenz und desto kleiner die Gabe sein muss. (von Bönninghausen 1984, S. 686)

Beachten Sie, dass von Bönninghausen klar zwischen der Dosis und der Potenz unterscheidet!

Wie man bei einem Patienten den Grad der Empfänglichkeit feststellt

Es existieren keine feststehenden Kriterien und ich glaube auch nicht, dass es möglich ist, eine allgemeine Regel zur Bestimmung der Empfänglichkeit des Patienten aufzustellen. Wie üblich sollte man keine „Kochbuch-“ oder „Schema F-“ Verschreibung vornehmen! Nachdem dies gesagt ist, können wir uns dennoch einigen Beobachtungen und Faktoren zuwenden, die hilfreich sein können, wie die folgenden Beispiele zeigen.

Die meisten Misserfolge in der Praxis entstehen nicht aufgrund falscher Arzneiwahl, sondern durch falsche Potenzwahl und Dosierung, wozu noch die Unfähigkeit kommt, bei den Folgekonsultationen das richtige Fallmanagement anzuwenden. Grundsätzlich kann der Homöopath in chronischen Fällen mit der C 30 Splitdose beginnen. Die entscheidende Frage ist: Wann wechselt man zu den Q-Potenzen oder höheren C-Potenzen? Oder, in welchen Fällen kann man mit einer höheren C-Potenz beginnen?

Bei *akuten* Krankheiten sollte der Homöopath nach wie vor die C 200 oder 1 M Potenzen gemäß der Split-dose-Methode anwenden. Die Potenzwahl bei chronischen Krankheiten benötigt eine Feinabstimmung. Ich versuche, einige logische Richtlinien für die Potenzwahl in den meisten klinischen Fällen aufzustellen.

- Erstens gibt es drei Klassen von Patienten, die immer niedrige Potenzen brauchen: **überempfindliche Patienten**, Patienten mit einer **ausgeprägten körperlichen Pathologie** und Patienten mit **unterdrückten Hauterkrankungen**. Obwohl die Empfänglichkeit des überempfindlichen Patienten am höchsten ist, wird sich eine sehr hohe Potenz als schädlich erweisen. Die Reaktivität eines überempfindlichen Patienten befindet sich immer auf der höchsten Alarmstufe. Ein solcher Mensch verhält sich wie ein nervöses Rennpferd, bei dem es nur eines kleinen Reizes bedarf, um es vom Startgatter losrasen zu lassen. Bei all diesen Patienten sollte der Homöopath immer mit einer C 6 Potenz seines gewählten Simillimum beginnen und als Testdosis nur eine winzige Menge der Arznei verabreichen. Dazu löst man ein Kügelchen des Mittels in einer 250 ml AVF auf (siehe *Der Weg zum Simillimum*, S. 56, die Anweisungen zur Zubereitung einer AVF).

Weisen Sie dann den Patienten an, die Testdosis wie folgt einzunehmen:

1 Verschütteln Sie die AVF beim ersten Mal (Ihrer Testdosis) **nicht**.
2. Verdünnen Sie 2 oder 3 Tropfen der Arznei aus der AVF in 125 ml gereinigtem Wasser.
3. Rühren Sie die Lösung kräftig um.
4. Nehmen Sie 2 oder 3 Tropfen aus dem 125 ml Becher ein. Dies ist Ihre Testdosis.
5. Rufen Sie mich 3 Tage nach der Einnahme der Testdosis an, damit ich Ihre Reaktion bewerten kann.

Für weitere Gaben werden jedes Mal nur 2 Schüttelschläge hinzugefügt. Wird die LK stärker, können Sie weitere Schüttelschläge hinzugeben, zum Beispiel 0 Schüttelschläge bei der Testdosis, 2 bei der zweiten Gabe, 4 bei der dritten Gabe u. s. w. Dies kann geschehen, solange der Patient eine stetige Besserung erfährt und keine Verschlimmerung auftritt. Bei der Behandlung solcher Patienten **übertrifft diese Methode alle anderen Ansätze**, da Sie auf diese Weise schwere ähnliche Verschlimmerungen vermeiden, die dazu führen können, dass die Patienten die homöopathische Behandlung aufgeben. Denken Sie daran, **immer eine niedrige Potenz und geringe Dosis zu verwenden, wenn Sie anfangen, Hautkrankheiten zu behandeln, die über lange Zeit mit Cortison unterdrückt wurden**. Höhere Dosen und Potenzen werden nicht nur eine ähnliche Verschlimmerung hervorrufen, sondern auch das innere Ungleichgewicht beschleunigt nach außen treiben.

Auch wenn die homöopathische Arznei diesen Vorgang anregt, muss er doch für den Patienten erträglich sein. Kein Patient wird das Nachaußenbringen als hilfreich erachten, wenn er an noch schlimmerem Juckreiz oder Brennen, Schlafmangel und Ausbreitung seiner Läsionen bis hin zur Entstellung leidet.

Für welche anderen Patientengruppen können wir eine bestimmte Potenzwahl festlegen?

- Für einen Menschen mit augenscheinlich starken Nerven (also keine neurotische, hysterische Person mit schwachen Nerven, sondern eher jemand, der emotional gut adaptiert ist) kann eine Gabe der 1 M oder 10 M erforderlich sein. Das bedeutet nicht, dass eine C6 oder C 30 in solchen Fällen gar nichts bewirken würde; sie würde die LK auch anregen, aber nicht in einem solchen Ausmaß, dass der Patient es bemerken würde! Eine Heilung kann auch bei Anwendung einer niedrigeren Potenz als erforderlich erzielt werden, aber nur, wenn die Gabe dauernd wiederholt wird. Dies birgt eine Gefahr für die Praxis: Es mag anfangs so aussehen, als ob es zu keiner Besserung käme, wodurch der Homöopath oft falsche Entscheidungen trifft: das Mittel zu wechseln, Nosoden wegen einer angenommenen miasmatischen Blockade einzusetzen etc. Natürlich wird die Heilung dadurch verzögert und es entspricht nicht der Forderung von Paragraph 2 nach einer „**schnellen Heilung**"!
  In Prüfungen und bei Unterdosierung ist eine einzige Gabe einer potenzierten Arznei möglicherweise nicht fähig, eine Veränderung zu bewirken (außer, wenn die Person überempfindlich ist); wird das niedrig potenzierte Mittel aber mehrfach wiederholt, treten in jedem Fall Symptome zutage (bei einer Prüfung) oder Symptome beginnen sich zu bessern (in klinischen Fällen). **Wird derselbe Reiz wiederholt, nimmt die Empfänglichkeit oder Reaktivität zu!** Es ist so wie die Wiederbelebung einer sehr schwachen Person. Aus diesem Grund benötigt die LK mit wachsender Reaktivität des Patienten eine stärkere Potenz, um den Fall vorwärts zu bewegen und den Patienten weiter zu heilen, selbst wenn die natürliche Krankheit nach der wiederholten Gabe von vernünftig gewählten Dosen der Arznei bereits abgeklungen ist. Der „stärkere Mensch" bzw. der Zustand „gesteigerter Empfänglichkeit" bittet um bzw. verlangt sogar einen stärkeren Reiz, da ein zu sanfter Reiz vom Patienten kaum gefühlt werden kann.
- Der Homöopath muss zwischen einer „**dynamischen**" und einer „**organischen Pathologie**" unterscheiden. Die Zeit vom Beginn der Krankheit bis zur Entwicklung von organischen Veränderungen wird als „dynamische" Pathologie bezeichnet. Andererseits sind die Beschreibungen in Pathologiebüchern oder im *Merck Manual* die von organischen Pathologien. Im Frühstadium der dynamischen Pathologie ist die Empfänglichkeit des Patienten

noch hoch (seine LK ist noch stark) und er wird auf eine hohe Potenz reagieren, obwohl Sie dennoch nach der 5. Auflage vorgehen bzw. Q-Potenzen entsprechend der 6. Auflage verabreichen und eine Testdosis geben müssen, um das richtige Intervall für die Wiederholung zu bestimmen. Geben Sie also beispielsweise in einem Fall von sykotischem Bluthochdruck, bei dem noch keine organischen Veränderungen vorliegen und die Blutwerte (Kreatinin, BUN (= blood urea nitrogen, der Stickstoff aus dem Blutharnstoff, A. d. Ü.), Lipide, Fibrinogen etc.) im Normbereich liegen, eine höhere Potenz, selbst wenn dieser Zustand bereits seit 10 Jahren oder länger besteht! **Verabreichen Sie immer eine Testdosis!** Selbst wenn der Homöopath von einer niedrigeren zu einer höheren Potenz wechselt, muss er zuerst eine Testdosis geben. Fahren Sie nicht einfach mit derselben Gabengröße und/ oder Frequenz fort, die Sie bislang verwendet haben! Die Empfänglichkeit ist vielleicht gestiegen und in diesem Fall müssen Sie die Potenz und Dosis erhöhen (d. h. die Anzahl der Schüttelschläge steigern, die Dosis von Tropfen auf Teelöffel erhöhen etc.).

- Hochempfängliche Patienten gehören auch zu der zunehmenden Zahl von Menschen, die an **neurotischen Beschwerden oder den vielfältigen sogenannten mentalen Störungen** leiden. Diese Patienten sind sehr empfänglich für akute Krankheiten (im Gegensatz zu der Auffassung mancher Psychiater, dass schizophrene Menschen keine akuten Erkrankungen bekommen), deshalb werden diese Fälle nur mit kleinsten Gaben einer hohen Potenz gelöst. Verwendet der Homöopath eine C 6 Potenz, wird die Wiederholung einer solch niedrigen Potenz zu einer Erhöhung der natürlichen Krankheit, die z. B. neurotischer oder mentaler Natur ist, führen. Stellen Sie sich einen Patienten mit suizidalen Gedanken vor: Der Homöopath bombardiert ihn mit wiederholten Gaben einer C 6! Was wird geschehen? Eine weitere Gefahr bei der zu häufigen Wiederholung einer zu niedrigen Potenz besteht in der Erzeugung vieler akzessorischer Symptome, die den Patienten an den Rand der Unheilbarkeit treiben.
- Niedrige Potenzen sollten dann verwendet werden, wenn die Empfänglichkeit gering ist: beispielsweise bei manifester Paralyse (Hemi- und Paraplegie, Zustand nach Schlaganfall, Gehirn- oder Rückenmarkstumor). Diese werden durch Zerstörung der Nerven verursacht (ebenso wie Fälle von Multipler Sklerose), es liegt also eine echte Organpathologie vor und die Regel, niedrige Potenzen anzuwenden, behält ihre Gültigkeit. Erkrankungen dieser Art sind zahlreich: Parkinsonsche Krankheit, Amyotrophe Lateralsklerose, schwere rheumatoide Arthritis, insulinabhängiger Diabetes etc.
- Wenn andererseits eine Paralyse durch eine Entzündung hervorgerufen wird (psorische Phase) und keine organischen Veränderungen vorliegen, ist die Empfänglichkeit nach wie vor hoch, so dass eine hohe Potenz eingesetzt werden kann. In Fällen von Bells

Phänomen und Epilepsie bringt die wiederholte Gabe von Hochpotenzen selbst in älteren Fällen unerwartet gute Ergebnisse. Hier werden Q-Potenzen am besten sein!

- In chronischen Fällen von Cholera, hochgradiger Diarrhoe und länger dauernden profusen Blutungen sind die LK und Empfänglichkeit niedrig, so dass niedrige Potenzen erforderlich sind.
- In Fällen von Tumoren, Warzen oder anderen Zubildungen nimmt man anfangs niedrigere Potenzen und sobald eine Wirkung zu verzeichnen ist, verabreicht man höhere Potenzen. Bei Tumoren bleibt die Empfänglichkeit hoch. (Ein Tumor ist das Endresultat einer dynamischen Pathologie.)
- Die Empfänglichkeit von Kindern ist gewöhnlich größer als die von Erwachsenen; liegt keine erhebliche organische Pathologie vor, liefern hohe oder mittlere Potenzen daher bessere Ergebnisse (Q-Potenzen, C 200, und höher).
- Die Empfänglichkeit eines Patienten mit einer **langdauernden chronischen Krankheit** nimmt aufgrund des langen Leidens allmählich ab, deshalb ist es in solchen Fällen besser, mit niedrigen Potenzen zu beginnen (C 6).
- Die Empfänglichkeit nimmt ab, wenn es sowohl in akuten als auch in chronischen Fällen zu pathologischen Veränderungen kommt, daher beginnt man mit niedrigen Potenzen!
- Die Empfänglichkeit nimmt bei Krankheiten, die lebenswichtige Organe betreffen, ab – Nieren, Augen, Herz, Pankreas, Lunge, Gehirn etc. – deshalb nehme man niedrige Potenzen!
- Dann gibt es das **Problem der Idiosynkrasie**, einer speziellen Form der gesteigerten Empfänglichkeit! Es handelt sich um eine besondere körperliche Konstitution, die in gefährlicher Weise beeinträchtigt wird, wenn der Organismus einer offensichtlich inerten oder harmlosen Substanz ausgesetzt wird (Erdnüsse, Erdbeeren, Krustentiere etc,). So mag zum Beispiel jeder den Duft einer Rose. Und doch hatte ich Patienten, die die Rose buchstäblich in ihrem Mund schmeckten und sogar ohnmächtig davon wurden. Dies tritt dann auf, wenn jemand eine besondere Überempfindlichkeit gegenüber Rosen hat. Die Idiosynkrasie ist damit ein konstitutioneller Defekt und beeinflusst gleichzeitig sowohl die mentale als auch die körperliche Ebene. Solche Fälle sind sehr schwierig zu heilen, außer durch die Anwendung der **Riechmethode** mit Split-Dosierung niedriger Potenzen. Denken Sie daran, dass diese Patienten zwar eine hohe Empfänglichkeit haben, aber trotzdem überempfindlich sind. Solche Patienten eignen sich natürlich sehr gut für Arzneimittelprüfungen. Möchte der Homöopath das volle Bild einer Arznei herausfinden, sollte er diese Art von Mensch für die Prüfung aussuchen!

  Beachten Sie, dass es **meiner Erfahrung nach unseren Richtlinien absolut widerspricht**, *bei akuten Krankheiten niedrige Potenzen (C 6) zu verordnen*!

Abb. 14-4:

Potenzwahl – Paragraph 281

Wahl einer höheren Potenz	Wahl einer niedrigeren Potenz
1. Natur der Krankheit	
Hohe Empfänglichkeit / Reaktivität	**Geringe Reaktivität**
Plötzlicher Beginn, schneller Verlauf Funktionell, reversibel / dynamisch	Allmählicher Beginn, langsamer Verlauf Strukturell, irreversibel
2. Ätiologie	
Akut / plötzlich	Chronisch
3. Miasma	
(Nosoden korrelieren nicht mit den Kriterien der Potenzwahl)	
Psora, Tuberkulinie	Sykose, Syphilis
4. Symptome	
Viele charakteristische Symptome Überwiegend individuelle Symptome	Wenig Symptome: Einseitige Krankheit Überwiegend pathognomonische Symptome
5. Grad der Ähnlichkeit	
Je näher zum Simillimum, desto KLEINER die DOSIS und desto HÖHER die POTENZ	Entferntes Simile
6. Unterdrückung	
—	Immer NIEDRIGER
7. Natur der Person	
Kinder, vitale, suchtfreie Person, überwiegend mental/emotional	Im Alter, schwerfällig, abhängig, einseitig
8. Vitalität	
Stark	Niedrig

Eine wichtige Frage zur Dosis

Einer meiner besten Studenten stellte mir eine sehr gute Frage zur Dosis und Potenz, nachdem er mein Buch *Der Weg zum Simillimum* gelesen hatte.

Das Dilemma des Studenten: „Ich schlage mich mit einem Problem herum, das die homöopathische Philosophie betrifft und bislang nimmt es an Bedeutung zu. Wir wissen, dass unsere Arzneien stärker werden und tiefer wirken, je mehr sie verdünnt und verschüttelt werden (*Der Weg zum Simillimum,* S. 50-51). Hahnemann erklärt in der 5. Auflage des *Organon* das Folgende:"

§ 286 (5. Aufl.): *Aus gleichem Grunde steigt die Wirkung einer homöopathischen Arzneigabe, je in einem grössern Umfange von Flüssigkeit aufgelöst sie dem Kranken zum Einnehmen gereicht wird, obgleich der wahre innere Arzneigehalt derselbe blieb.*

„Da eine größere Verdünnung die Arzneikraft eines Mittels erhöht, ist dann nicht ein Kügelchen, das in 250 ml Wasser aufgelöst wird, STÄRKER als ein in 125 ml Wasser aufgelöstes Kügelchen (wenn wir davon ausgehen, dass jede Verdünnung dieselbe Anzahl von Schüttelschlägen erhält)? Und doch verdünnen wir für normal empfindliche Patienten ein Globulus der Arznei in einer 125 ml AVF und für überempfindliche Patienten ein Kügelchen in einer 250 ml AVF."

„Es verwirrt mich, was Hahnemann in der 5. Auflage des *Organon* sagt:"

§ 286 (5. Aufl.): *Obgleich der Wahn der Theoristen in der Verdünnung einer Arzneigabe mit einer grössern Menge Flüssigkeit beim Einnehmen eine Schwächung ihrer Wirkung finden möchte, so sagt doch die Erfahrung, wenigstens bei dem homöopathischen Arzneigebrauche, gerade das Gegentheil.*

„Was verstehe ich hier nicht oder was übersehe ich? Ich bin mir sicher, dass es irgendwo im *Organon* eine klare und einfache Lösung für mein Rätsel gibt und ich bin mir genauso sicher, dass mein Gehirn im Augenblick zu verknotet ist, um es erkennen zu können."

Dr. Lucs Antwort: „Als ich den Paragraphen 286 der **5.** Auflage des *Organon* in *Der Weg zum Simillimum* erörterte, geschah dies, um zu zeigen, dass Hahnemann verdünnte Gaben verwendete. Ich fürchte, dass sich dies widersprüchlich anhören kann, weil ich keine näheren Erklärungen dazu abgegeben habe! Die ganze Geschichte beginnt mit Paragraph 275 und geht bis zu Paragraph 293 der **5. Auflage des** ***Organon***. In diesen Paragraphen spricht Hahnemann über die minimale **Dosis**."

„Wenn Sie nur Paragraph 286 allein für sich lesen, scheint er Verwirrung zu stiften. Wenn der Homöopath jedoch die ganze Geschichte betrachtet, muss er zwischen der Menge Wasser in der **AVF** und der **Größe der Dosis** (z. B. Tropfen, Teelöffel etc.), **die dem Patienten verabreicht wird**, unterscheiden. Tatsächlich verdünnt der Homöopath die Arznei mehr, wenn er sie in eine 250 ml AVF gibt statt in eine 125 ml AVF, aber Paragraph 286 bezieht sich nicht auf die Menge Wasser, die genommen wird, um ein Kügelchen in der AVF aufzulösen. Paragraph 286 bezieht sich auf die **Dosis, die der Patient einnimmt**."

„Die verabreichte Dosis ist eine andere Angelegenheit. Nehmen wir an, der Homöopath gibt dem Patienten **als Dosis einen Tropfen** (entweder aus der AVF oder noch weiter verdünnt aus dem ersten Becher). Hahnemann spricht immer von der **Kleinheit der Gabe**, da diese mit einer großen Oberfläche empfindlicher Nerven in Berührung kommt (Paragraph 286, 5. Auflage):"

§ 286 (5. Aufl.): *Denn hier wird beim Einnehmen eine weit grössere Fläche empfindlicher, die Arzneiwirkung annehmender Nerven berührt.*

„Außer der kleinstmöglichen Gabe gibt es einen zweiten Aspekt, den Hahnemann in diesen Paragraphen lehrt. In einer Fußnote zu Paragraph 270 der 5. Auflage erklärt Hahnemann:"

§ 270 (5. Aufl.), Fußnote: *Ich zog, um eine bestimmte und gemässigte Norm zur Kraft-Entwickelung der flüssigen Arzneien zu halten, **zwei** Schüttel-Schläge für jedes Glas den ehedem öfteren vor (bei denen sie allzu hoch potenzirt wurden) aus vielfacher Erfahrung und genauer Beobachtung.*

„Die Grundaussage ist die, dass eine größere Flüssigkeitsmenge in der AVF die Arzneikraft verdünnt. Behandelt der Homöopath einen empfindlichen Patienten, sollte dieser die 250 ml AVF für die Testdosis nicht verschütteln. Er sollte **2 bis 3 Tropfen** aus der AVF in einem Becher mit 125 ml gereinigtem Wasser auflösen und aus diesem Becher **2 bis 3 Tropfen** einnehmen. Das führt dazu, dass verglichen z. B. mit einer teelöffelgroßen Dosis **weniger Nervenendigungen berührt werden**. Die Gabe eines Tee- oder Esslöffels aus dem Becher auf die Zunge des Patienten kommt mit mehr Nervenendigungen in Kontakt und wird daher eine stärkere Wirkung haben. Dies stellt bei der Behandlung von *akuten* Krankheiten kein Problem dar. In solchen Fällen kann die LK eine derart kraftvolle Dosis aushalten bzw. braucht sie sogar."

Ich möchte hier anmerken, dass Hahnemann in der 6. Auflage des *Organon* viele Paragraphen der 5. Auflage ersetzt hat. So sagt z. B. Paragraph 286 der 6. Auflage nichts mehr zu diesem Thema aus, sondern erwähnt lediglich Magnetismus und ähnliche Methoden. Die Paragraphen 280 bis 283 sind in der 6. Auflage vollkommen umgeschrieben worden. Die ursprünglichen Paragraphen 284 und 286 fehlen hier ganz.

Beim ausgiebigen Studium **der Unterschiede** zwischen der 5. und 6. Auflage des *Organon* stieß ich auch auf einige scharfsinnige Beobachtungen Hahnemanns, auf die ich aufmerksam machen möchte. „Herausragende" Homöopathen, die Krebs behandeln, behaupten, dass es in den ersten Wochen der Krebsbehandlung ratsam ist, mehrere Gaben diverser unterschiedlicher Arzneien zu verabreichen, da ein solcher Zustand einem „Notfall" bzw. einer „akuten" Situation entspricht. Wir wollen diese Behauptung im Einzelnen und in Beziehung zu Hahnemanns Aussagen betrachten.

Zum einen handelt es sich bei Krebs um einen chronischen, gemischt miasmatischen Zustand, an den wie an jeden anderen chronischen Fall herangegangen werden sollte. Zum zweiten ist die LK solcher Patienten von Natur aus verstimmt und in ihrer Stärke vermindert, so dass diese Menschen zu „empfindlichen“ Patienten mit einer sehr schweren Pathologie geworden sind. Dies sind um so mehr Gründe dafür, diese Fälle mit großer Vorsicht und einer einzigen Arznei in niedriger Dosierung und Potenz zu behandeln! Genau das sagte Hahnemann auch in einer Fußnote der 5. Auflage des *Organon*:

> **§ 293 (5. Aufl.), Fußnote:** *Nicht selten überhäufen ihre Kranken in schwierigen Krankheiten die sich für überflüssig weise dünkenden* ***unvollkommenen*** *Homöopathiker mit schnell aufeinander folgenden Gaben verschiedner Arzneien, obschon* ***homöopathisch gewählt*** *und in hoher, potenzirter Verdünnung gereicht, und setzen sie so in einen dergestalt überreizten Zustand, dass Leben und Tod mit einander ringt und die mindeste fernere Arznei sie unausbleiblich tödten würde. (Betonung hinzugefügt)*

Welch eine Verachtung solcher Verschreibungstechniken! Vergessen Sie die „Kochbuchverschreibungen“, die allen Prinzipien Hahnemannischer Homöopathie zuwiderlaufen!

Wie ich die Potenz und Dosis in meiner eigenen Praxis festlege

Im Verlauf der letzten Jahre habe ich meine Vorgehensweise, wie ich eine Arznei gebe, verfeinert. Manche Leute glauben, dass das mit einem Mangel an Erfolg zu tun hat oder damit, dass ich meine Meinung zur Potenzwahl und Dosierung ständig ändere. Stattdessen hat aber mich das Verlangen erfüllt, Hahnemanns Anweisung in Paragraph 2 zu befolgen - die Gesundheit auf die sanfteste, dauerhafte und schnelle Weise wiederherzustellen. Die fortwährende wissenschaftliche Arbeit in meiner homöopathischen Praxis zwingt mich beständig dazu, das, was Hahnemann sagt, auch wirklich zu verstehen. Und in meinem Versuch, Hahnemanns Worten zu folgen, erinnern mich meine Patienten täglich daran, wie ich die Ergebnisse verbessern kann, die wir auf ihrem Weg zur Heilung erzielen. Das *Organon* ist meine zuverlässige Quelle, und es hat mich noch nie enttäuscht.

Nachfolgend erläutere ich meinen derzeitigen Ansatz bei der Behandlung **chronischer** Krankheiten. Diese Vorgehensweise, die auf der 5. und 6. Auflage des *Organon* beruht, hat sich bei allem, was in diesem Kapitel erläutert wird, bewährt.

Ich beginne immer mit einer C 30 Potenz, außer wenn der Patient wirklich überempfindlich ist, eine hochgradige körperliche Pathologie oder eine unterdrückte Hauterkrankung hat (siehe oben „Wie man bei einem Patienten den Grad der Empfänglichkeit feststellt“). In diesen speziellen Fällen beginne ich mit einer C 6.

Selbst wenn ich in Fällen von echter Überempfindlichkeit oder Pathologie mit einer C 30 anfange, kann ich die Dosis sofort anpassen, falls sie zu stark für den Patienten ist.

Ich gebe ein Kügelchen der Arznei in eine 250 ml AVF (siehe *Der Weg zum Simillimum*, S. 56). Dann weise ich den Patienten an, die Testdosis wie folgt einzunehmen:

1. Schütteln Sie die AVF bei der ersten Dosis (Ihrer Testdosis) **nicht.**
2. Verdünnen Sie __ Teelöffel der Arznei aus der AVF in 125 ml gereinigtem Wasser.
3. Rühren Sie die Lösung kräftig um.
4. Nehmen Sie __ Teelöffel aus dem 125 ml Becher ein. Dies ist Ihre Testdosis.
5. Rufen Sie mich 3 Tage nach der Testdosis an, um Ihre Reaktion zu bewerten.

Warum die C30? Unabhängig davon, welches chronische Problem ich behandle, in fast allen Fällen ist es leicht, die Potenz anzupassen (durch die Anzahl der Schüttelschläge). War die Reaktion des Patienten zu heftig, reduziere ich die Dosis sofort und füge bei der nächsten Gabe nur noch einen Schüttelschlag hinzu. War die Reaktion des Patienten ungenügend, kann ich die Anzahl der Schüttelschläge von 2 bis auf 10 steigern.

Ich bitte den Patienten immer, mir am dritten Tag nach der Testdosis Bericht zu erstatten, damit ich seine Reaktion beurteilen kann. Der Patient wartet drei Tage und wiederholt die Arznei nicht, bis wir seine Reaktion bewertet haben. Zeigt sich eine gute Reaktion, wie es bei dieser Potenz und Dosierung der gut gewählten homöopathischen Arznei oft der Fall ist, steigere ich die Potenz sofort, indem ich 2 Schüttelschläge hinzufüge und die **Dosis auf Tropfen reduziere**! Für die zweite Gabe gebe ich dem Patienten die folgenden Anweisungen:

1. Verschütteln Sie die AVF 2 Mal.
2. Verdünnen Sie 2 bis 3 Tropfen der Arznei aus der AVF in 125 ml gereinigtem Wasser.
3. Rühren Sie die Lösung kräftig um.
4. Nehmen Sie 2 bis 3 Tropfen aus dem 125 ml Becher ein.

Entsprechend den Leitsätzen, die ich in diesem Kapitel aufgestellt habe, brauche ich die Dosis so gut wie nie zu erhöhen, sondern kann den Prozess durch Erhöhung der Potenz beschleunigen; dazu steigere ich erst die Anzahl der Schüttelschläge für die C 30 AVF und dann wechsle ich oft die Potenz von einer C 30 zu einer C 200 oder sogar Q 1, schon bevor der Patient die C 30 AVF aufgebraucht hat. Ich habe so viele Patienten aufblühen sehen, wenn sie auf diese Weise behandelt wurden und sie sind überaus dankbar, dass es dabei nicht zu schrecklichen Verschlimmerungen kommt.

Ein Tipp zur Wiederholung der Arznei bzw. zur Festsetzung des Intervalls zwischen den einzelnen Gaben. Das anfängliche Intervall wird nach der Testdosis festgelegt. Zeigt sich keine spektakuläre Besserung (Paragraph 246), dann lasse ich den Patienten die Arznei in den nächsten 14 Tagen jeden zweiten Tag wiederholen. Diese Anweisung muss allerdings mit Vorsicht gegeben werden. Zum einen sage ich dem Patienten, wenn ich seine Reaktion am dritten Tag nach der Testdosis beurteile, dass er mich sofort anrufen soll, wenn sich irgendwelche seiner Symptome in den nächsten 10 Tagen verschlimmern. Dann halte ich immer Rücksprache mit ihm am 10. Tag. Ich erkläre dem Patienten, dass sich die Intervalle zwischen den Gaben im Verlauf des Heilungsprozesses verändern werden. So kann beispielsweise mit zunehmender Potenz die gesündere und reaktivere LK oft länger mit einer Gabe auskommen. **Das Intervall zwischen den Gaben kann sich mit zunehmendem Fortschritt des Patienten fortwährend ändern!**

Ich erkläre dem Patienten auch, dass sich die Wirkung der Arznei schneller erschöpfen kann, wenn etwas in seinem Leben passiert, was mit der Arznei in Zusammenhang steht und dass sich das Intervall zwischen den Gaben daher verkürzt. Nehmen wir beispielsweise *Sepia.* Der *Sepia*-Patientin geht es mit gut gewählten Gaben sehr gut, aber plötzlich werden mehr Anforderungen an sie gestellt (Arbeit, Urlaub etc.). Die Arznei verbraucht sich schneller. Deshalb finde ich es zwingend erforderlich, von Anfang an (zum Zeitpunkt der ersten Konsultation), mit dem Patienten zusammen bestimmte Parameter bzw. **Indikatoren** für seinen Fall festzulegen. Diese helfen dem Patienten, seinen Fortschritt zu beurteilen und zu bestimmen, wann er sein Mittel wiederholen muss.

Betrachten wir noch einmal das *Sepia*-Beispiel. Die Patientin stellt sich mit großer Müdigkeit am Nachmittag vor, wofür sie ein Nickerchen braucht. Bei Erschöpfung ist sie reizbar und schroff und sie hat Schwindelanfälle, die mit Schmerzen im unteren Rücken einhergehen. All diese und weitere Ausdrucksformen können als Richtlinien gelten. Sie zeigen uns, wie gut die Arznei wirkt und noch wichtiger, sie lassen uns wissen, wann die Dosis wiederholt werden muss. Dies unterscheidet sich von der 4. Auflage des *Organon*, nach der trockene Gaben verabreicht werden, denn wenn wir nach den Methoden der 5. oder 6. Auflage vorgehen, können wir die Arznei häufiger wiederholen (siehe Paragraph 246). Meiner Erfahrung nach versteht der Patient diese Erklärungen sehr gut und er hat das Gefühl, die Kontrolle über sein Schicksal zu haben und an seiner Heilung beteiligt zu sein, was in psychologischer Hinsicht sehr wichtig ist!

In meiner Praxis erlebe ich täglich, welch wichtige Rolle die Größe der Dosis (der kleinstmöglichen Gabe!) spielt. Zwei Tropfen können perfekt, ein Tropfen kann zu wenig sein und drei Tropfen führen vielleicht zu einer ähnlichen Verschlimmerung! Daran besteht kein Zweifel! Jeden Tag sehe ich in meiner Praxis verpfuschte Fälle. Hat der Homöopath die richtige Arznei gewählt (den richtigen Namen, z. B. *Sepia*), aber die Potenz und Dosis nicht ausreichend berücksichtigt, kommt es zu einer schweren ähnlichen Verschlimmerung (die der Homöopath begrüßt, aber nicht der Patient). Außerdem stelle ich oft fest, dass Homöopathen dieselbe Potenz viele Male wiederholen, was zur Entwicklung von akzessorischen Symptomen und schließlich zur Unheilbarkeit führt! Bitte folgen Sie nicht der Aussage des „Meisterlehrers", der sagt, dass „nur der Arzneiname", aber nicht die Potenz oder Dosis wichtig sind!

Kapitel 15

Die Miasmen neu beleuchtet

Moderne Erkenntnisse und Probleme

Der Tod des 21-jährigen brasilianischen Models Ana Carolina Reston durch Komplikationen einer Magersucht im Jahre 2006 entflammte nicht nur die Debatte über die Modeindustrie und Essstörungen aufs Neue, sondern förderte auch wieder die vielen Fragen zutage, die in der Allopathie nach wie vor im Hinblick auf die Ätiologie bestehen, insbesondere was die Rolle der Gene bei solchen und anderen Störungen betrifft. Die Schulmedizin führt in solchen Fällen genetische Faktoren, frühe Umwelteinflüsse, familiäre Variablen und oft ein „vorausgehendes Ereignis" – das homöopathische Niemals-gesund-seit-Ereignis (NGS) – als verantwortliche Faktoren an. Der Allopathie zufolge bilden die Gene bei Anorexie das Gewehr; die Modeindustrie, der Perfektionswahn der heutigen Zeit und Umwelteinflüsse laden das Gewehr. Der „Abzug" wird von einem „emotionalen Stressor" ausgelöst. Homöopathen verwenden diese Terminologie bereits seit 1816. Sie verstehen Gene mit Hilfe der Miasmen und Auslöser können emotionaler, körperlicher (z. B. Schädeltrauma) oder mentaler (z. B. geistige Überarbeitung) Natur sein. Wir Homöopathen unterscheiden uns von den Allopathen darin, dass wir in unserem Verständnis nicht steckengeblieben sind. In den letzten 200 Jahren hat die Homöopathie die Mittel (Arzneien) angeboten, die einen individuellen Ansatz ermöglichen und damit den einzigen Weg eröffnen, um in solchen Fällen eine Heilung zu erzielen.

Psychiater behaupten: „Man wird nicht magersüchtig, weil man es möchte." Sie sagen, dass die stetig wachsende Forschung dem Puzzle genetische und biologische Teile hinzufügt. Eine Studie, die 2005 von der Universität der Pittsburgh School of Medicine durchgeführt wurde, identifizierte sechs wesentliche Züge, die mit Genen zusammenzuhängen scheinen, welche wiederum mit Anorexie und Bulimie in Verbindung gebracht werden: zwanghaftes Verhalten, Alter der ersten Menstruation, Angst, lebenslanger minimaler Body-mass-Index, Grübeln über Fehler und nahrungsmittelabhängige Zwänge.

Für mich hört sich das wie der typische schulmedizinische Ansatz an: Man packt gewöhnliche Merkmale in eine Kategorie, versieht sie mit der Aufschrift einer „anerkannten" Krankheit und verwendet dann die Krankheitsbezeichnung, um bei den unglücklichen Seelen, die ein paar Symptome haben, welche mit der Krankheit in Verbindung gebracht werden können, die entsprechende Diagnose zu stellen. Aber verfügt die Allopathie über Medikamente, die auf die vielen verschiedenen mentalen und emotionalen Faktoren ausgerichtet sind und dafür sorgen, dass der Patient sich weiterentwickelt, da sein „Terrain" verändert wird? Ganz und gar nicht! Ihre psychotropen Medikationen berauben den Patienten gewöhnlich der letzten Überbleibsel von psychischer Freiheit, die er überhaupt noch besitzt und verdammen ihn zu einem roboterähnlichen Leben voller Gleichgültigkeit und bar aller Gefühle. Dies kann man wahrlich nicht als Heilung bezeichnen.

Interessant war auch eine Studie an Zwillingen mit Anorexie, die von der University of North Carolina und dem Karolinska Institut in Stockholm durchgeführt wurde. Die Schlussfolgerung war, dass der genetische Hintergrund für mehr als das halbe Risiko, eine Essstörung zu entwickeln, verantwortlich sei. Der Homöopath sieht dies unter völlig anderen Gesichtspunkten. Zwillinge *und* Anorexia nervosa sind verschiedene Ausdrucksformen derselben Wurzel und zwar des syphilitischen Miasmas. Die in dieser Studie ermittelten Korrelationen sind zwar bereits astronomisch, aber die Zahl wäre noch höher, wenn man auch noch andere Erscheinungsformen des syphilitischen Miasmas aus der Familiengeschichte dieser Zwillinge berücksichtigen würde: Alkoholismus, Geisteskrankheiten, Suizid, destruktive Krankheiten wie fortgeschrittener oder insulinabhängiger Diabetes, Multiple Sklerose, Alzheimer, ALS (Lou Gehrig Krankheit) und die ganze Bandbreite von Autoimmunerkrankungen. Während Millionen Dollar teure Forschungsvorhaben derzeit nach spezifischen Genen suchen, die zu einer Empfänglichkeit für Anorexie oder andere der oben genannten Krankheiten führen, lautet meine Frage an die Allopathie folgendermaßen: „Wenn Sie dieses Gen finden, was werden Sie dann damit machen? Es ersetzen? Warum ist es überhaupt defekt?" Die Schulmedizin hat bereits zahlreiche Gene ausgemacht, die mit Krankheiten in Verbindung gebracht werden können, aber bisher war der therapeutische Nutzen dieser Arbeit gleich Null!

Hier ist eine weitere Statistik bezüglich Anorexie: Menschen mit Anorexie tragen ein 56 mal höheres Risiko, Selbstmord zu begehen, als ihre Altersgenossen. Dies bestätigt nur die homöopathische Miasmentheorie: Anorexie ist eine Ausdrucksform des syphilitischen Miasmas und tritt bei Menschen auf, die diesen miasmatischen Zug in ihrer Familiengeschichte haben. Die Allopathie hat noch einen weiten Weg zu gehen, bevor sie einen solchen Zusammenhang erkennt.

Andere heroische allopathische Interventionen zeigen die Notwendigkeit einer intrauterinen oder besser noch, einer präkonzeptionellen Gentherapie. Erbhygieniker verändern das DNA-Muster vor der Schwangerschaft, um ein gesundes Schwangerschaftsergebnis zu gewährleisten. Kürzlich richtete sich die Aufmerksamkeit verstärkt auf dieses Thema, als es um ein neun Jahre altes Mädchen namens Ashley ging, dass ans Bett gefesselt war. Sie war mit statischer Enzephalopathie bzw. schwerem Hirnschaden auf die Welt gekommen. Man sagte voraus, dass sie vermutlich nie über den Intellekt eines 18 Monate alten Kleinkindes hinauswachsen würde. In diesem mit ethischen Fragen belasteten Fall stoppten die Eltern ihr

Wachstum, um ihren kleinen „Kissenengel", wie sie sie nennen, auf einer leichter zu handhabenden und zu tragenden Größe zu halten. Diesem kleinen Mädchen wurden die Gebärmutter und das Brustgewebe entfernt und es erhielt große Hormongaben, um sein Wachstum zum Stillstand zu bringen. Diese Eltern haben einen extrem schlüpfrigen Weg gewählt, auch wenn ich nicht an ihren guten Absichten zweifle. Eine solche Wahl könnte einen Präzedenzfall schaffen: „Sollten wir Kinder mit dauerhaften Verhaltensproblemen in einen Zustand der permanenten Kindheit versetzen?" Ich bestreite nicht den Kampf, den Tausende von Eltern ausfechten müssen, um für ihr schwerbehindertes Kind zu sorgen, während es heranwächst. Eingriffe wie in Ashleys Fall grenzen an Verstümmelung und erscheinen unmenschlich. Warum also weigert sich die Schulmedizin, die Homöopathie genauer zu studieren? Meiner Ansicht nach zeigen solche Fälle eine syphilitisch-miasmatische Erscheinungsform an, die sich leicht bei den Eltern wiederfinden lässt. Sie hätte vermieden werden können, wenn beide Elternteile vor der Empfängnis ihrer Tochter eine ausgezeichnete homöopathische Behandlung erhalten hätten. Ich fürchte, dass es ein Hirngespinst bleiben wird, dass die Schulmedizin ihre Türen öffnet, um die Homöopathie einzubeziehen, selbst wenn das bedeuten würde, dass viele verhaltensauffällige Kinder ohne ernsthafte Probleme geboren werden könnten. Die homöopathische Versorgung vor der Empfängnis und selbst noch während der Schwangerschaft könnte viele unnötige Traumata verhindern.

Die homöopathische Intervention ist bei der geradezu epidemische Ausmaße annehmenden Autismus-Spektrum-Störung noch entscheidender. In der nahen Zukunft und selbst jetzt schon werden viele Menschen gezwungen sein, den Kampf mit einem Leben als Autist oder als Eltern autistischer Erwachsener aufzunehmen. Diese für die Zukunft zu erwartende Hubwelle einer heranwachsenden autistischen Bevölkerung wird bald nicht nur die emotionalen und finanziellen Ressourcen der Familien erschöpfen, sondern auch die Budgets der Krankenversicherungen und Sozialhilfestellen der Regierung.

Was ist wirklich der Kern dieser Debatte? Was hat dazu geführt, dass die Autismus-Zahlen in den letzten 20 Jahren derartig angestiegen sind? Eine bessere Diagnostik? Lächerlich! Die Epidemie ist echt und kann nicht dadurch erklärt werden, dass das diagnostische Geschick der Ärzte in den späten 1990ern plötzlich zugenommen hat. Eine weitaus logischere Annahme ist die, dass sich in den 1990ern etwas verändert hat. Die Anzahl quecksilberhaltiger Impfstoffe für Kinder verdreifachte sich in den 1990ern, um nur einen Faktor zu nennen. Homöopathen kennen den Grund für die Wurzel bereits. In Kapitel 3 habe ich erklärt, dass die gewöhnlichen Symptome der Autismus-Spektrum-Störung alle auf das syphilitische Miasma hinweisen. Somit kann der Homöopath davon ausgehen, dass quecksilberhaltige Impfstoffe ein ernstzunehmender Faktor für all die Kinder sein können, die einen syphilitischen familiären Hintergrund haben, und das Risiko für Autismus erhöhen. Quecksilber bzw. *Mercurius* ist eine der großartigsten anti-syphilitischen Arzneien!

Ich las die Bemerkung einer wohlmeinenden allopathischen Ärztin, die sagte: „Diese Epidemie kann nicht die Folge der plötzlichen Aktivierung eines mysteriösen Gens bei Hunderttausenden von Kindern sein." Sie erkennt nicht, dass sie die Wahrheit der Angelegenheit verleugnet. Homöopathen wissen, dass ein schlummernder (latenter) miasmatischer Zustand durch viele Faktoren angefacht werden kann. Diese Auslöser aktivieren tatsächlich das schlafende Gen! Und Impfungen sind nicht die einzigen Faktoren. Emotionen, Lebenswandel, Diät, körperliche Stressoren und mentale Auslöser können latente miasmatische Zustände jederzeit aktivieren!

Der Ursprung der Miasmentheorie

Hundert Jahre nach Hahnemann führte der Franzose Trousseau den Begriff *Diathese* ein, der dem von Hahnemann formulierten Gedanken bemerkenswert ähnlich ist. Trousseau sagte: „Sie ist die erbliche Disposition des Individuums, sich eine bestimmte Gruppe von Krankheiten zuzuziehen."

Trotz früherer Erfolge in der Praxis hatte Hahnemann bis 1816 festgestellt, dass die Behandlung echter chronischer Krankheiten mit homöopathischen Arzneien anfangs befriedigend, dann aber weniger erfolgreich war und schließlich in Hoffnungslosigkeit endete ... mit anderen Worten, bis zu diesem Zeitpunkt konnte noch keine wirkliche Heilung einer chronischen Krankheit erzielt werden. Hahnemann sagt in *Die chronischen Krankheiten*:

> *...oder ein sehr trauriges, das Gemüth beugendes Ereigniß, öfterer Schreck, großer Gram und Kummer und anhaltende Aergerniß brachten oft ... bei einem geschwächten Körper, gar bald wieder das eine oder mehre der schon besiegt geschienenen Leiden, auch wohl mit einigen ganz neuen Zufällen verschlimmert, hervor, welche, wo nicht bedenklicher, als die vordem homöopathisch beseitigten, doch oft eben so beschwerlich und nun hartnäckiger waren. ... half das zum ersten Male dienlich gewesene Mittel doch weit weniger vollkommen, und bei seiner abermaligen Wiederholung noch weniger. Dann kamen ... neue Krankheits-Symptome hinzu, welche mit andern möglichst passenden Arzneien doch nur dürftig und unvollkommen beseitigt werden konnten.*
> [Samuel Hahnemann: Die chronischen Krankheiten, Bd. 1, S. 3-4]

Nur indem er die Miasmentheorie in seiner Praxis zur Anwendung brachte, über die er erstmalig im Jahr 1827 geschrieben hatte, konnte er chronische Krankheiten heilen. Dies sollte allen Homöopathen als Warnung dienen: Wie in *Hahnemann im Brennpunkt* erläutert (S. 256), beruht eine perfekte Verschreibung nicht nur auf der Gesamtheit der Symptome entsprechend Paragraph 7 –

was in den Augen vieler Homöopathen das Simillimum ausmacht. Wir *müssen* Paragraph 5 hinzufügen, in dem Hahnemann über Konstitution, Lebensweise, Hygiene und *Prädisposition* bzw. Miasmen lehrt. Berücksichtigt der Homöopath zwar alle Symptome des Patienten, aber nicht den miasmatischen Hintergrund, kann er nicht behaupten, dass er die gesamte Totalität miteinbezogen hat. Es ist nicht nur nützlich, sondern tatsächlich unverzichtbar, den vorherrschenden miasmatischen Zustand bei jedem einzelnen unserer Patienten zu diagnostizieren.

Den Patienten anhand seiner Miasmen einzuordnen, verschafft uns gewisse Vorteile. Erstens, wird das Miasma nicht berücksichtigt, ist das Mittel, das der Homöopath als Simillimum auswählt, lediglich palliativ oder im besten Falle eine Arznei, die oberflächlich wirkt und einige Symptome beseitigt; es wird aber nie wirklich verhindern können, dass die natürliche Krankheit wiederkehrt oder eine neue Krankheit auftaucht. Zweitens kann der Homöopath, wenn er den vorherrschenden miasmatischen Zustand des Patienten kennt, die tiefgreifende Pathologie verstehen, mit der er sich früher oder später auseinandersetzen und die er an die Oberfläche bringen muss, um sie für die richtige Behandlung zugänglich zu machen. Drittens gibt uns dieses Wissen eine unerschütterliche Basis für die *Prognose* in diesem Fall. Es leuchtet ein, dass die strukturverändernden Veränderungen des sykotischen und syphilitischen Miasmas schlimmer sind als die physiologischen Veränderungen des psorischen Miasmas. Weiterhin ist sehr wichtig, dass eine ungeheilte chronisch-miasmatische Krankheit automatisch auf die nächste Generation übertragen wird. Hier ist allein der Homöopath in der Lage, diesen Teufelskreis zu stoppen. Die Entwicklung des Patienten von einem miasmatischen Zustand zum nächsten gibt dem Homöopathen auch Aufschluss darüber, ob er den Heringschen Regeln folgt (siehe Kapitel 16). Verändern sich die Symptome des Patienten nach der Gabe des Mittels von syphilitischen zu sykotischen Symptomen, ist dies ein Beweis für das richtige Mittel. Es kann bedeuten, dass die erste vorherrschende syphilitische Schicht aufgelöst und nun die bislang suspendierte sykotische Schicht aktiviert wurde. In jedem Fall ist es ein Zeichen für einen guten Verlauf. Deshalb ist es ein *Muss*, die Paragraphen 5 und 7 bei der Lösung eines Falles zu berücksichtigen.

Nehmen wir ein einfaches Beispiel. Sagen wir, der Homöopath hat einen Patienten mit folgenden Symptomen: Reizbarkeit, Langsamkeit bei der Beantwortung von Fragen, reichlicher Speichelfluss, ungenügende Stühle, ziliare Blepharitis, Halsschmerzen, als steckte ein Apfelschnitz darin, drückende und stechende Leberschmerzen, die nachts schlimmer sind, schiefe Zähne, Abneigung gegen Fleisch und ein süßlicher Geschmack im Mund. Der Praktiker erkennt vielleicht *Mercurius*. Zur Freude des Patienten behebt *Mercurius* einige Symptome. Aber ist es auch das Simillimum?

Hahnemanns Methoden verlangen mehr vom Homöopathen. Erforscht er den Patienten gründlicher, wird er auf weitere Details stoßen, die ihn seine Verordnung von *Mercurius* noch einmal überdenken lassen. Er findet heraus, dass der

Patient sich ständig Sorgen über eingebildete Dinge macht, die ihm zustoßen könnten; er ängstigt sich um die Gegenwart und die Zukunft; er ist reserviert, obwohl er Verlangen nach Gesellschaft hat und nach Hause möchte. Es stellt sich heraus, dass er Angst hat, den Verstand zu verlieren; oder dass andere Leute seine geistige Verwirrung bemerken könnten; dass er Angst um sein spirituelles Wohlergehen hat und oft zu Gott spricht. Er ist schnell beleidigt, bringt dies aber nur selten zum Ausdruck, wenn man von eigensinnigem Verhalten einmal absieht. Er macht sich große Sorgen um seine Familie und hängt sehr an dieser, ist aber schnell durch körperliche Anstrengungen und geistige Arbeit erschöpft (Nachdenken ist schwierig). Seine Symptome bessern sich, wenn er beschäftigt ist. Er spürt oft Müdigkeit in den unteren Gliedmaßen und weint bei Ermahnung. Dies sind hauptsächlich psorische Symptome, damit handelt es sich hier um einen Patienten mit vorherrschender Psora und einem Hauch von Syphilis. Wir sehen jetzt, dass *Calcium carbonicum* eine weitaus bessere Wahl für diesen Patienten ist und tatsächlich war *Calcium carbonicum* hier das Simillimum. Bekommt dieser Patient *Calcium carbonicum*, ist sichergestellt, dass die Paragraphen 5 und 7 berücksichtigt werden. *Calcium carbonicum* wird der passendste Reiz für die Lebenskraft (LK) sein – und den Patienten in Richtung echter Homöostase führen. Ich könnte diesen Fall miasmatisch gesehen als vorherrschend psorisch und sekundär als luetisch oder syphilitisch klassifizieren, was als „P/l" bezeichnet wird (das große „P" zeigt an, dass die Psora das dominante Miasma ist, und das kleine „l" ist ein Hinweis auf das sekundäre luetische oder syphilitische Miasma). Dies spiegelt die Art des miasmatischen Mittels wider, das wir brauchen, um den Fall zu heilen. Der Homöopath muss die Prüfungssymptome durchgehen und eine Arznei finden, die „P/l" bzw. überwiegend psorisch und ein wenig luetisch ist! (Siehe den Abschnitt: Das Erkennen von miasmatischen Tendenzen klinischer Erscheinungsformen.)

Der Homöopath muss weiterhin daran denken, was Hahnemann in *Die chronischen Krankheiten* schrieb:

> *Daß aber das gesuchte Ur-Uebel noch überdieß miasmatisch chronischer Natur seyn müsse, zeigte sich mir klärlich in dem Umstande, weil es nie, sobald es bis zu einiger Höhe gediehen und entwickelt war, durch die Kraft einer robusten Constitution aufgehoben, nie durch die gesundeste Diät und Lebensordnung besiegt wird oder von selbst erlischt, sondern mit den Jahren sich immer mehr, durch Uebergang in andre, bedenklichere Symptome, verschlimmert bis ans Ende des Lebens, wie jede chronische, miasmatische Krankheit ...*
> [Samuel Hahnemann: Die chronischen Krankheiten, Bd. 1, S. 7]

Das Miasma wird im Organismus weiter vor sich hin schwelen und auf ein Absinken der Lebenskraft warten, auf Augenblicke der Unruhe (z. B. Pubertät, Menopause etc.), um aufzuflackern und die LK daran zu hindern, den menschlichen Organismus gegen äußere und innere Reize zu verteidigen. Ich möchte dem Leser ein kleines Beispiel aus meiner Praxis geben, um das Erwachen eines latenten Miasmas zu veranschaulichen. Ich habe diese Situation etliche Male erlebt.

„Dieser junge Mann hatte ein ruhiges, gutherziges und schüchternes Naturell. Alles begann mit der Pubertät. Er möchte jetzt allein gelassen werden. Er bekommt einen Wutanfall, wenn man ihm sagt, dass er etwas tun soll, er wirft mit Gegenständen um sich und drischt auf alles ein, was er findet. Sein Vater ist im Gefängnis."

Der Homöopath erkennt das Erwachen des syphilitischen Miasmas, in diesem Fall zum Zeitpunkt der Pubertät. Die Öffentlichkeit entschuldigt diese Verhaltensänderungen nur allzu oft als das „Verrücktspielen der Hormone". Die Leute wissen nicht, dass ihr Kind sein miasmatisches Erbe offenbart.

Eine miasmatische Krankheit gewinnt im Laufe der Zeit nur weiter an Stärke und erzeugt damit eine immer komplexere Krankheit, die den Menschen langsam aber sicher ins Grab bringt. Der allopathische Ansatz besteht darin, die lokale Ausdrucksform zu vernichten, was überaus destruktiv ist.

§ 204: *Wenn wir alle langwierigen Uebel, Beschwerden und Krankheiten, welche von einer anhaltenden, ungesunden Lebensart abhängen, (§ 77) so wie jene unzähligen Arznei-Siechthume (§ 74), welche durch unverständige, anhaltende, angreifende und verderbliche Behandlung oft selbst nur kleiner Krankheiten, durch Aerzte alter Schule entstanden, wegrechnen, so rührt der größte Theil der übrigen chronischen Leiden, von der Entwickelung genannter drei chronischen Miasmen: der innern Syphilis, der innern Sykosis, vorzüglich aber und in ungleich größerm Verhältnisse, von der innern Psora her.*

Jedes dieser Miasmen war schon im Besitze des ganzen Organisms, und hatte ihn schon in allen seinen Theilen durchdrungen, ehe dessen primäres, stellvertretendes und den Ausbruch verhütendes Local-Symptom (bei der Psora der Krätz- Ausschlag, bei der Syphilis der Schanker oder die Schooßbeule und bei der Sykosis die Feigwarze) zum Vorschein kam. Werden nun diesen Miasmen, ihre genannten, stellvertretenden, und das innere Allgemeinleiden beschwichtigenden Local-Symptome, durch äußere Mittel geraubt, so müssen unausbleiblich, die, vom Urheber der Natur jedem bestimmten, eigenthümlichen Krankheiten bald oder spät zur Entwickelung und zum Ausbruche kommen, und so all das namenlose Elend, die unglaubliche Menge chronischer Krankheiten verbreiten, welche das Menschengeschlecht seit Jahrhunderten und Jahrtausenden quälen, deren keine so häufig zur Existenz gekommen wäre, hätten die Aerzte diese drei Miasmen, ***ohne ihre äußern Symptome durch topische Mittel anzutasten,*** *bloß durch die innern homöopathischen, für jede derselben gehörigen Arzneien* *gründlich zu heilen und im Organism auszulöschen sich verständig beeifert.* (Betonung hinzugefügt)

Wann wird bei den heutigen Allopathen endlich der Groschen fallen, wenn sie Krebs behandeln? Es kommen lediglich *lokale* Behandlungen zur Anwendung und es hängt allein von der blockierten LK ab, ob der Patient lebt oder stirbt, nicht von der Chemotherapie oder Bestrahlung. Wie bei jedem anderen Miasma lässt auch das Krebsmiasma den *ganzen* Organismus *unmittelbar* erkranken und bei dem sekundären Versuch der LK, Hilfe zu bekommen, bringt der Körper sichtbare Lokalsymptome an die Oberfläche (Paragraphen 201-202).

Hahnemann bezeichnet die Miasmen in nachfolgenden Paragraphen als „Diathese". Wie der Homöopath jetzt versteht, lässt sich eine echte Diathese als eine Vielfalt von Manifestationen mit demselben Ursprung definieren. Weitere Informationen dazu finden Sie in *Hahnemann im Brennpunkt*, Teil 3).

Eine nähere Betrachtung der grundlegenden Miasmen

Heutzutage scheinen Homöopathen immer mehr Miasmen zu erfinden, als ob die Homöopathie nicht schon schwierig genug zu verstehen und anzuwenden wäre. In *Hahnemann im Brennpunkt* habe ich fünf verschiedene Miasmen erläutert – das tuberkulinische und das Krebsmiama ergänzend zu den drei Hauptmiasmen. Ich würde jetzt gerne schauen, ob diese Miasmentheorie nicht noch weiter vereinfacht und in eine Form gebracht werden kann, die leichter in der Praxis angewendet werden kann. Da die Wahl einer tiefwirkenden Arznei von den miasmatischen Kenntnissen des Homöopathen abhängt, wären eine verfeinerte Definition und praktisch anwendbare Theorie angemessen. Das ganze Thema der Miasmen wurde für mich selbst immer klarer, je mehr ich lehrte und mich mit klinischen Fällen auseinandersetzen musste. Deshalb möchte ich einen weiteren Erklärungsversuch starten.

Es ist immer gut, das, womit wir uns befassen, exakt zu definieren, um die Miasmen auch zu verstehen. Wir wollen sehen, auf welche Miasmen Hahnemann sich bezog und wie er sie in *Die chronischen Krankheiten* definierte. Er erörterte akute Miasmen und die Pockenimpfung. In einer Fußnote heißt es:

Man kann mit Recht fragen: giebt es wohl irgend ein Miasm auf der Welt, was, nach geschehener Ansteckung von außen, nicht erst den ganzen Organism krank mache, ehe sich die Zeichen davon äußerlich hervorthun? Man kann nicht anders, als mit Nein antworten. Es giebt keins!
[Samuel Hahnemann: Die chronischen Krankheiten, Bd. 1, S. 99]

Letzteres kommt auch in den Paragraphen 201 und 202 zum Ausdruck. In *Die chronischen Krankheiten* erläutert Hahnemann es in derselben Weise, als er einen Menschen beschreibt, der sich mit Milzbrand oder einer anderen akuten Krankheit ansteckt:

Derselbe Fall ist es, ohne mehrer anderer akuter Miasmen zu gedenken, auch bei Verunreinigung der Haut des Menschen mit dem Blute eines mit Milzbrand behafteten Rindes. Hat es, wie sehr oft, angesteckt und gehaftet, so ist alles Abwaschen der Haut vergeblich; die fast stets tödtliche schwarze oder Brand-Blatter kommt dennoch (gewöhnlich am Orte der Ansteckung) nach 4, 5 Tagen hervor, das ist, sobald der ganze lebende Organism sich zu dieser schrecklichen Krankheit ungeändert hat. ...
Aus dem Vorgange bei allen diesen miasmatischen Krankheiten ersiehet man deutlich, daß, nach der Ansteckung von außen, die dazu gehörige Krankheit im Innern des ganzen Menschen erst ausgebildet, der innere Mensch erst durch und durch pocken-, maser-, scharlach-krank geworden seyn muß, ehe diese verschiednen Ausschläge auf der Haut erscheinen können.
[Samuel Hahnemann: Die chronischen Krankheiten, Bd. 1, S. 44-45]

In unserer modernen Zeit bezeichnen wir dies als *Inkubationszeit*, aber häufig wird die äußerliche Erleichterung einer innerlichen generalisierten Krankheit (Paragraphen 201-202) von der Schulmedizin immer noch so behandelt, als wäre sie eine lokalisierte Krankheit, d. h. die Symptome werden oft unterdrückt. In *Die chronischen Krankheiten* sagt Hahnemann weiter:

Eben so ist es mit der Ansteckung halbakuter Miasmen ohne Ausschlag. Unter vielen vom wüthenden Hunde gebissenen Menschen ... werden nur Wenige angesteckt ...; oft (wie ich selbst beobachtete) unter zwanzig oder dreißig Gebissenen nur Einer; die übrigen auch noch so sehr vom wüthenden Hunde Zerfleischten genesen gewöhnlich alle, wenn sie auch nicht ärztlich oder wundärztlich behandelt werden. [Und Allopathen geben schmerzhafte Spritzen, wenn das Virus im Hund nachgewiesen wird!] Bei wem aber das Wuthgift gehaftet hat, bei dem hat es in dem Augenblicke des Bisses gehaftet und sich den nächsten Nerven und somit zugleich dem ganzen Systeme der Nerven, ohne Widerrede, mitgetheilt, und die Wuth bricht, sobald das Uebel im ganzen Organism ausgebildet ist (zu welcher Ausbildung und Vollendung des innern Uebels die Natur mindestens mehre Tage, oft viele Wochen bedarf), als akute, schnell tödtende Krankheit aus. ... selbst die schnelle Ausscheidung und Ablösung des begeiferten Theils nicht vor dem Fortgange des Uebels im Innern, nicht vor dem Ausbruche der Wasserscheu schützte ...
[Samuel Hahnemann: Die chronischen Krankheiten, Bd. 1, S. 45-46)]

Das Tollwut-Miasma wird als „halbakut“ bezeichnet, weil es sehr lange dauert, bis sich das Miasma vollständig in dem System entwickelt und Symptome zutage treten, auch wenn der Patient an diesen so leidet, als handelte es sich um eine akute Erkrankung.

Die akuten Miasmen wie Keuchhusten, Pocken, Masern etc. wurden von Hahnemann als „fixe Miasmen“ bezeichnet, da diese Krankheiten immer dieselben klinischen Anzeichen zeigen.

Im Gegensatz zu den chronischen Krankheiten besteht bei den akuten Miasmen Hoffnung auf einen günstigeren Ausgang - außer wenn der Patient von der akuten Krankheit besiegt wird. Wie Hahnemann in *Die chronischen Krankheiten* schreibt:

*Für alle diese **akuten**, miasmatischen Krankheiten besitzt aber die Menschennatur jenen, in der Regel, so wohlthätigen Prozeß [er bezieht sich auf die Lebenskraft und das, was die Allopathie heutzutage als „Immunsystem“ bezeichnen würde], dieselben (nämlich das specifische Fieber sammt dem specifischen Ausschlage) im Verlaufe von zwei bis drei Wochen wieder zu vertilgen und durch eine uns unbekannte Entscheidungs-Art **(crisis) von selbst** aus dem Organism wieder auszulöschen [Reaktion der Lebenskraft], so daß der Mensch dann gänzlich von ihnen (wenn er nicht von denselben getödtet wird), und zwar in kurzer Zeit, zu genesen pflegt.*

[Samuel Hahnemann: Die chronischen Krankheiten, Bd. 1, S. 45-46]

Bei akuten Krankheiten gibt es außer den oben genannten Möglichkeiten noch zwei weitere. Die akute Krankheit könnte sich zu einer chronischen entwickeln, die stärker ist als die vorherige chronische natürliche Erkrankung oder die neugebildete chronische Krankheit könnte sich mit der alten chronischen Erkrankung verbinden und eine komplexe Krankheit formen, die noch schwieriger zu behandeln ist. Hahnemann fährt fort:

*Bei den **chronischen** miasmatischen Krankheiten beobachtet die Natur in Hinsicht der Ansteckungs-Art und der vorgängigen Bildung der innern Krankheit, ehe das äußere Anzeige-Symptom ihrer innern Vollendung sich an der Oberfläche des Körpers hervorthut, denselben Gang; dann aber zeigt sich jene große, merkwürdige Verschiedenheit von den akuten, daß bei den chronischen Miasmen die innere ganze Krankheit, wie schon gesagt, lebenslang im Organisme verharret, ja mit den Jahren immer mehr zunimmt, wenn sie nicht **durch die Kunst** ausgelöscht und gründlich geheilt wird.*

[Samuel Hahnemann: Die chronischen Krankheiten, Bd. 1, S. 45-46

Damit muss der Homöopath einsehen, wie wichtig es ist, die wahren *chronischen* miasmatischen Zustände anzuerkennen und zu bestimmen, da sie *niemals* durch die Konstitution, auch nicht durch den vorbildlichsten Lebenswandel, noch durch Diät geheilt werden können, allem zum Trotz, was Anhänger makrobiotischer oder vegetarischer Ernährungsformen auch behaupten! Der Homöopath muss weiterhin verstehen, dass chronische miasmatische Zustände nicht in Reinform existieren, also nicht allein auf der körperlichen, mentalen oder emotionalen Ebene bestehen. Leben ist immer eine Mischung. Alle drei Ebenen sind stets mehr oder weniger betroffen. Außerdem ist der Mensch normalerweise mit mehr als einem miasmatischen Zustand behaftet; es ist die Aufgabe des Homöopathen festzustellen, worin der aktive miasmatische Zustand des Patienten zum Zeitpunkt der Konsultation im Vergleich zu dem/den schlafenden/latenten Miasma/en besteht.

Die grundlegenden chronischen Miasmen

Ich habe das *Organon* viele Male gründlich studiert und versucht, mich ganz eng an die von Hahnemann festgelegten Richtlinien zu halten, zumal sie mich nie enttäuscht haben. Denjenigen, die das *Organon* für eine „verstaubte alte Bibel“ halten, möchte ich zweierlei mitgeben: Zeigen Sie mir einen Paragraphen, der falsch ist und zweitens, was haben Sie (oder irgendjemand anders) entdeckt, das die Grundlage für eine 7. Auflage des *Organon* bilden könnte? Egal, was manch einer behaupten mag, in unserer Zeit hat niemand auch nur das Geringste beisteuern können, was nicht bereits von Hahnemann ausprobiert wurde. Das liegt ganz einfach daran, dass Hahnemann diese Wissenschaft noch zu seinen Lebzeiten zum Abschluss brachte. Der Homöopath wird heutzutage von derartig vielen „verschiedenen“ Miasmen überwältigt, dass er die grundsätzliche Frage stellen muss: „Wie viele verschiedenen Miasmen sind tatsächlich möglich?“ Ich habe die Quelle aufgesucht, das *Organon*, und die Passagen, in denen Hahnemann die Miasmen erläutert, gründlich studiert.

In **Paragraph 74** beginnt Hahnemann mit seinen Ausführungen zu den Miasmen. Dieser Paragraph verhalf mir zu neuen Einsichten und der wahren Definition der Miasmen und brachte mich dazu, einige unzutreffende Schlussfolgerungen zu revidieren, die ich in der Vergangenheit gezogen hatte. Hahnemann spricht hier davon, wie chronische Krankheiten durch allopathische Behandlung, den länger dauernden Gebrauch starker und drastischer Medikamente etc. künstlich erschaffen werden (iatrogene Krankheiten). Hahnemann sagt über all diese Maßnahmen:

> **§ 74:** ... *wovon die Lebenskraft theils unbarmherzig geschwächt, theils, wenn sie ja nicht unterliegt, nach und nach (von jedes besondern Mittels Mißbrauche, eigenartig) dergestalt innormal verstimmt wird, daß sie, um das Leben gegen diese feindseligen*

und zerstörenden Angriffe aufrecht zu erhalten, den Organism ***umändern muß****... (Betonung hinzugefügt)*

Hahnemanns Aussage geht dahin, dass die LK, die so erbarmungslos angegriffen und verstimmt wird, einen *Verteidigungsmechanismus* aufbaut (er bezeichnet ihn als Umänderung), um diese feindlichen Attacken zu überleben. Im nächsten Abschnitt dieses Paragraphen erläutert er klar und deutlich, dass es *nur drei chronische Hauptmiasmen* gibt, aus dem einfachen Grund, *weil in jedem Organismus nur drei Hauptverteidigungsmechanismen existieren, die bei der einzelnen Zelle anfangen*. Alle anderen modernen Miasmen sind damit Pseudo- oder gemischte Miasmen! Miasmen sind Abwehrreaktionen der Zelle. Wir wollen sehen, was Hahnemann dazu sagt:

> **§ 74:** *daß sie [die Zelle] ... diesem oder jenem Theile entweder die Erregbarkeit oder die Empfindung benehmen, oder sie übermäßig* ***erhöhen****, Theile* ***erweitern oder zusammenziehen, erschlaffen oder verhärten****, oder wohl* gar ***vernichten****, und hie und da im Innern und Aeußern organische Fehler anbringen (den Körper im Innern und Aeußern verkrüppeln) muß, um dem Organism Schutz vor völliger Zerstörung des Lebens gegen die immer erneuerten, feindlichen Angriffe solcher ruinirenden Potenzen zu verschaffen. (Betonung hinzugefügt)*

In demselben Paragraphen nennt er in Bezug auf die iatrogenen Krankheiten insbesondere den Aderlass und die Hunger-Diät als die zwei verderblichsten Maßnahmen, die den Organismus zu seiner Zeit zugrunde richteten. Leider haben wir heutzutage noch weitaus mehr iatrogene Krankheiten.

Betrachten wir den Paragraphen 74 weiter, sehen wir, dass Hahnemann drei verschiedene mögliche Verteidigungsmechanismen beschreibt:

1. Hemmung oder Entzug (Funktionsverlust) oder Steigerung der Erregbarkeit (zu übersetzen in Reizung oder akute Entzündung) oder Empfindlichkeit (Überempfindlichkeit) eines Teils des Organismus. Dies wird als *Psora* bezeichnet und ist eine *physiologische Form der Verteidigung*: Sie senkt oder steigert die Reaktivität des Organismus. In der Traditionellen Chinesischen Medizin (TCM) würde man dies einen allgemeinen Qi-Mangel nennen.
2. Erweiterung (Zysten) oder Kontraktion, Erweichung (schlaffe Sehnen und Bänder, die zu Organvorfall oder allgemeinem Kollaps führen) oder Verhärtung (Induration). Hier handelt es sich um *Sykose* oder einen *konstruktiven Verteidigungsmechanismus*. Hahnemann zufolge gibt es zwei Arten der Sykose: eine des Überschusses (Verhärtung, Kontraktion) und eine des mangelhaften Aufbaus (Kollaps, Erweichung, Erweiterung). In der TCM wird Letztere als exzessives Yang Qi bezeichnet.

3. Vollständige Zerstörung kommt durch das *syphilitische* Miasma zum Ausdruck (*destruktive Verteidigung*). In der TCM nennt man dies exzessives Yin Qi.

Dieser Definition zufolge kommt es nur bei den beiden letztgenannten Miasmen zu strukturellen Veränderungen, wohingegen die Psora lediglich zu physiologischen Veränderungen führt. Damit hat ein Lebewesen nur drei Möglichkeiten der Verteidigung. Als Reaktion auf das Eindringen eines Mikroorganismus reagiert jede Zelle entweder mit Entzündung, Verhärtung oder Zerstörung, um das Wohlbefinden des Menschen in seiner Gesamtheit aufrecht zu erhalten!

Psora: Die erste Verteidigungslinie

Die *erste Verteidigungslinie* einer Zelle ist die *Entzündung*, eine Schutzreaktion, der eine Reizung und gesteigerte Empfindlichkeit vorangeht: Röte, Hitze, Schmerz und schließlich Verlust der Funktion. All diese Veränderungen lassen sich bei der physiologischen Abwehr aller Zellen beobachten. Die Zellreaktion beginnt mit Hypoxie und Ischämie, wodurch ein für Mikroorganismen ungeeignetes Terrain entsteht, da die Versorgung mit Sauerstoff und Blut gedrosselt wird. Das einzige Ziel dieses Verteidigungsmechanismus besteht darin, den Mikroorganismus durch temporäre Veränderung der Biochemie in der Zelle oder dem Nachbargewebe abzutöten. Somit verteidigt sich jede Zelle zuerst mit Hilfe eines Entzündungsprozesses, Überempfindlichkeit oder Reizung, was aber letztendlich zum Funktionsverlust oder zumindest zu einer Unterfunktion führt. Damit sind alle Krankheiten, die aufgrund von chemischen, biochemischen oder physiologischen Veränderungen bzw. von Unterernährung und Malabsorption in die Kategorie Entzündungen fallen, *psorische Krankheiten*. Bis jetzt liegen noch keine *strukturellen* Veränderungen vor!

Das bedeutet, dass zu den psorischen Krankheiten alle *akuten „itis"*-Krankheiten zählen (bitte beachten Sie, dass dies eine Berichtigung dessen ist, was ich in *Hahnemann im Brennpunkt* geschrieben habe), ebenso wie Dermatitis, Ekzem, Pharyngitis und funktionelle Störungen des Nervensystems wie Angstneurosen, Schwindel und Epilepsie – wobei die letztere vom syphilitischen Miasma auf die Psora aufgepfropft wurde. Psorische Krankheiten treten bevorzugt im Gastrointestinal- und Urogenitaltrakt, sowie in den Atemwegen auf. Sie umfassen alle funktionellen Störungen sowie Über- und Unempfindlichkeit. Immer wenn ausgeprägte Angst (um die Gesundheit; das, was sie machen möchten, auch ausführen zu können; ihre Pläne nicht umsetzen zu können), Besorgnis, Reizbarkeit, Mangel an Selbstvertrauen oder Hemmungen (Schüchternheit) bestehen, handelt es sich um Psora. So hat ein Patient beispielsweise bei Herzproblemen immer Angst vor einem drohenden Anfall: Er kontrolliert ständig seinen Puls. Kummer und Sorgen sind die beiden wichtigsten Emotionen, die das psorische Miasma erwecken. Der psorische Mensch weint oft und fühlt sich dadurch erleichtert. Natürlich verlangt ein psorischer Patient viel Aufmerksamkeit von seinem Arzt.

Überempfindlichkeit und *Reaktivität* als Antwort auf Umweltreize sind Kennzeichen des psorischen Miasmas. Was passiert bei Überempfindlichkeit? Das System versucht, durch sofortige, angemessene Mobilisierung von verfügbaren natürlichen Abwehrkräften ein gesundes Gleichgewicht wiederherzustellen und zur Normalität zurückzukehren. Ein klares Beispiel sind *einfache* Entzündungsprozesse, die sich schnell ohne Eiterung oder Rückstände auflösen und keine Folgeschäden hinterlassen. Bei der Psora dreht sich alles um normale entzündliche Vorgänge. Auf diese Weise beschränken sich die störenden Wirkungen auf die Ebene der Haut und ihrer Anhangsgebilde, sowie auf die geistige Ebene (Theoretisieren, Pläneschmieden, Gedankenfülle, Reizbarkeit etc.).
Hautausschläge sind Manifestationen der *primären* Psora. Werden diese Erscheinungen unterdrückt, schreitet die innerliche Ausbreitung des Problems in Richtung lebenswichtigerer Organe fort (der TCM zufolge zuerst zur Lunge; beachten Sie den bekannten Wechsel vom Ekzem zum Asthma!) und dies führt wiederum zu *sekundären* psorischen Ausdrucksformen, funktionellen Veränderungen, bei denen es aber immer noch zu keinen oder nur minimalen strukturellen Veränderungen kommt und die damit reversibel sind.

Es folgen einige Beispiele für die Psora, wobei sich noch viele weitere im ersten Band von *Die chronischen Krankheiten* finden:

- Labiler Bluthochdruck unter Stress und Weißfingerkrankheit
- Mangelzustände (Mineralstoffe, Enzyme, Vitamine, Salze), die eine Substitutionstherapie erfordern
- Schwitzen am Kopf, abends nach dem Zubettgehen
- Häufige Augenentzündungen
- Häufige Wadenkrämpfe
- Häufige Anfälle von Atemnot
- Viele Schuppen auf der Kopfhaut
- Trockenheit der Schleimhaut
- Funktionelle Störungen
- Sehr blasse Zunge
- Abneigung gegen Fleisch
- Malabsorption, Mangelernährung
- Impotenz
- Überempfindlichkeitsreaktionen auf Impfungen

Dass die Psora immer die erste Verteidigungslinie ist, lässt sich leicht an den homöopathischen Arzneimittelbildern, die aus den Prüfungen entstanden sind, erkennen; siehe das Beispiel von *Lachesis* in Kapitel 7. Unabhängig davon, wie negativ die zentrale Wahnidee ist, wird der Organismus immer *erst* versuchen, konstruktive oder positive Kompensationen zu finden. Nur wenn dies nicht gelingt, wechseln die Kompensationen zur Übertreibung (Sykose) oder Zerstörung (Syphilis), wie sich auch in den Hahnemannischen Arzneimittelprüfungen zeigt.
Es ist ratsam, einige *Synonyme* zu benennen, die ausdrücken, wofür die Psora tatsächlich steht. Wir können die folgende Liste durchgehen, um zu sehen, ob sie mit den Ausdrucksformen und Symptomen des Patienten übereinstimmt.

Synonyme oder Erscheinungsformen des psorischen Miasmas

Entzündung, Mangel (im Sinne von weniger), *Defizit*, Insuffizienz, Hemmung oder Blockade, Überempfindlichkeit, Verlangen nach und Geben von Unterstützung, Zuneigung und Schutz, Entbehrung-Schwäche-Minderwertigkeitskomplex, Schüchternheit, kritisch, Kälte, Langsamkeit, Passivität, Stagnation, Unbeweglichkeit, Unproduktivität, Untätigkeit, Grübeln, gemäßigt, introvertiert, Verneinung, Stase, Faulheit, Bewegungslosigkeit, Verschieben, Abhängigkeit, Anlehnung, Unterwürfigkeit, Verletzlichkeit, Hilflosigkeit, Überempfindlichkeit gegenüber Gerüchen, nie zufrieden, mangelnde Assimilationsfähigkeit, Verlangen sich auszuruhen, Unfähigkeit zu entspannen, Verlangen sich hinzulegen, Konzentrationsmangel, Unfähigkeit, Aufgaben zu Ende zu bringen mangels Durchhaltevermögen, nachgiebig, Pläneschmieden.

Wird das Individuum gehemmt, vermindern sich seine Ausdrucksmöglichkeiten, es ist mangelernährt und entkräftet. Alle Organe und deren Zellen arbeiten ungenügend, was sich in physiologischer Schwäche und begrenzten Möglichkeiten äußert. Der psorische Mensch verlangt nach Mitleid und nimmt es entgegen, als wäre es ausschließlich für ihn gemacht. Dieses Charakteristikum spiegelt seinen Egoismus wider, da er sich auf seine Beschwerden konzentriert und allen um ihn herum mit seinen Belanglosigkeiten auf die Nerven geht: eine besitzergreifende, anhaltende Angst. Um dieses Defizit zu kompensieren, kommt es entweder zum Exzess (Sykose) oder zur Perversion (Syphilis). Damit ist die Psora der *Grundzustand* jeglicher menschlicher Pathologie.

Sykose: Die zweite Verteidigungslinie

Versuchen Bakterien einzudringen und die „Reizung" hält an, kommt es zu einer *chronischen* Entzündung. Die auf die Schaffung eines für Mikroorganismen undurchdringlichen Terrains ausgerichteten Reaktionen der Zelle waren nicht erfolgreich, weshalb sich die akute Entzündung bzw. psorische Ausdrucksform in eine chronische entzündliche Reaktion gewandelt hat. Die Zellen sind gezwungen, zur nächsten Verteidigungslinie überzugehen, einer *strukturellen* bzw. morphologischen Verteidigung. Diese wird als Sykose bezeichnet und kann *zwei verschiedene* Formen annehmen:

1. Die erste Form der Sykose ist der *Überschuss*. Die Zelle sagt: „Ich habe eine undurchdringliche Wand um mich herum gebaut (Induration oder Verdickung), so dass ich besser geschützt bin." Das ist genau so, als würde man einen zu engen Schuh tragen: Zuerst kommt es zu Reizung und Entzündung (Psora), dann entwickelt sich bei längerem Fortbestehen ein Hühnerauge oder entzündeter Fußballen (Verhärtung oder Sykose) und schließlich ein Geschwür (Syphilis). Induration bedeutet *Überschuss an*

Fibrin. Zusammenziehung von Gewebe ist durch *exzessives Elastin* bedingt. Bei überschießender Zellvermehrung teilt sich eine Zelle in viele weitere, wodurch Tumore, Zubildungen, Verdickungen und Ansammlungen entstehen, die mit sykotischem Überschuss bzw. übermäßigem Aufbau zusammenhängen. Der sykotische Mensch baut auch einen emotionalen Schutzwall um sich herum, um sich zu schützen: *Natrium muriaticum* ist ein gutes Beispiel dafür. Er wird auch andere sykotische Ausdrucksformen verwenden, wie zum Beispiel Lügen oder Prahlen, um eine exzessive Persona aufzubauen.

2. Neben übermäßigem Aufbau kann die Sykose auch einen *mangelhaften Aufbau* zeigen. Hahnemann bezeichnet diesen in Paragraph 74 als „Erweiterung (durch Fibrinmangel) und Erschlaffung (aufgrund Elastinmangel)".

Es ist interessant, dass der Homöopath bei der Königin der antisykotischen Arzneien, *Thuja*, sowohl übermäßigen als auch mangelhaften Aufbau finden kann. Wir sehen die Wahnideen: *Erscheinen von Bauklötzen*, (übermäßiger Aufbau) und *der Körper ist aus Glas, der Körper ist zerbrechlich* (mangelhafter Aufbau). Langsame Erholung und schnelle Zunahme der Pathologie sind Kennzeichen des sykotischen Miasmas.

Beispiele für sykotischen Exzess oder Überproduktion

Fettleibigkeit (übermäßige Ansammlung von Fett); Warzen oder Hautlappen (ein Zuviel an Haut); Ödem (übermäßige Wasseransammlung bei Aszites bei Leberkrebs, Hydrothorax bei Herzversagen, Bläschen, Blasen und schmerzhafte Unregelmäßigkeiten der Menstruation mit PMS und Brustschwellung); Fibrome; Arteriosklerose (übermäßiges Fibrin); Bluthochdruck aufgrund von Schädigung des Nierengefäßbettes, sowie Salz- und Wasserretention; Induration (übermäßige Ansammlung von Fibrin z. B. bei Gerstenkörnern); Hyperlipidämie (übermäßige Ansammlung von Fett) und Hypercholesterinämie; dunklere Verfärbung von Haut und Muttermalen, Leberflecken, Sommersprossen und Naevi: übermäßige Ansammlung von Melanozyten aufgrund eines Ungleichgewichts der Produktion adrenokortikoider Hormone; Keloide und Nierensteine. Exzessive Leukozytose oder Leukämie sind sykotisch. Hypertrophien; Hyperplasie der Zervikalschleimhaut; Ketose; Gicht (übermäßige Harnsäurekristallbildung, die durch zu üppiges Essen und Weingenuss verschlimmert wird); sowie Konstriktion, Stenosen und Strikturen (übermäßige Elastinbildung). Dicke, starre und feste Nägel.

Andere Beispiele für exzessive Produktion: Gallen- und Nierensteine; Kalkablagerungen in normalen Geweben; Zahnstein; Speicheldrüsensteine; Pigmentierung der Haut, braune Flecken, Leberflecken; Osteophyten, Fersensporn, Osteom; Hämangiome, Varizen und Hämorrhoiden, Zysten;

Polypen; Endometriose; Hühneraugen; Kallus; Ringflechte und Hirsutismus (abnormer Haarwuchs, lokalisiert oder generalisiert).

Sykotische Absonderungen sind typischerweise scharf, dick und gelb-grün, mit einem Geruch nach Fischlake. Der Schweiß färbt gelb. Unspezifische Urethritis (NSU) und Reiter-Krankheit (Urethritis, Arthritis und Uveitis) sind auf eine unterdrückte chronische Entzündung zurückzuführen. Rheumatoide Arthritis ist ebenfalls sykotisch. Auch Fibromyalgie (chronische Fibrositis großer Muskeln) ist eine Erscheinungsform bei rheumatischen Konstitutionen, die zu einer Verschlimmerung in kaltem feuchtem Wetter und in Ruhe neigen. Alle *chronischen „itis"*-Erscheinungen sind sykotisch. Ein großartiges Beispiel sind die entzündlichen Beckenerkrankungen, die wie alle anderen entzündlichen Krankheiten des weiblichen Genitaltrakts zu den sykotischen Erkrankungen zählen.

Was ist mit Diabetes? Ist dieser die Folge einer Entzündung der Langerhansschen Inseln oder einer durch Gefäßkonstriktion bedingten verminderten Durchblutung, dann ist das psorische Miasma vorherrschend. Liegt dem Diabetes eine Arteriosklerose zugrunde, besteht ein Zusammenhang mit dem sykotischen Miasma und begleitend kann es zu einer Gewichtszunahme kommen (die durch diätetische Maßnahmen zu beheben ist); diese Form wird auch als Typ II-Diabetes bzw. Nicht-insulinabhängiger-Diabetes bezeichnet. Liegt eine Zerstörung der Zellen vor, ist das syphilitische Miasma am Werk (wie bei juvenilem und insulinabhängigem Diabetes, dem Typ I-Diabetes).

Beispiele für sykotische Mangelproduktion

Hypopigmentierung (nicht Vitiligo, der syphilitischer Natur ist und bei dem Melanozyten zerstört werden) und Tinea versicolor (Melaninmangel). Zwergwuchs (übermäßiges und mangelhaftes Größenwachstum sind beide sykotisch). *Unterfunktion* aller Organe: Hypothyreose, Hypotension, der Nieren etc. und *Prolaps* (Elastinmangel) sind sykotisch.

Andere sykotische Beispiele sind: Varizen, Gebärmuttervorfall; Hämorrhoiden oder Krampfadern; Ptose der Eingeweide; Mitralklappenvorfall (MVP); Erschlaffung von Muskeln und Sehnen mit rezidivierenden Verstauchungen; Osteoporose (fortschreitende Abnahme der Knochendichte); Eisenmangelanämie; und Alopezia areata.

Die Sykose zeigt Angst, Schreck, Unsicherheit mit Lebenslust (manchmal bis ins Extreme durch *carpe diem* oder „Nutze den Tag" zum Ausdruck kommend) und Angst vor dem Tod. Man findet meist eine ausgeprägte Angst zu einem Zeitpunkt (z. B. Angst zu sterben), während bei der Psora viele Ängste zur gleichen Zeit bestehen. Schicken Sie eine sykotische und eine psorische Person in ein finsteres Gebäude, dann hat der Psoriker viele Ängste: „Wird mich jemand verletzen? Was, wenn da ein Hund ist, der mich beißt? Wird etwas auf mich herunterfallen? Wird man mich ausrauben?“ Mit anderen Worten, ihm gehen viele Gedanken durch den Kopf (Theoretisieren). Der sykotische Mensch fürchtet sich möglicherweise nur vor einer Sache, aber da er ein Angeber ist, sagt er vielleicht: „Ich habe keine Angst, aber ich habe jetzt keine Zeit hineinzugehen.“; anders ausgedrückt, er findet eine Entschuldigung! Er wird einen Aspekt seines Seins verbergen; dieser ist oft sexueller Natur.

Die Sykose hat auch mit Sexualität zu tun, entweder zuviel oder zuwenig. Gesteigertes sexuelles Verlangen ist sykotisch: Nymphomanie, Erotomanie, Masturbation und Schürzenjägertum (*Medorrhinum, Lycopodium, Apis*). Nur, wenn Perversion beteiligt ist (Inzest, Sadomasochismus), wird die Kompensation syphilitisch. Ein Beispiel für ein luetisches sexuelles Mittel ist *Cantharis*, das einzig und allein sich selbst befriedigen möchte: Die grobstoffliche Substanz wurde vom Marquis de Sade für seine Sexsucht verwendet. *Cantharis* hat auch diese heftige, brennende, stechende Empfindung. Es erzeugt einen exzessiven Drang, den der Mensch nicht kontrollieren kann, was eine syphilitische Erscheinungsform ist. Bei der Sykose finden wir weiterhin Gerissenheit, Heimlichtuerei, Hinterlist, Eifersucht, Geheimniskrämerei und Angeberei. Sein Misstrauen geht so weit, dass er ständig zurückgehen und sich selbst kontrollieren muss: „Habe ich die Tür abgeschlossen?“ Dies zeigt sich in folgenden Rubriken: *Vergessen, etwas; hat dauernd das Gefühl, etwas vergessen zu haben* (*Causticum* und *Jodum* sind die Hauptmittel).

Synonyme oder Erscheinungsformen des sykotischen Miasmas

Proliferation, Induration, Neubildungen, Hyperplasie; instabil, kapriziös, wechselhaft, unbeständig (früher als tuberkulinisches Miasma bezeichnet!), prahlerisch, explosiv, exzessiv; Realitätsflucht, Flucht, verstecken, Redegewandtheit, Überproduktion, Überschwänglichkeit, Albernheit; ausbeuterisch, ehrgeizig, überheblich, unverschämt, extravertiert, extravagant, geschwätzig, Selbstverachtung, fixe Ideen (Wahnideen), Ablagerungen, schnelles Fortschreiten, ätzende Absonderungen, konkurrierend und leidenschaftlich.

Syphilis: Die dritte Linie der zellulären Verteidigung oder Zerstörung

Von den drei grundlegenden chronischen Miasmen ist das syphilitische Miasma am leichtesten zu heilen, sofern es nicht mit der Psora oder Sykose verkompliziert ist.

Es gibt zwei zerstörerische Typen:

- Autoimmunstörungen (rheumatoide Arthritis, Hashimoto-Krankheit, Morbus Crohn, Colitis ulcerosa etc.), bei denen der Körper sich selbst durch Bildung von Antikörpern, die gegen die eigenen Zellen gerichtet sind, zerstört (*Apolyse*).
- Der andere Typus ist die *Nekrose*: Der Körper versucht, einen bestimmten Teil abzustoßen und als totes Gewebe abzukapseln (Herzinfarkt, Gangrän).

Es gibt zwei grundsätzlich unterschiedliche Klassen von syphilitischen Arzneien. Einige, wie *Aurum muriaticum*, töten sich selbst, weil sie von ihrer zentralen Wahnidee angetrieben werden! Andere, wie *Mercurius*, *Anacardium*, *Alumina*, *Syphilinum*, *Tarentula* und *Hyoscyamus*, töten andere! Und sie töten vielleicht ohne offensichtliche Provokation und ohne die mindeste Angst vor den Folgen: um zu Macht oder zu Geld zu kommen, der Unterdrückung zu entfliehen (*Anacardium, Alumina*) oder um die Aufmerksamkeit geliebter Menschen an sich zu binden (*Hyoscyamus*) etc.

Das syphilitische Miasma bedeutet, dass der Mensch „vollkommen die Kontrolle über seine Handlungen verloren hat“, wie sich in den folgenden Rubriken zeigt: *außer Kontrolle* und *Gedanken, Kontrolle über die Gedanken verloren*. Es kümmert sie nicht, was aus ihrem Leben oder dem Leben anderer wird, sie zeigen keine Reue, sind ungehorsam und lügen. Es fehlt ihnen an Moralgefühl! Das syphilitische Miasma kommt auch durch *Seelenqual* und *Verzweiflung mit Aufgeben aller Hoffnung* zum Ausdruck.

Beispiele für syphilitische Krankheiten

Missbildungen, Gangrän, Ulzerationen, Blutungen, tiefe blutende Risse, Ozäna, Azoospermie, Katarakt, Knorpelauflösung, Gaumenspalte, Blindheit, Taubheit, Nierenversagen, Paralyse, Herzinfarkt, Lungenfibrose, Emphysem, Parkinsonsche Krankheit, Multiple Sklerose, ALS, Alzheimer Krankheit etc.

Was ist mit Alkoholismus?

Es kann mit Trinken in Gesellschaft beginnen, wenn die Leute trinken, um sich in der Öffentlichkeit weniger gehemmt zu fühlen (Psora). Dann kommen sie nicht mehr davon los und fangen an, heimlich zu trinken (z. B. Urtinkturen wegen des Alkoholgehalts); sie verbergen es vor ihren Liebsten (Sykose). Schließlich wird Trinken zu einer Notwendigkeit für sie und es zerstört sie und ihre Familie (syphilitisch).

Synonyme oder Erscheinungsformen des syphilitischen Miasmas

Zerstörung von ***Beginn*** *der Krankheit an*, Dysplasie, Brennen, Blutungen, Agenesie von Organen, Deformierung, plötzliche Ulzeration mit Blutung, Verlust der Sinneswahrnehmung, Fissuren, Risse, Verfall, Gangrän, Atrophie, mangelhafte Entwicklung von Organen (infantil), strukturelle Knochenveränderungen, Kampf, Kontrollverlust (unkontrolliertes Verhalten, Wachstum etc.), Aggressionen gegenüber anderen, Degeneration, Gewalttätigkeit, Leidenschaft, *Perversion*, ohne Reue, Verstümmelung, Unterwerfung, Unterdrückung anderer, Inzest, Vergesslichkeit in Bezug auf das Gesagte oder Gelesene, nächtliche Verschlimmerung, introvertiert und überwältigt.

Miasmen: Ein vorbestimmtes, zwanghaftes, feststehendes Reaktionsmuster

Wenn die Zelle nur drei Verteidigungsmechanismen hat, dann gibt es auch nur drei für das menschliche Wesen: Was für die Zelle gilt, gilt auch für den ganzen Organismus. Was bedeutet das? Welches konstitutionelle Miasma Sie auch immer von Ihren Eltern mitbekommen haben, es wird zu Ihrem automatischen, vorbestimmten, feststehenden Reaktionsmuster (C. G. Jung). Bestimmt der Homöopath den vorherrschenden miasmatischen Zustand des Patienten, kann er vorhersagen, an welcher Art von Krankheiten dieser Patient leiden wird. Werden psorische Konstitutionen krank, schlagen sie mit physiologischen Verteidigungsmechanismen zurück (Arzneien wie *Sulphur, Nux vomica, Calcium carbonicum, Belladonna* etc.). Die sykotische Konstitution reagiert entweder mit überschießendem oder mit mangelhaftem Aufbau. Daher wechseln die sykotischen Mittel sehr schnell von psorischen zu sykotischen Kompensationen. Stark syphilitische Arzneien wie *Mercurius, Fluoricum acidum, Alumina* etc. bewegen sich schnell und leicht von der Psora direkt zur Syphilis. In solchen Fällen führt eine einfache Entzündung des Magens oder Zwölffingerdarms zu *sofortiger* Geschwürbildung mit Blutung und Ruptur.

Die meisten Krankheiten mit tiefsitzender Pathologie sind dreimiasmatisch. Ein Beispiel ist die Psoriasis: exzessive Proliferation des Ektoderms mit überschießender Schuppenbildung der Dermis (Psora und Sykose). Kommt es zu Rissen und Blutungen, wird die Angelegenheit syphilitisch. Ein weiteres Beispiel ist die Fischschuppenkrankheit (Ichthyosis), welche die Trockenheit der Psora, den squamösen Charakter des syphilitischen Ausschlags und die Muttermale und Warzen der Sykose hat.

Die Beschleunigung des miasmatischen Kreislaufes in der modernen Zeit

Im Laufe der Zeit folgen die meisten Krankheiten ein und demselben Muster: *Entzündung* > *Wachstum* > *Zerstörung*. Wird eine Krankheit nicht homöopathisch bzw. stattdessen mit unterdrückenden allopathischen Maßnahmen behandelt, wechselt die Krankheit des Patienten von psorischen über sykotische zu syphilitischen Kompensationen.

Sulphur (wie *Calcium carbonicum*, *Lycopodium*, *Silicea* etc.) ist ein dreimiasmatisches Mittel: In der Kindheit ist dieser Mensch normalerweise psorisch mit Ekzemen und Hautausschlägen. Im Alter von ungefähr 24 Jahren wird *Sulphur* sykotisch und beginnt, Alkohol und Drogen zu konsumieren; er fängt an zu prahlen, wird geschwätzig und sexuelle Gedanken bedrängen seinen Geist. Noch später wird *Sulphur* zu einem ausgebrannten Eremiten (syphilitisch). Heute, mit all den unterdrückenden allopathischen Medikamenten und Impfungen, treiben wir die Jugendlichen noch viel früher als vor 50 Jahren in einen sykotischen Zustand. Schauen wir uns nur einmal die geradezu epidemische Ausbreitung von Fettleibigkeit und Diabetes an, die in den Vereinigten Staaten bereits in sehr jungem Alter beginnt (Sykose aufgrund von Diätfehlern). Homöopathisches Eingreifen kann diese sich schnell nach unten bewegende Spirale, die von einem miasmatischen Zustand zum nächsten führt, anhalten.

Es gibt einen Zustand, der als Nicht-alkoholabhängige-Steato-Hepatitis (NASH) bezeichnet wird und eine fettige Degeneration der Leber mit nachfolgender Zirrhose verursacht. NASH wird vornehmlich mit Übergewicht (70 bis 100 Prozent der Fälle) und Diabetes in Verbindung gebracht. Man findet NASH oft bei Diabetikern, aber nun tritt sie auch bei Kindern auf! Ich frage mich, welchen Beitrag wohl die explosionsartig zunehmende Zahl von Impfungen zu dieser Krankheit leistet. Die Schulmedizin behauptet zwar: „Bloß weil Sie übergewichtig sind, heißt das noch lange nicht, dass Sie Diabetes haben. Sie müssen das Gen dafür haben." Aber sie kann nicht vorhersagen, ob Sie zum Diabetiker werden oder nicht. Die Homöopathen haben hier ein besseres Verständnis. Das „Gen" ist das sykotische oder syphilitische Miasma. Ist eines dieser beiden vorherrschend, wird der Patient von der Fettleibigkeit in den Diabetes Typ I oder II rutschen.

Die derzeitige Liste für Neugeborene sieht 22 Impfungen in den ersten beiden Lebensjahren vor; diese, sowie die fahrlässige Verschreibung von Antibiotika, sind zwei der Hauptgründe dafür, dass unsere Kinder schon in sehr frühem Alter in einen sykotischen Zustand geraten. Fügen Sie diesem noch den Mangel an pränataler miasmatischer Behandlung der Eltern hinzu, der dazu führt, dass deren miasmatische Zustände bereits vor der Geburt auf die Kinder übertragen werden. Die explosive Zunahme von ADS, OCD (zwanghaftes Verhalten), Autismus und zahllosen anderen Verhaltensauffälligkeiten bei Kindern ist der unglückselige Beweis für diese Theorie.

Ein goldener Tipp für die Verschreibung

Sind der Fall und die Hauptbeschwerde beispielsweise überwiegend syphilitisch, berücksichtigt der Homöopath zum Auffinden des Simillimum lediglich die syphilitischen Rubriken des Falles! Dasselbe gilt für die anderen Miasmen!

Die Bestimmung des miasmatischen Zustandes

Warum sind Kinder innerhalb einer Familie so unterschiedlich? Sie haben dieselben Eltern und doch scheint es manchmal, als ob ein Kind eigentlich „zu einer anderen Familie gehört". In einer neurotischen Familie reagiert das eine Kind mit Hysterie (Sykose), ein anderes mit einer Zwangsstörung (Sykose), das dritte mit einer Psychose (luetisch) und das vierte anscheinend überhaupt nicht! Dies ist keine freie „Wahl der Neurose".

Erstens entscheidet das Geschlecht über das vorherrschende Miasma. Normalerweise kreuzt das Miasma das Geschlecht: bei einem Jungen werfen Sie einen Blick auf die Geschichte der Mutter, bei einem Mädchen erst auf die des Vaters. Natürlich können wir, wenn drei Jungen da sind, deutlich erkennen, welcher Junge das Miasma seines Vaters oder das seiner Mutter geerbt hat.

Wie sich auch in der TCM zeigt, hängt zweitens sehr viel davon ab, in welchem körperlichen, mentalen und emotionalen Zustand sich die Eltern zum *Zeitpunkt* der Konzeption befanden; vom *Alter* der Eltern; und natürlich davon, *was während der Schwangerschaft passiert* ist (siehe Kapitel 13, Fragen zur intrauterinen Vorgeschichte). Das unglaublich wichtige Nieren Yin Qi nimmt ab (an Menge oder Qualität), wenn die Eltern Sorgen haben, älter oder überarbeitet sind etc. (siehe das Beispiel meines Tennisfreundes in Kapitel 13).

Um den miasmatischen Zustand zu bestimmen, müssen Sie den Patienten erst *beobachten*! Jedes Individuum hat eine andere körperliche Erscheinungsform, jeder trägt das Stigma seiner ererbten Defekte, Ernährungsfehler, seines Lebenswandels und seiner Krankheiten mit sich – oft klar für uns ersichtlich. Diese Stigmata (ein oder mehrere Miasmen) spiegeln sich aufgrund der vielfältigen vererbten Pathologien, die wir alle in uns tragen, in jedem menschlichen Wesen wider. Der Mann, der einen scheuen, beobachtenden, furchtsamen und introspektiven Eindruck macht, langsam geht und dessen Handlungen eher passiver Natur sind, trägt die Visitenkarte eines psorischen Menschen. Die Person, die mit entblößter Taille herumläuft, Ringe in der Nase, dem Bauchnabel und den Lippen und den ganzen Körper voller Tätowierungen hat, die beim Gehen hin und her schwingt und immer in Eile ist, ist überwiegend sykotisch geprägt. Und der syphilitische Mensch macht immer einen kränklichen, düsteren Eindruck; seine Fischaugen entkleiden Sie von Kopf bis Fuß; er ist immer mürrisch, gereizt und schlecht gelaunt; er verachtet jeden und ist immer bereit, aggressiv zu werden und zuzuschlagen (als *stünde er vor Gericht*); er trägt das syphilitische Miasma in sich.

Der Homöopath muss immer daran denken, dass sich mit großer Wahrscheinlichkeit alle drei Miasmen irgendwann in dem Individuum manifestieren werden. Auch wenn seine Haltung, sein Benehmen und seine Erscheinung hauptsächlich mit einem dieser miasmatischen Züge zusammenhängen, wird dieser Mensch immer noch gewisse Aspekte und einige Manifestationen der andern beiden Miasmen zeigen, auch wenn in jedem Lebensalter eines der drei Miasmen vorherrschen wird und Sie vielleicht nur einen kurzen Blick auf die anderen beiden erhaschen.

Auch wenn die Psora das vorherrschende Miasma ist, muss der Homöopath daran denken, dass es unzählige psorische Typen gibt, die Spuren der anderen beiden Miasmen in unterschiedlichem Ausprägungsgrad aufweisen; auf einer Skala von 1 bis 100 ist 1 die reine Psora und 100 der am stärksten gemischtmiasmatische Patient.

Für jemanden, der ein wahrer Homöopath sein möchte, ist der enorme Nutzen bzw. die Unverzichtbarkeit der Kenntnis von den miasmatischen Spielarten in jedem menschlichen Wesen klar ersichtlich. Die Klassifizierung aller Ausdruckformen (Symptome) des Individuums in Übereinstimmung mit den Charakteristika jedes Miasmas ist unabdingbar, um verstehen zu können, wie diese Miasmen die Individualität beeinträchtigen und verformen. Dies liefert sicherlich die beste Methode für die Bestimmung der Prognose des Patienten. Nur durch *pränatale* homöopathische miasmatische Behandlung kann der Homöopath gleichzeitig Mutter und Kind mit Erfolg behandeln; diese nutzbringende Möglichkeit ist mehr auf die Homöopathie zugeschnitten als auf jede andere Behandlungsmethode. Die TCM und Allopathie müssen die schwangere Mutter mit der allergrößten Vorsicht behandeln und viele ihrer regulären Eingriffe verschieben. Durch pränatale homöopathische Versorgung würde der erbhygienische Nutzen einer wahrhaft homöopathischen Behandlung über nachfolgende Generationen hinweg deutlich werden. Nur durch die Verschreibung von Konstitutionsmitteln in guter Hahnemannischer Manier kann der genuine Arzt die Erbhygiene bzw. echte Gentherapie wirksam voranbringen. Leider sind wir noch weit von diesem Ziel entfernt, einerseits wegen der fortgesetzten allopathischen Unterdrückung, aber auch, das müssen wir uns klar vor Augen führen, aufgrund der weltweit mangelhaft ausgeübten homöopathischen Praxis.

Eine gute eugenische Formel sollte sich nicht auf chromosomale Faktoren oder Möglichkeiten der Mutation beschränken, wie es per Definitionem in der Schulmedizin der Fall ist. Dies sind nur gängige Bezeichnungen. Die echte Formel sollte aus dynamischen Elementen abgeleitet werden, sprich aus psychischen, spirituellen, sensorischen und sogar tellurischen (umweltbedingten) Aspekten.

Verantwortungsbewusste Zeugung

Alle unsere Handlungen im Leben sind von dem dominanten miasmatischen Zustand vorherbestimmt, der von unseren Eltern, Großeltern etc. auf uns übertragen wurde. Daher muss die jetzige Generation zwingend anfangen, die Verantwortung zu übernehmen (und ich richte meine Worte zuerst an die homöopathische Welt, da wir den Schlüssel dazu tragen) und sich vor der Zeugung einer miasmatischen Behandlung unterziehen. Alle unsere Taten und Worte, unser mentaler Zustand und unsere Gedanken sowie auch unser Grad an Intelligenz hängen von einer miasmatisch sauberen Weste ab. Betrachten wir ein Beispiel, wie die verschiedenen miasmatischen Charaktere in einer bestimmten Situation reagieren.

Nehmen wir an, der Psoriker gerät in ein Feuer im 13. Stock eines Gebäudes, so wie bei den schrecklichen Ereignissen des 11. Septembers. Zuerst ist ein solcher Mensch überwältigt und gelähmt; dann fängt er an, darüber nachzudenken, was zu tun ist und wägt die Dinge ab, obwohl es immer schwierig für ihn ist, seinen Körper in Bewegung zu setzen. Er wird nach einem Ausgang suchen, um Hilfe rufen, Gott bitten, ihn zu retten, versprechen, Gutes zu tun, wenn er dieser Situation entkommt oder darauf vertrauen, dass jemand kommen wird, um ihm zu helfen. Sie brauchen ihm nicht zu sagen: „Bleib ruhig." Er tut es. Er muss eher daran erinnert werden, auch zu *handeln*, nachdem er überlegt hat, was zu tun ist.

Der sykotische Mensch ist immer *hastig*, in Eile, selbst in seinen Wahnideen. Er ist spontan und gibt seinem ersten Impuls nach, ohne erst nachzudenken. Er geht vielleicht direkt durch die Flammen, weil sich der Ausgang dahinter befindet; er springt aus dem Fenster, ohne an die Folgen zu denken, einfach, weil das sein erster Impuls ist. Er vergisst alles, sogar sein Kind neben ihm. Die extravertierte sykotische Person handelt immer erst und denkt dann.

Das syphilitische Individuum wird in einen Zustand blanken Entsetzens verfallen, der ihn dazu zwingt, zerstörerische Dinge zu tun. Er gerät in Verzweiflung und obwohl er weiß, dass er sterben wird, wenn er springt, tut er es trotzdem. Oder er tötet sich selbst und seine Liebste, um „ihr das Leid zu ersparen". Dies mag wie ein Akt der Gutherzigkeit erscheinen, ist aber in Wahrheit ein Spiegelbild seiner aufgestauten syphilitischen Aggression.

Jeder von ihnen hat entsprechend seiner miasmatischen Belastung gehandelt: Er wurde von diesen Erbfaktoren gezwungen, auf solche Weise vorzugehen. Jung bezeichnete dies als „feststehendes, zwanghaftes, vererbtes Reaktionsmuster". Niemand hat das Recht, jemanden zu verachten, denn sie sind alle Opfer ihrer „schuldigen" Eltern. Der psorische Mensch geht vielleicht unter der Last seiner Beschwerden und Unfähigkeit durchs Leben. Die sykotische Person wird möglicherweise in Skandale verwickelt oder sogar in Verbrechen, die wegen des Nervenkitzels begangen werden. Der syphilitische Mensch kann zu einem echten Kriminellen werden, dem jeder misstraut, er selbst eingeschlossen. Und doch muss der Homöopath all diesen Patienten mit

Empathie entgegentreten. Nur durch passend gewählte homöopathische Arzneien und gutes Fallmanagement kann er solche Situationen sofort zu Beginn verhüten. Da er weiß, dass die miasmatische Belastung eines Patienten dessen Kinder beeinflussen wird, sollte er zukünftigen Eltern zu einer homöopathischen Behandlung – beider Partner – raten, bevor sie daran denken, ein Kind zu bekommen. Sie sind dafür verantwortlich, gesunde Kinder zur Welt zu bringen.

Die Anwendungung des miasmatischen Konzeptes in der Praxis

1. Nehmen Sie die vollständige persönliche Geschichte auf: vom ersten Tag an bis zum Zeitpunkt der Konsultation, wobei ersichtlich sein muss, wann unterdrückende Behandlungen stattgefunden haben. Nehmen Sie die Familiengeschichte dazu und denken Sie daran, dass es häufig zu einer Übertragung auf das andere Geschlecht kommt.
2. Versuchen Sie, von Anbeginn des Lebens das vorherrschende Miasma zu identifizieren sowie das latente Miasma und sekundäre miasmatische Zustände. Ein gutes Zeitschema mit exakten Daten ist notwendig. Eine Arznei ist palliativ, wenn wir keine miasmatische Besserung sehen. Die Heringschen Regeln können dem Homöopathen dabei helfen, eine Besserung auszumachen und zu bestimmen, ob die Arznei bloß zu einer Palliation oder tatsächlich zu Veränderungen im miasmatischen Zustand geführt hat.
3. Vergleichen Sie die für die jeweilige Schicht angezeigte Arznei mit dem in der Hauptbeschwerde ausgedrückten Miasma. Dies dient dazu, Arzneimittel zu differenzieren; d. h., wenn die Hauptbeschwerde syphilitisch ist, sollte das Simillimum von den Mitteln, die am Ende der Analyse übrig bleiben, die stärkste antisyphilitische Arznei sein.

Denken Sie immer daran, dass die miasmatische Entwicklung und das Fortschreiten der Krankheit parallel verlaufen; entsprechend gelten die Heringschen Regeln. Gleichzeitig mit dem Heilungsprozess muss auch eine miasmatische Besserung zu beobachten sein.

Das Erkennen von miasmatischen Tendenzen klinischer Erscheinungsformen

Ich möchte einige Beispiele für die drei verschiedenen miasmatischen Erscheinungsformen geben. Dabei muss betont werden, dass ein einziges Symptom nicht den ganzen Zustand repräsentieren kann (wie der Homöopath vom Lesen der Fußnote zu **Paragraph 7** wissen sollte) und dass eine einzelne miasmatische Ausdrucksform *nicht* den gesamten dominanten miasmatischen Zustand des Patienten wiedergibt; *nur* die Totalität zählt. Aber die Analyse all dieser Einzelsymptome lässt den Homöopathen das Gesamtbild erkennen. Bisher wurde noch kein gutes homöopathisches Buch geschrieben, das unsere Rubriken korrekt in miasmatische Ausdrucksformen übersetzt. Es ist nicht mein Ziel, dies in dem vorliegenden Buch zu tun, da es sich um eine gewaltige Arbeit handelt, die ich hoffentlich in einem zukünftigen Werk angehen werde. Die wenigen Bücher und Computerprogramme, die eine solche miasmatische Unterteilung enthalten, beruhen entweder auf Vermutungen oder auf ungenauen Informationen. Es wäre ein großes Geschenk an die Homöopathie, wenn für jede Arznei und alle echten Prüfungssymptome eine miasmatische Zuordnung erfolgen würde. Nur dann können solche Erkenntnisse einer genauen Überprüfung standhalten; der Homöopath kann dann erkennen, warum eine bestimmte Arznei X% psorisch, Y% sykotisch und Z% syphilitisch ist.

In den folgenden Beispielen wird die vorherrschende Psora mit einem großen „P" gekennzeichnet, die dominante Sykose mit „S" und die vorherrschende Syphilis mit „L" (luetisch). Ist eine Ausdrucksform sekundär (d. h., nicht so stark wie der primäre miasmatische Einfluss, aber stark genug, um dessen Charakteristika in gewisser Weise zu verändern), wird dies mit einem kleinen Buchstaben bezeichnet. So wird beispielsweise die Rubrik mit dominanter Psora und sekundärer Syphilis als „P/l" benannt. Es würde den Rahmen dieses Buches sprengen, viele Beispiele zu geben, aber ich vertraue darauf, dass die wenigen Beispiele, die ich in diesem Kapitel aufführe, die Miasmentheorie klären und unterstützen werden.

Abb. 15-1: Psorische, sykotische und syphilitische Symptome

Psorische Symptome	**Sykotische Symptome**	**Syphilitische Symptome**
Obstipation	Diarrhoe	Dysenterie
Langsame Peristaltik	Beschleunigt	Krampf
Bradykardie	Tachykardie	Arrhythmie
Trockene Schleimhaut	Verstärkte Sekretion	Ulzeration, Fistel
Angst	Furcht	Panik / Terror / Todesangst
Religiös	Fanatisch	Agnostiker
Schmerz: lahm, gequetscht	Schmerz: lanzierend, stechend, bohrend, elektrisierend, spastisch, prickelnd	Schmerz: brennend, reißend, ulzerierend
Dünn, sehnig	Fettleibig	Abgemagert
Ängstlichkeit	Waghalsigkeit	Leichtsinn
Liebt andere	Eigenliebe	Liebt niemanden
Reizung	Verhärtung	Zerstörung
Schüchternheit	Mangel an Selbstvertrauen (P/s)	Unfähigkeit
Lebensüberdruss	Abscheu vor dem Leben	Selbstmordneigung

Bei Konfrontation mit Furcht oder Gefahr wie gelähmt	Flucht; aufgeschreckt	Kampf
Verärgert / gereizt	Ärger (Zorn)	Zorn / Wut
Traurigkeit	Kummer	Depression
Steckt fest	Eile	Delirant
In Gedanken versunken	Wahnidee	Delirium
Introvertiert bei Enttäuschung	Redet mit anderen bei Enttäuschung	Kollaps nach Enttäuschung
Freude	Hysterie / Heiterkeit	Heiterkeit
Sich beschweren	Stöhnen	Lamentieren
Laszív (S/p)	Schamlos	Lüsternheit
Frivol (S/p)	Sittenlosigkeit	Mangel an Moralempfinden
Weiße / gelbe Absonderungen	Gelbe / grüne Absonderungen	Blutige / rote / nekrotische Absonderungen

Wir wollen einige der oben aufgeführten Beispiele näher erläutern.

Verschiedene Grade von Angst

Angst nimmt verschiedene Ausmaße und Formen an. So kann ein Mensch zum Beispiel Angst davor haben, verrückt zu werden, dass andere seine Besorgnis bemerken, Pech zu haben, Angst wegen Kleinigkeiten, Angst mit Furcht vor dem Tod, Erwartungsangst oder Angst um die Gesundheit. All diese Symptome sind Teil der psorischen Ängste des Patienten. Der Psoriker hat immer viele Ängste zur gleichen Zeit. Er fühlt seinen Puls, misst seinen Blutdruck und möchte, dass der Arzt verschiedene Tests durchführt. Dominiert die Psora, erreicht die Angst nicht ihr volles Ausmaß, sondern bleibt mehr eine Art Ängstlichkeit als Vorstufe von echter Furcht. Nimmt diese Ängstlichkeit zu, beginnt der Mensch gewöhnlich, sich auf ein Thema zu konzentrieren und bekommt dann wirklich Angst.

Furcht ist sykotisch und der emotionale Zustand des Patienten wird von ihr beherrscht. Ein Beispiel ist die Furcht von *Chelidonium*, dass seine Gesundheit ruiniert ist. Solche ausgesprochenen Ängste verwandeln sich in Wahnideen oder fixe Ideen (*Chelidonium* hat dieselbe Wahnidee). Diese Dauerhaftigkeit und Intensität kennzeichnen die Sykose. Der Mensch wird von dieser Emotion beherrscht. Aber er versucht verzweifelt, die Angst oder Wahnidee zu kompensieren und verliert die Kontrolle über seine Handlungen nicht völlig.

Wird der Patient von seiner Angst überwältigt, wird diese zu **Entsetzen** – einem dauerhaften Zustand, der den Patienten lähmt. Entsetzen ist eher eine syphilitische Ausdrucksform. Der Mensch steckt fest, hat keine Hoffnung und gibt auf. Er hat die Kontrolle über sein Leben verloren und kann nicht weitermachen. Er hat die Grundeinstellung, dass nichts getan werden kann und lehnt Medikamente ab. Ein perfektes Beispiel ist *Aconitum*, der davon überzeugt ist, dass er zu einer ganz bestimmten Zeit sterben wird und ihm nicht mehr zu helfen ist. Entsetzen kann mit Selbstmordgedanken einhergehen, beispielsweise bei Patienten, die *Hepar sulphuris* brauchen. Bei Entsetzen gepaart mit Ärger denke man an *Platinum* (L/s). Entsetzen mit Kolik (L/s) kann auf *Coffea* hinweisen. Entsetzen nach dem Hören schlechter Nachrichten (L/p) kann *Calcium carbonicum* anzeigen. Und wenn *Phosphoricum acidum* Entsetzen spürt, muss er sich hinlegen (L/p). Entsetzen mit Herzklopfen (L/s) kann ein Hinweis auf *Arsenicum album* und *Phosphorus* sein.

Religiöse Ausdrucksformen

Für den psorischen Menschen steht der Glaube an Gott für ein unendliches Verlangen nach absolutem Schutz, danach, frei von Schmerzen und Leiden zu sein. So findet sich beispielsweise *Calcium carbonicum* in den Rubriken: *religiös, möchte den ganzen Tag in der Bibel lesen* (reine Psora), *religiöse Gemütsstörungen mit metaphysischen Belangen* (reine Psora). *Platinum* hat ein rein psorisches Symptom: *möchte Buße tun*.

Sykotische Patienten dagegen können religiösen Fanatismus und Manie entwickeln, z. B. *Veratrum album* und *Sulphur*. Bei Patienten, die *Hyoscyamus* brauchen, finden wir: *Reden über religiöse Themen* (reine Sykose). Ein syphilitischer Patient kann ein Agnostiker sein (*Lachesis*).

Ausdrucksformen des Verlangens zu leben

Psorische Patienten erleben **Lebensüberdruss**; dies ist ein Gefühl ähnlich der Müdigkeit nach einem langen Spaziergang. So kann es sein, dass eine *Phosphorus*-Konstitution bei extremer Erschöpfung in einen Zustand wechselt, der *Phosphoricum acidum* benötigt; dieses ist bei dem Symptom Lebensüberdruss zweiwertig aufgeführt. Die Person kann sich nicht vorwärts bewegen. Das ganze Leben ist eine Last, alles ist schwierig und der Mensch erlebt keine Freude mehr; jeder Aspekt ist beschwerlich (reine Psora).

Sykotische Patienten gehen in ihrem Lebensüberdruss noch einen Schritt weiter und entwickeln **Abscheu vor dem Leben**, der einem Mangel an Enthusiasmus in Bezug auf das Leben bzw. Gleichgültigkeit gegenüber dem Leben gleichkommt (z. B. *Natrium muriaticum, Staphysagria, Sepia*). Der Patient hat das Gefühl, dass das Leben keinen Sinn hat (eine spirituelle Krankheit). Er ist gleichgültig gegenüber angenehmen Dingen und es mangelt ihm an *Lebensfreude*.

Noch über den Abscheu vor dem Leben hinausgehend, kann der syphilitische Patient **hartnäckige Gedanken über den Tod** entwickeln und sogar ein gewisses Vergnügen an Selbstmordgedanken empfinden (*Aurum* ist rein luetisch, L). Die Rubrik *hartnäckige Gedanken an*

Selbstmord, aber es mangelt ihm an Mut (*Nux vomica, China*), ist eine luetische und psorische Ausdrucksform (L/p; ein Wechsel zwischen psorischer Ängstlichkeit und syphilitischer Destruktivität). Andere Beispiele umfassen: *Zorn, der in den Selbstmord treibt* (L/s) und *Zorn durch Heimweh* (*Capsicum*; L/p).

Verschiedene Grade von Reizbarkeit

Die **reizbare** Person (Psora) wird aus den verschiedensten Gründen schnell ärgerlich, sogar über Kleinigkeiten. Reizbarkeit geht oft mit Ungeduld einher (cholerisches Temperament). Aber sie ist **oberflächlich** und **vorübergehend**, nicht unbedingt von kurzer Dauer (sie kann Stunden, sogar Tage anhalten), aber niemals intensiv. Der Mensch wird ärgerlich, ungeduldig, zieht ein saures Gesicht, antwortet einsilbig und schließlich geht es vorbei. Seine Haltung besagt: „Lass mich allein." Er hat immer schlechte Laune. Sie haben den Eindruck, dass Sie ihn nicht stören, etwas fragen oder gar Ihre Hilfe anbieten sollten (z. B. *Graphites, Causticum*).

Aber wenn der Patient wütend wird, anfängt herumzuschreien, rot anläuft, sich aufregt und seine Missstimmung deutlich zum Ausdruck bringt, indem er mit der Faust auf den Tisch haut, also explodiert, dann handelt es sich um **Zorn** (sykotisch) im wahrsten Sinne des Wortes (z. B. *Nux vomica, Nitricum acidum, Cuprum, Hepar sulphuris*).

Und wenn ein plötzliches Aufflackern des Zorns etwas von dem luetischen Miasma abbekommt und gewalttätig, gefährlich und wutentbrannt erscheint, dann wird er als **Wut** bezeichnet (z. B. *Tarentula, Stramonium*, sogar *Sepia*). Die Wut übermannt das Individuum, es verliert die Kontrolle und fühlt sich vielleicht dazu getrieben, zu töten oder zerstörerische Handlungen zu begehen. Die Wut führt auch zu körperlicher Zerstörung: Schlaganfall, Herzinfarkt, malignem Bluthochdruck etc. Einmal las ich in meiner Lokalzeitung von einem Schulleiter, der nach einer heftigen Auseinandersetzung mit einem Schüler einen Herzinfarkt erlitten hatte. Kein Zweifel, dass dieser Schulleiter syphilitische Tendenzen hatte! Der syphilitische, wuterfüllte Mensch wirft einen Stuhl aus dem Fenster. Stürzt der Computer ab, wirft er ihn auf den Boden und springt das Auto nicht an, drischt er vielleicht mit einem Hammer darauf ein. Vermischen sich verschiedene miasmatische Zustände miteinander, können wir die Wut in unterschiedlichen Erscheinungsformen sehen:

- Wut gefolgt von Reue kann als L/p klassifiziert werden.
- Heimtückische Wut ist streng syphilitisch (L).
- Wut, die in Anfällen auftritt, ist überwiegend syphilitisch und sekundär sykotisch (L/s).

Verschiedene Grade von Traurigkeit

Psorische Individuen drücken reine **Traurigkeit** aus (*Calcium carbonicum*). Sie kann dauerhaft sein, hat aber eine recht friedliche emotionale Qualität und bewegt den Menschen zur inneren Einkehr (Introspektion). Psorische Traurigkeit lässt uns über die Hindernisse nachdenken, die sich unserer Individuation oder Selbstverwirklichung entgegenstellen und hält uns in einem stagnierenden Zustand.

Kummer ist sykotisch, weil der Mensch seine Traurigkeit nach außen trägt und sie sogar übertreibt (hysterisch), wie bei *Ignatia*. Wir brauchen nicht zu fragen: „Was ist los?", weil sein emotionaler Zustand bereits aus seinem Gesichtsausdruck, seinem Benehmen, seiner Haltung und seinen Worten hervorgeht. Der sykotische Mensch drückt seinen Kummer oft sehr auffällig oder exzessiv aus.

Der luetische Einfluss führt zu **Rückzug**, Verstecken und schließlich zur Sehnsucht nach dem Tod (*Aurum*).

Verschiedene Grade von Enttäuschung

Ist ein psorischer Mensch enttäuscht, **grübelt** er über seine Mängel, Fehler und mageren Möglichkeiten nach. Er wird durch diese Dinge unbeweglich.

Die sykotische Person andererseits fühlt sich getrieben, ihre Probleme mit jedermann zu **teilen**. Sie bringt ihre Enttäuschung zum Ausdruck, indem sie mit großer Geschwätzigkeit darüber redet, sich beklagt, jammert und wimmert oder anders ausgedrückt, ein hysterisches Verhalten an den Tag legt.

Für den syphilitischen Menschen kann Enttäuschung den Beginn einer auszehrenden chronischen Krankheit bedeuten: Sie kann ihn schließlich sogar töten. Ich erinnere mich an eine Schauspielerin, die für den Oskar nominiert war; alle sagten ihr, dass er ihr mit Sicherheit verliehen würde. Als dies doch nicht geschah, brach sie zusammen, lag eine Woche im Bett und litt danach an Chronischem Erschöpfungs- und Immundefizienzsyndrom (ihr Mittel war *Lycopodium*).

Verschiedene Grade von Freude

Freude ist eine Emotion des Vergnügens und durchschimmernder Befriedigung. So fühle ich beispielsweise Freude, wenn mir beim Tennis eine perfekte Rückhand gelingt. In der Materia Medica ist der psorische Ausdruck von Freude **Frohsinn** (engl. cheerfulness, A. d. Ü.). Es ist weniger eine provozierte Reaktion als eine Lebenseinstellung, die ein Mensch beinahe beständig ausdrückt. Er bewahrt sich einen lang anhaltenden Enthusiasmus in fast kitschiger und kindischer Weise. „Er ist ein fröhlicher Mensch." *Froh bei Verstopfung* (*Calcium carbonicum, Psorinum*) und *froh in Gesellschaft* sind rein psorische Erscheinungen.

Wird Fröhlichkeit von Tanzen, Singen und Lachen (*Hyoscyamus*) begleitet, ist die Sykose das dominante Miasma (S/p: hauptsächlich sykotisch mit psorischem Anstrich). Ein anderes Beispiel für S/p ist das Symptom *froh und albern*, das ein Charakteristikum von *Sulphur* sein kann. Ist ein Patient *froh beim Erleiden von Schmerzen* (*Spigelia*), sehen wir die psorische Fröhlichkeit in Kombination mit der Sykose (S/p) und der Mensch zieht Vergnügen aus dem Erleben von Schmerzen (krankhaftes Vergnügen). Bei *heiterem Denken an den Tod* (*Aurum*) ist das dominante Miasma luetisch mit psorischem Anteil (L/p).

Fröhlichkeit (engl. mirth, A. d. Ü.) ist eine Art von Freude, die durch Angeberei und explosives lautes Gelächter mit großtuerischem Verhalten gekennzeichnet ist. Die Person möchte, dass alle ihre Freude und das Vergnügen, das sie empfindet, teilen. Sie tanzen, lächeln und singen. Sie lachen vielleicht sogar, wenn sie unglücklich sind oder das Symptom haben: *lacht über ernste Angelegenheiten*. Daneben ist ihre Sprache albern und hastig, wie beschwipst (*Hyoscyamus*), oder der Patient spielt auf intelligente Weise mit Worten (*Lachesis*). *Hyoscyamus* legt ein prahlerisches Verhalten an den Tag, um die Aufmerksamkeit derer zu erhalten, mit denen er in Kontakt treten möchte.

Überschwängliche Heiterkeit (engl. exhilaration, A. d. Ü.) steht für maximale Freude, die geradezu überwältigend ist (z. B. *Beschwerden durch übermäßige Freude*). Die Freude ergreift vollkommen Besitz von der Person und überwältigt sie in diesem Fall; der Mensch hat sich nicht mehr unter Kontrolle und wird in der Folge krank. In solchen Zuständen wird die Fröhlichkeit zu einer Krankheit, die Nerven und Geist zerrüttet, so dass die Person über ihrer Freude alles andere vergisst. Dies kann dazu Anlass geben, sich zu betrinken, Drogen zu nehmen, perverse Handlungen zu begehen, sowie andere zu quälen und sexuell zu missbrauchen. Ein solcher Mensch entwickelt ein Gefühl von Allmacht und dass er nichts falsch machen kann.

Erscheinungsformen von Unzufriedenheit

Das Symptom des **Sichbeklagens** (engl. complaining, A. d. Ü.) beschreibt jemanden, der immer protestiert, alles und jeden für seine unglückliche Situation verantwortlich macht, Entschuldigungen für sein Verhalten sucht etc. Diese Person beklagt sich ständig über das Wetter (immer zu heiß oder zu kalt), über Dinge, die schief laufen, über Menschen, die sich nicht so verhalten, wie sie es gerne hätte, über ungezogene Kinder etc. Sie scheint permanent gereizt und unzufrieden zu sein. Typische Beispiele sind *Calcium phosphoricum* und *Chamomilla*. Sie bitten um etwas, Sie geben es ihnen und dann werfen sie es weg (*launisch*). Dies ist eine psorische Ausdrucksform. Der psorische Mensch jammert auch fortlaufend über seine Gesundheit, über Kleinigkeiten und doch bleibt er lange am Leben. Er ist ängstlich, fühlt andauernd seinen Puls etc. Allerdings werden die Klagen normalerweise nur im Familien- und Freundeskreis geäußert (siehe *Calcium carbonicum*, der für seine Umgebung eine Plage ist).

Wird die Unzufriedenheit stärker verbalisiert und ausgeweitet, können wir sie als **Wehklagen** (engl. moaning, A. d. Ü.) bezeichnen: Sorgen und Traurigkeit über bestimmte Dinge werden lautstark und wortreich zum Ausdruck gebracht. Per definitionem handelt es sich um „einen hörbaren Ausdruck von Sorge, Kummer oder Leid; Kummer wird durch Worte und Weinen ausgedrückt." Ein typisches Beispiel ist *Kalium carbonicum*, eines der ängstlichsten und sehr mit Phobien behaftetes Mittel in der homöopathischen Materia Medica. Jemand, der *Kalium carbonicum* braucht, möchte eine strikte Kontrolle über sein Leben haben, hat es aber schwer, diese zu erreichen. Häufig schikaniert er Familienmitglieder wegen eingebildeter Vergehen und Fehler.

Die syphilitische Manifestation von Unzufriedenheit ist das Symptom **Lamentieren**. Der Mensch empfindet Seelenqualen in Bezug auf seine Existenz, die am Rande der Vernichtung zu stehen scheint. Lamentiert eine syphilitische Person, hat sie das Gefühl, dass ein gutes Ende unter gar keinen Umständen möglich ist. Sie quält die Menschen in ihrer Umgebung (*Calcium carbonicum* in seiner syphilitischen Phase). *Aurum* sieht überall Hindernisse und hat das Gefühl, dass er von den anderen nicht genug für seine Anstrengungen wertgeschätzt wird (*Wahnidee, er wird nicht wertgeschätzt*). Selbst *Nux vomica* lamentiert, hier dreht sich aber alles um die anderen „faulen Leute", die nicht das tun, was er ihnen sagt. *Nux vomica*-Typen sind damit beschäftigt, sich selbst durch ihren unbezähmbaren Wettbewerbsgeist zu zerstören.

Wie wir sehen, hat jedes Symptom verschiedene Ausprägungsgrade, die vom miasmatischen Zustand des Patienten abhängen. **Wir müssen ganz klar feststellen, warum und zu welchem Zweck eine Person ein Symptom zum Ausdruck bringt**. Wir wüssten nicht genug über den Patienten, wenn wir beispielsweise nur das Symptom *froh* nehmen würden. Wir müssen wissen, wie er seine Fröhlichkeit ausdrückt, wann und warum er fröhlich ist etc. Nur so können wir die Idiosynkrasien eines Patienten vollkommen verstehen.

Kapitel 16

Ergänzungen und Korrekturen der Heringschen Regeln

Misserfolge in der Homöopathie

Die Hauptgründe für eine Unterdrückung oder das Vorgehen entgegen der Heilungsrichtung sind nachlässige Verschreibungen, der Einsatz zu hoher Potenzen, zu häufige Wiederholungen und die Verschreibung nach Spezifika (*Nux vomica* für Verstopfung; *Cantharis* für Blaseninfektionen etc.), ohne die Gesamtheit der Symptome zu berücksichtigen. Die Wichtigkeit der Heringschen Regeln kann nicht genug betont werden, da sie den Homöopathen in seiner täglichen Praxis leiten. Um wirklich zu wissen, dass der Prozess in Richtung Heilung begonnen hat, muss der Homöopath die Heringschen Beobachtungen korrekt interpretieren können. Manche Fälle folgen diesen Beobachtungen ganz offensichtlich nicht; siehe unten. Um zu wissen, dass der Heilungsvorgang eingesetzt hat, muss sich der Homöopath **bei jedem weiteren Besuch** des Patienten zwei wichtige Fragen stellen:

1. Ist das natürliche Krankheitsbild unverändert zurückgekehrt, nachdem die Wirkung der Arzneigabe abgeflaut ist?
2. Folgt das Bild den Heringschen Regeln?

Nur wenn der Homöopath beide Fragen mit „Ja" beantworten kann, hat der Heilungsprozess begonnen. An dieser Stelle sollte dieselbe Arznei in **abgeänderter** Potenz verabreicht werden.

Herings Beobachtungen und ihre Fallstricke

Zuerst einmal möchte ich den Leser auf *Der Weg zum Simillimum*, S. 234, verweisen. Ich habe die Erkenntnisse Herings auf der Grundlage meiner klinischen Beobachtungen im Licht der modernen Krankheiten und beständigen allopathischen Unterdrückung untersucht. Die **Resultate bei meinen Patienten** folgten auf gar keinen Fall alle genau den Heringschen Regeln. Daher müssen sie auch als Regeln, Richtlinien oder Beobachtungen bezeichnet werden und **nicht als Gesetze**. Dennoch sind es überaus wichtige Regeln!

Es gibt etliche Wege, die uns helfen, diese Beobachtungen zu verstehen und zu erweitern. Einer dieser Wege, den ich hier vorstellen möchte, ist die Anschauung der Traditionellen Chinesischen Medizin (TCM). In keinem Fall kann eine bestimmte Zeitspanne vorhergesagt werden, innerhalb derer diese Regeln zu beobachten sind. Jedes Individuum heilt unterschiedlich in Abhängigkeit von seiner Konstitution, seinen miasmatischen Zügen, seinem Beruf etc., mit anderen Worten, in Abhängigkeit von Paragraph 5. In einer homöopathischen Praxis sieht der Homöopath die folgenden grundlegenden Beobachtungen:

Abb. 16-1:

Heringsche Regeln

- Umgekehrte Reihenfolge des Erscheinens gegenwärtiger / reversibler Symptome
- Die Heilung schreitet von wichtigeren zu unwichtigeren Organen fort
- Die Heilung findet von innen nach außen statt
- Die Heilung geht von oben nach unten

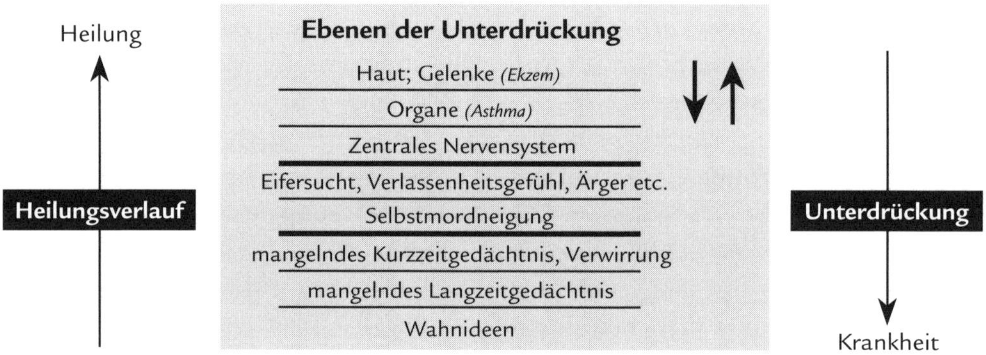

Wie in diesem Diagramm dargestellt, haben die Beobachtungen nicht alle denselben Wert. Am häufigsten kommt es in der Praxis zur **Rückkehr** alter Symptome. Welche Symptome kehren zurück? Nur die *reversiblen Symptome*! Enthält die vorherige oder als letztes behandelte Schicht destruktive, in miasmatischer Hinsicht syphilitische Symptome, kann der Homöopath nicht erwarten, dass sich diese Symptome in den Normalzustand zurückentwickeln können. Je mehr ein Symptom mit organischen Veränderungen und/oder Zerstörung zusammenhängt, desto langsamer wird es wiederkehren – **wenn überhaupt** (dies spiegelt wiederum die Reaktivität des Patienten wider). Das bedeutet auch, dass Symptome aufgrund erheblicher Fehler im Lebenswandel (Paragraph 77), außer vielleicht miasmatischer Begierden, nicht verschwinden werden: Diese „Pseudo-Krankheiten" brauchen kein Simillimum, sondern gesunden Menschenverstand und eine Änderung der Lebensweise! Die Symptome, die am wahrscheinlichsten in der umgekehrten Reihenfolge wiederkehren werden, sind v. a. diejenigen, die unterdrückt wurden. Auch aus diesem Grund muss der Homöopath ein gutes

Zeitschema für den Patienten erstellen, aus dem ersichtlich wird, wann Unterdrückungen stattgefunden haben.

Wenn wir über die Rückkehr alter oder auch der jüngsten Symptome sprechen und darüber, wie schnell sie von dem Simillimum beeinflusst werden, dürfen wir nicht vergessen, was Hahnemann sagte:

§ 253: *Unter den Zeichen die in allen, vorzüglich in den schnell entstandenen (acuten) Krankheiten, einen kleinen, nicht jedermann sichtbaren Anfang von Besserung oder Verschlimmerung zeigen, ist der Zustand des Gemüths und des ganzen Benehmens des Kranken das sicherste und einleuchtendste. Im Falle des, auch noch so kleinen Anfanges von Besserung - eine größere Behaglichkeit, eine zunehmende Gelassenheit, Freiheit des Geistes, erhöhter Muth, eine Art wiederkehrender Natürlichkeit. Im Falle des, auch noch so kleinen Anfangs von Verschlimmerung aber, das Gegentheil - ein befangener, unbehülflicher, mehr Mitleid auf sich ziehender Zustand des Gemüthes, des Geistes, des ganzen Benehmens und aller Stellungen, Lagen und Verrichtungen, was bei genauer Aufmerksamkeit sich leicht sehen oder zeigen, nicht aber in Worten beschreiben läßt.*

Damit finden diese mentalen und emotionalen Veränderungen statt, **bevor** die Hauptbeschwerde verschwindet und die Rückkehr alter Symptome den weiteren Fortschritt in Richtung Heilung anzeigt. Der Homöopath darf nicht vergessen, dass Träume, die Botschafter des Unterbewusstseins, sogar die **ersten** zu beobachtenden Veränderungen sein können, die das Simillimum anzeigen. Hahnemann sagt, dass diese Veränderungen natürlich nur dann erwartet werden können, **wenn** die angemessen **kleine** Gabe (so klein wie möglich) der homöopathisch angezeigten Arznei gegeben wurde:

§ 276: *Allzu große Gaben einer treffend homöopathisch gewählten Arznei und vorzüglich eine öftere Wiederholung derselben, richten in der Regel großes Unglück an.*

Dieser Paragraph zeigt erneut, dass man, wenn man das Simillimum gefunden hat, nur eine sehr kleine **Dosis** (Menge) in Verbindung mit einer hohen Potenz (außer natürlich bei überempfindlichen Patienten und schwerer Pathologie, die sehr niedrige Potenzen benötigen) zu geben braucht.

Daher sollte der Homöopath zuerst Paragraph 253 beachten, bevor er das Verschwinden **irgendeines** Symptoms oder die Rückkehr alter Symptome beobachtet.

Es folgt ein Beispiel, um diese Beobachtungen in den richtigen Kontext zu stellen. Der Homöopath sieht seltener, dass die Symptome bei einem Patienten mit Polyarthritis von oben nach unten verschwinden, sondern eher entsprechend der von Hering aufgestellten Hierarchie. Hat ein Mensch Arthritis in den Händen und Füßen, die Füße waren aber als Letztes betroffen, dann sollte es zuerst zu einer Besserung der Füße kommen, nicht der Hände. Die Beobachtung „die zuletzt erschienenen Symptome verschwinden zuerst", **steht über** der Regel „von oben nach unten".

Nach der Behandlung wird ein trockener Husten aus der Lunge zu einem Husten in der Kehlgrube mit Schleimproduktion. Auch wenn dies der Regel „von oben nach unten" zuwiderläuft, handelt es sich doch um ein **Nachaußenbringen** des inneren Ungleichgewichts.

Nachfolgend ein weiteres Beispiel für die korrekte Interpretation der Heringschen Regeln. Die Beobachtung „von oben nach unten" muss im richtigen Kontext gesehen werden. Wenn wir einen Ekzemfall haben, bei dem der ganze Körper betroffen ist oder arthritische Symptome in den oberen und unteren Extremitäten, dann stellt das Verschwinden der Beschwerde zuerst vom oberen Teil des Körpers tatsächlich die korrekte Heilungsrichtung dar. Vergessen Sie aber nicht, dass die Stelle, an der das Ekzem zuletzt aufgetreten ist, als Erstes eine Besserung zeigen wird, womit die oben genannte Regel **hintenan** gestellt wird.

Haben wir in einem Fall sowohl Kopfschmerzen als auch eine Herzkrankheit, könnte man postulieren, dass es nicht die korrekte Heilungsrichtung ist, wenn man erst die Herzkrankheit und dann die Kopfschmerzen behandelt, weil sich das Herz **unterhalb** des Kopfes befindet. Dies ist aber zu wörtlich genommen, deshalb müssen wir hier der Regel folgen: Die Heilung findet von wichtigeren bzw. Yin-Organen zu weniger wichtigen oder Yang-Organen statt. Dies ist ein weiteres Beispiel für die Hierarchie der Beobachtungen, wie sich auch in der obigen Abbildung zeigt. Sie sehen, dass die zuletzt genannte Regel wichtiger ist als die „von oben nach unten".

Ein ähnliches Beispiel: Der Patient stellt sich ursprünglich mit Asthma und Schleimbildung an der Lungenbasis vor. Nach der Gabe des Simillimum (*Kalium carbonicum*) entwickelt er trockenen Husten und Niesen: Die wird nicht als von unten (Brustkorb) nach oben (Nase) betrachtet, sondern als von innen nach außen (Nachaußenbringen). In der TCM ist die Lunge ein Yin-Organ und die Nase das Tor zur Lunge; damit wird die Krankheit zum Eingang befördert, wo sie nach außen gebracht wird und verschwindet.

Der Homöopath weiß, dass die Heilung gut vonstatten geht, wenn es zu einer Rückkehr von Symptomen kommt. Dies kann zu einem Fallstrick für den Homöopathen werden, weil der Patient ihn dauernd damit belästigt. Nehmen wir zum Beispiel an, dass ein Patient seit 20 Jahren Verstopfung hat, seit 15 Jahren regurgitiert, seit 10 Jahren unter Kopfschmerzen leidet und seit 2 Jahren Asthma hat. Die Frage „Was ist Ihre Hauptbeschwerde?" beantwortet er vielleicht mit „meine Verstopfung". (Er glaubt, dass er sein Asthma dank der allopathischen Medikamente unter Kontrolle hat.) Hier gehen Sie das Risiko ein, aufgrund des Krankheitsnamens zu verschreiben und was noch wichtiger ist, **nicht der Reihenfolge entsprechend** zu heilen! Der Homöopath kann aus dem Zeitschema oft ersehen, dass diese verschiedenen Krankheitsformen der Regel gefolgt sind, nach der erst weniger wichtige und dann wichtigere bzw. Yin-Organe befallen werden, da letztere mehr vor inneren und äußeren Faktoren geschützt sind. Darin liegt ein weiterer Grund dafür, zuerst die kostbarsten inneren Organe und dann die oberflächlicheren Organe (in diesem Fall Lunge gegenüber Dickdarm) zu behandeln. Dieser Regel zuwiderzuhandeln führt zur Palliation, wo doch noch eine Heilung möglich wäre und ein heilbarer Fall kann damit unheilbar werden. Eine solche Vorgehensweise wird als **Unterdrückung** bezeichnet! Mit derartigen Ergebnissen zu prahlen ist falsch, wie auch deutlich in einer Fußnote Hahnemanns zum Ausdruck kommt:

> **§ 7, Fußnote:** *Ein einzelnes der gegenwärtigen Symptome ist so wenig die Krankheit selbst, als ein einzelner Fuß der Mensch selbst ist. Dieses Verfahren war um desto verwerflicher, da man ein solches einzelnes Symptom nur durch ein entgegengesetztes Mittel (also bloß enantiopathisch und palliativ) behandelte, wodurch es nach kurz dauernder Linderung sich nachgängig nur um desto mehr verschlimmert.*

Homöopathen, die oberflächliche oder unterdrückende Arzneien einsetzen, sollten gefragt werden, wie sie eine echte Heilung definieren und selbst beurteilen, ob ihre Fälle den Heringschen Regeln folgen oder nicht.

Ergänzungen zu Herings Beobachtungen

Wir können einige weitere Erscheinungsformen ergänzen, die ebenfalls die Heilungsrichtung anzeigen. Die Heilung findet statt, wenn die Symptome:

- Von **Taubheit in Kribbeln und dann in Schmerzen** übergehen. Dies passiert in Fällen von Koma und Apoplexie. Ich möchte ein Beispiel aus Kents *Gesamter homöopathische Arzneimittellehre* zitieren. Er beschreibt den Fall eines bewusstlosen Kindes, dem *Helleborus* verabreicht wurde. Unter dem Einfluss der Arznei erwacht das Kind aus dem Koma:

> *... müssen Sie wissen, was nach der Arzneigabe auf Sie zukommt. Das Kind wird warm werden und innerhalb weniger Tage das Bewusstsein wiedererlangen – und was wird dann geschehen? Stellen Sie sich nur diese tauben Finger und Hände und Glieder vor, die gefühllose Haut überall. Was wäre das Natürlichste, was den Beweis für das Erwachen dieses stumpfsinnigen Kindes abgeben würde ... wenn etwas zu seinem normalen nervlichen Zustand zurückkehrt, beginnen die Finger, die Nase und die Ohren an zu kribbeln und das Kind fängt an zu schreien, sich hin und her zu werfen und im Bett herumzurollen. Die Nachbarn kommen und sagen: „Ich würde diesen Doktor weg-*

schicken, wenn er nicht etwas gibt, um dem Kind zu helfen.“ ... „Das Kind wird gesund. Lassen Sie es alleine.“ (Kent 2007, S. 650)

Kent hat Recht, wenn man davon absieht, dass er es hätte besser machen können, wenn er die Verschreibungstechniken der 5. Auflage des *Organon* gekannt hätte (die fast 80 Jahre früher - nämlich 1833 - veröffentlicht wurde!). Dieses Kind hätte nicht so leiden müssen. Ich habe viele Schlaganfallpatienten mit der Methode nach der 5 Auflage behandelt und konnte ihnen mit sorgfältig gewählten Gaben, die an die Person und ihre Krankheit angepasst waren, ins Leben zurückverhelfen, ohne dass sie so hätten leiden müssen, wie Kent es beschreibt!

- In Fällen von Krankheiten des Muskel- und Skelettsystems findet eine Heilung statt, wenn **diffuse** ausstrahlende Schmerzen erst zu **stärkeren lokalen** Schmerzen werden, dann zu dumpfen Schmerzen, danach zu Steifheit und Unbeweglichkeit, worauf sich Schmerzfreiheit einstellt. Schließlich erreichen Flexibilität und Bewegung wieder ihren Normalzustand.
- In Fällen von geschwollenen und schmerzhaften Gelenken sollten die Schmerzen als Letztes und die Schwellung als Erstes verschwinden. Die Deformationen (syphilitisches **Stigma**) der Gelenke werden nie geheilt werden, auch wenn der Patient eine bessere Gelenkmobilität erlebt und fähig ist, sie ohne Schmerzen zu beugen.
- Wenn statt mehrerer Organe nur noch ein Organ oder System betroffen ist - beispielsweise wenn ein Patient mit Herzproblemen und Asthma nach der Gabe des Simillimum nur noch an Asthma leidet.
- Wenn Symptome vom Zentrum zur Peripherie wandern.

Neue Beobachtungen

Wenn wir vom Verschwinden der zuletzt erschienenen Symptome sprechen, so schmilzt die Krankheit unter dem Einfluss der Arznei doch nicht dahin wie Schnee in der Sonne. Symptome verschwinden nur, **um in einem anderen System, Gewebe oder Organ wieder aufzutauchen**. Die Frage ist: „Wohin sind sie verschwunden?“ Die Entwicklung muss entsprechend der Paragraphen 201 und 202 stattfinden. Hahnemann erklärt in diesen Paragraphen, dass die innere Krankheit zu einem Ort wandern muss, an dem sie gesehen und gefunden werden kann und gleichzeitig auf ein Organ übertragen werden muss, das weniger kostbar ist als das, von dem die Krankheit herkam. Mit anderen Worten, diese **Übertragung** der Krankheit muss auf ein weniger wichtiges Organ stattfinden (die Haut oder Schleimhaut als oberflächlichste Organe), wenn sie dem richtigen Heilungsverlauf folgen soll; denn sonst haben wir es mit Unterdrückung zu tun, nicht mit Heilung.

Aus dem Obigen lässt sich ersehen, dass Hahnemann in Wirklichkeit bereits einige der Heringschen Regeln formuliert hatte.

Ich möchte noch einige neue Beobachtungen zum Heilungsverlauf ergänzen. Einige entstammen der TCM, die als echte energetische Methode häufig den homöopathischen Prinzipien folgt und das mentale und emotionale Bild des Patienten genauso tiefgehend erforscht wie ein Homöopath. Andere wiederum kommen aus meinem Studium der Psychologie in den letzten Jahren.

- **Von vorne nach hinten**

Die Yin- und kostbareren „Alarm-, Mo- oder Vorderen Sammelpunkte" der Meridiane liegen auf dem Brustkorb und Abdomen. Die Yang- und Shu- oder Hinteren Wandlungspunkte finden sich auf der Rückseite des Patienten.

Ich möchte etwas zu diesen in der TCM überaus wichtigen Punkten sagen. Die Hinteren Wandlungspunkte und die Vorderen Sammelpunkte sind für die Behandlung von chronischen Krankheiten von besonderer Bedeutung. Man könnte sogar so weit gehen und sagen, dass eine chronische Krankheit nicht behandelt werden kann, ohne dass man irgendwann im Behandlungsverlauf von diesen Punkten Gebrauch machen muss. Diese Punkte werden auf Druck bzw. auch spontan, wenn das korrespondierende Organ erkrankt, **weich**.

Die Rücken Shu-Punkte transportieren Qi zu den inneren Organen. Deshalb haben sie sowohl eine immense diagnostische als auch therapeutische Bedeutung. Wir können sie auch als **Warnpunkte** bezeichnen, da sie den Patienten vor einem Missbefinden in einem Organ warnen, indem sie empfindlich werden. Diese Punkte beeinflussen die Organe direkt. Ich erwarte zwar nicht, dass ein Homöopath diese Punkte aus der TCM kennt, aber die Zusammenarbeit mit einem TCM-Arzt kann ihm zusätzliche Informationen hinsichtlich des Zielorgans liefern. Die Verschiebung von Symptomen von der Vorderseite auf die Rückseite des Patienten stimmt mit dem „Übergang der Symptome von wichtigeren zu weniger wichtigen Organen" überein. Dies zeigt sich auch in der nächsten Beobachtung.

- **Von den Yin zu den Yang Organen**

Die vorherige Beobachtung bezieht sich auf die Verschiebung von einem wichtigeren zu einem weniger wichtigen Organ. Kann der Homöopath also die folgenden Fragen beantworten? Welches Organ ist wichtiger: der Dickdarm oder der Dünndarm? Die Gallenblase oder die Blase? Die Nieren oder die Lunge? Der Magen oder die Leber? Ich habe nicht einen Homöopathen getroffen, der diese Fragen beantworten konnte und doch greifen die Homöopathen ständig auf diese Richtlinie zurück! Sie könnten hier durchaus etwas von der TCM lernen.

Zuerst einmal sind die Yin-Organe am Kostbarsten und sie haben wichtigere physiologische Funktionen als die Yang- oder Hohlorgane. Wenn sich also das klinische Bild des Patienten von den Yin- zu den Yang-Organen bewegt, weiß man sicher, dass die Heilungsrichtung korrekt ist. Die Yin-Organe sind: Leber, Herz, Milz/Pankreas (ein Organ in der TCM), Lunge und Nieren. Beachten Sie, dass in der TCM die Bildung des Gehirns eine Funktion des Nierenorgans ist. Die Yang-Organe sind: Gallenblase, Dünndarm, Magen, Dickdarm und Blase.

Abb. 16-2: Die fünf Elemente

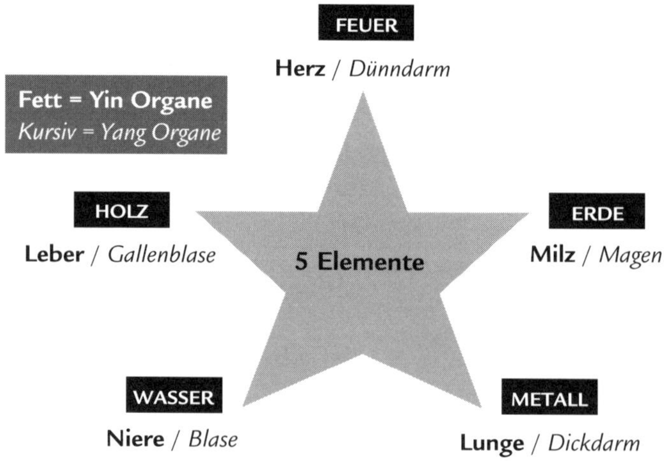

Einige Beispiele:

- Gehen die Symptome des Patienten von Diarrhoe (Dickdarm) in Dyspnoe (Lunge) über, ist die Richtung falsch, da die Symptome von einem Yang-Organ zu einem Yin-Organ gewandert sind.
- Entwickeln sich die Symptome von Blasenpolypen zu einer chronischen Pyelitis: falsche Richtung! Beides sind sykotische Erscheinungsformen, daher kann die miasmatische Richtung dem Homöopathen nicht weiterhelfen, aber es findet ein Wechsel von einem Yang- zu einem Yin-Organ statt.
- Zervikospondylitis geht in Schwindel über: falsche Richtung! Erkrankungen der Knochen und des Gehirns zählen beide zu Mangelzuständen der Niere.
- Rezidivierende Bronchitis (Psora) wird zu Leukoderma (Psora). Gut oder schlecht? Gut. Es handelt sich um ein Nachaußenbringen gemäß der Paragraphen 201 und 202.

Während diese erste Beobachtung noch recht leicht zu verstehen ist, hat der Homöopath mehr Schwierigkeiten, wenn er sich zwischen zwei Yang- oder zwei Yin-Organen entscheiden muss, die bei dem Patienten betroffen sind. Welches von beiden ist wichtiger? Die Kenntnis darüber hilft ihm, die Heringschen Regeln bei der Behandlung eines solchen Patienten zu berücksichtigen. So verschwindet beispielsweise eine Blasenentzündung, und nun hat der Patient eine Darminfektion - gut oder schlecht? Die Lösung liegt in dem, was die Chinesen als die **Sechs Hauptmeridiane** bezeichnen.

Abb. 16-3:

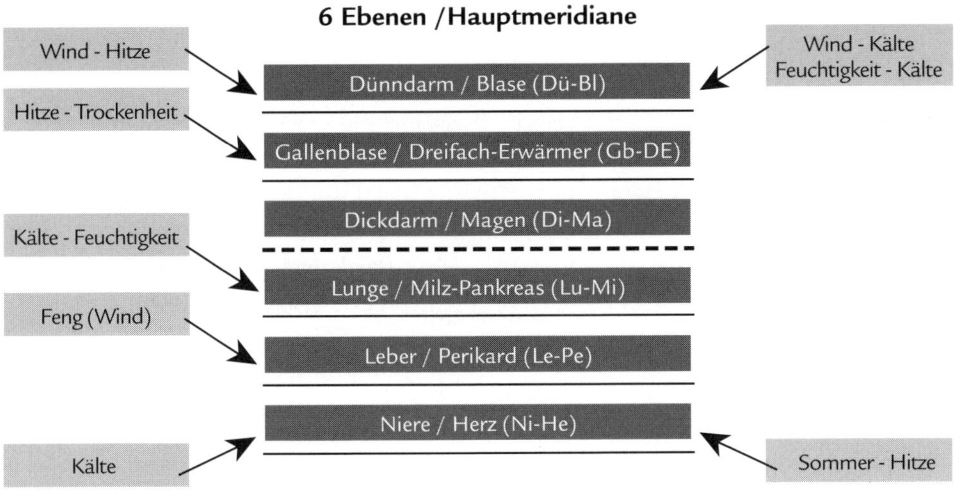

In der TCM sind die Meridiane auf verschiedenen Ebenen angeordnet, um einen Schutzwall gegen äußeres schädliches Qi bzw. tellurische oder meteorologische Einflüsse aufzubauen, zu denen gemäß **Paragraph 73** Kälte, Feuchtigkeit etc. gehören. Versteht der Homöopath dieses Schema, kann er einschätzen, ob die Heilungsrichtung korrekt ist. Von außen nach innen gehend haben wir die folgenden Ebenen: den Dünndarm-Blasen-Meridian (Dü-Bl) oder die Tai Yang Ebene, die immer als Erstes angegriffen wird, insbesondere durch Wind-Kälte und Kälte-Feuchtigkeit, diese führen zu Symptomen wie: Frösteln; laufende Nase, verstopfte Nase; kein Fieber, kein Durst; Empfindlichkeit gegenüber Kälte; steifer Hals. Die Zunge ist dünn mit einem weißen, feuchten Belag.

Als Nächstes wird der Gallenblasen-Dreifach-Erwärmer-Meridian (Gb-DE) (Chao Yang) angegriffen, wenn ein Ungleichgewicht zwischen den äußeren meteorologischen Faktoren und der Lebenskraft (LK) des Patienten besteht (entweder überschießendes schädliches Qi oder verminderte LK oder beides); seine Hauptfeinde sind Wind-Hitze. Eine ganz typische Erscheinungsform ist das Auftreten von **Fieber**. Daneben bitterer Mundgeschmack; trockener Hals; stechend-bohrende Schmerzen im Brustkorb und den Seiten, sowie abwechselnd Fieber und Frost. Außerdem Durst, gelber Schleim aus der Nase und Kopfschmerzen. Die Zunge ist mäßig rosa mit gelbem Belag. **Somit entspricht die Entwicklung von einer dünnen Zunge mit dünnem, weißem, feuchtem Belag zu einer geschwollenen Zunge mit entweder dickem, gelbem Belag oder ohne Belag, aber mit Rissen, Röte und Trockenheit der Zunge, wie sie sich auf dieser Ebene zeigt, nicht dem richtigen Heilungsverlauf!** Damit handelt es sich hier um eine weitere Ergänzung zu den Heringschen Regeln, die der Homöopath leicht erfassen und beobachten kann.

Die dritte Ebene, die angegriffen wird, ist der Dickdarm-Magen-Meridian

(Di-Ma) bzw. die Yang Ming Ebene. Die Hauptfeinde sind hier Wind-Trockenheit. Die Erscheinungsformen sind hohes Fieber, reichlicher Schweiß, starker Durst und Empfindlichkeit gegenüber Hitze. Auftreibung des Abdomens, Aufstoßen, Magenschmerzen, fauliger Atem (Hitze), Verstopfung (Hitze!), Übelkeit, Erbrechen und Sinusitis können Symptome von Hitze-Trockenheit anzeigen. Die Zunge erscheint dick mit grauem Belag in der Mitte.

Beachten Sie, dass die ersten drei angegriffenen Ebenen **Yang**-Organe sind; die kostbareren oder Yin-Organe liegen erwartungsgemäß **tiefer** und geschützter. Wir sehen, dass der Dünndarm-Blasen-Meridian weniger wichtig ist als der Gallenblasen-Dreifach-Erwärmer-Meridian, welcher wiederum weniger wichtig ist als der Dickdarm-Magen-Meridian.

Sobald wir auf der Ebene der Yin-Organe angekommen sind, geht die Entwicklung wieder von den weniger kostbaren zu den kostbareren Yin-Organen!

Die erste Yin Ebene ist der Lunge-Milz-Pankreas-Meridian (Tai Yin) mit Kälte-Feuchtigkeit als Feind. Symptome sind Diarrhoe, Schweregefühl, Taubheit in den Gliedmaßen, Erschöpfung, Durstlosigkeit, kein Fieber, Erbrechen, fahler Teint, Anorexie, Blutungen aus den Körperöffnungen, Uterusvorfall, Varizen und Hämorrhoiden.

Die Differenzialdiagnose zwischen der Yang- und der Yin-Ebene ist einfach:

Yang Ming: Fieber, Durst, Verstopfung, kräftiger drahtiger Puls
Tai Yin: kein Fieber, kein Durst, Durchfall, langsamer Puls

Die nächste Ebene ist der Leber-Perikard-Meridian (Le-Pe), also die Blutgefäße und Leber. Diese Ebene ist besonders empfindlich gegenüber Kälte und einer Mischung aus Kälte und Hitze sowie gegen Feng (Wind), der Allergien verursacht.

Indikationen eines Kälteangriffs sind eiskalte Glieder und fadenförmiger Puls. Symptome eines Angriffs der Mischung aus Kälte und Hitze umfassen Dysenterie, Tenesmus des Anus, Durst, Brustbeklemmung, Herzschmerzen und vorzeitige ventrikuläre Kontraktionen. Übelkeit, Erbrechen, Durchfall, Borborygmen und Dysmenorrhoe sind Ausdrucksformen der Leber.

Die tiefste Ebene und damit die der **kostbarsten** Organe ist der Nieren-Herz-Meridian (Ni-He) (Chao Yin)! Die Chinesen haben ein Sprichwort: „Jede chronische Krankheit wird schließlich die Nieren erreichen!“ Man kann eine ganze Zeit mit chronischem Herzversagen leben, aber Nierenversagen erfordert ein rasches Eingreifen mit Dialyse oder Transplantation. Erscheinungsformen auf dieser Ebene umfassen: unverdaute Stühle, eiskalte Glieder, Empfindlichkeit gegenüber Kälte, Schlafbedürfnis oder Schlaflosigkeit, Kopfschmerzen, Gedächtnisstörungen, Unfruchtbarkeit, Impotenz, Knochenerkrankungen (Brüchigkeit, Karies, langsamer Fontanellenschluss), Tinnitus, Enuresis, Herzklopfen, Ödeme, Verlust des Kopfhaares, Mangel an Antriebskraft und Ängstlichkeit. Wenn wir also einen Patienten haben, der mit stechenden Herzschmerzen und Herzklopfen kam und jetzt Kreislaufsymptome hat, wenn er der Kälte ausgesetzt ist (taube Finger, Kribbeln), die stechenden Schmerzen und das Herzklopfen aber verschwunden sind, bewegen wir uns in die richtige Richtung.

- **Von Organen der tieferen Meridiane zu Organen der oberflächlichen Meridiane (korrekter Heilungsverlauf)**

Die Invasion oberflächlicher Kanäle führt aufgrund einer Stagnation des Qi mit Obstruktion der Kanäle zu Steifigkeit und Schmerzen entlang des Meridianverlaufs. Schreitet sie so weit fort, dass es zum Auftreten von Organsymptomen kommt (in Abhängigkeit von dem Organ, das zu dem jeweiligen betroffenen Meridian gehört), bewegen wir uns nach Hering in die falsche Richtung. Wenn sich andererseits die Symptome vom Organ zu dem korrespondierenden Kanal bewegen, ist die Heilung in Arbeit!

Abb. 16-4:

Beteiligung der tendo-muskulären (oberflächlichen) Meridiane

↓

Oberflächliche Schmerzen oder Steifheit

↓

Analyse mit der VB-Methode

↓

Fall gelöst
· wenn die oberflächlichen Symptome geheilt sind
· wenn die Symptome nicht zu den Organen oder dem Geist / Gemüt wandern

↓

Oberflächliche Symptome wandern tiefer
(geschwächte LK; starker Auslöser)

↓

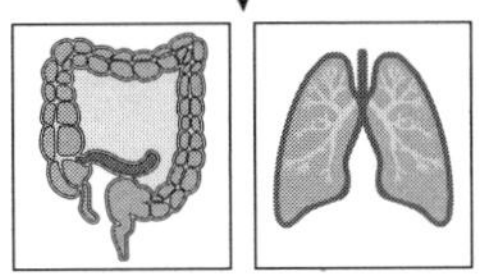

↓

Analyse mit einer anderen Methode
Zentrale Wahnidee-Methode; Hierarchie der Symptome etc.

↓

Fall gelöst
· wenn die Symptome von den Organen oder dem Geist / Gemüt in den Körper wandern

- **Von Symptomen der Leere zu solchen der Fülle als Zeichen, dass der Patient in Richtung Heilung voranschreitet**

Abb. 16-5:

Zustände der Kanäle	
· Fülle (Überschuss) des Qi Elektrisierende, reißende Schmerzen; Kontraktionen; Krämpfe; Steifheit	**· Leere des Qi** Dumpfer Schmerz, wie gequetscht; Atrophie und Schwäche der Muskeln; Lähmung und Taubheit

- **Übergang von einem syphilitischen miasmatischen Zustand zu einem sykotischen oder psorischen Zustand. Steht die Heilung bevor, sehen wir immer, dass sich die Ausdrucksformen von der syphilitischen Ebene (sofern wir mit dieser begonnen haben) zur sykotischen und schließlich zur psorischen Ebene begeben. Dazu gehört auch die miasmatische Natur von Träumen!**

Der Homöopath findet zusätzliche Richtlinien hinsichtlich dieser Beobachtung beim Studium der miasmatischen Erscheinungsformen (siehe Kapitel 12 und *Hahnemann im Brennpunkt*, Teil 3).

Ich möchte den Heringschen Regeln das System der miasmatischen Erscheinungsformen hinzufügen. Eine beginnende Zystitis (nur eine Reizung) ist psorisch, nicht sykotisch. Was ist, wenn die Zystitis unter unserer Behandlung verschwindet, der Patient jetzt aber Blasenpolypen hat? Diese sind ein Zeichen der Sykose und damit ein Hinweis auf die falsche Heilungsrichtung. Eine weitere Unterdrückung kann zu Krebs führen (gemischter miasmatischer Zustand), was auch wieder in die falsche Richtung geht. Daher zahlt es sich aus, die Krankheiten zu kennen, die zu den einzelnen Systemen gehören und sie miasmatisch zuzuordnen. So wäre beispielsweise der Verlauf von einer Zystitis zu Nierensteinen aus zweierlei Gründen falsch: erstens, weil hier eine Entwicklung von der Blase (Yang) zur Niere (Yin) stattfindet und zweitens, weil der Verlauf von der Psora zur Sykose geht.

Es folgen weitere Beispiele aus der Praxis. Nach der Gabe des Simillimum empfand ein Teenager, der erst großen Zorn, Wut und Gewalttätigkeit gezeigt hatte, Traurigkeit. Dies ist eine großartige Besserung und das Mittel muss nicht gewechselt werden. Es hat eine Entwicklung von einem sykotischen Zustand (Zorn) zu einem psorischen Zustand (Traurigkeit) stattgefunden.

- Aus meiner Praxis: Unterdrückte Gonorrhoe, als der Patient 19 Jahre alt war. Mit 35 wurden fünfmal Blasenpolypen kauterisiert. Mit 39 entwickelte der Patient Blasenkrebs (papillären Blasenkrebs 4. Grades), der nicht auf Tuberkulin-Injektionen (BCG) ansprach. Dieser Fall bewegte sich von einer leicht zu heilenden Krankheit zum sykotischen Miasma und schließlich zu einem gemischt-miasmatischen Zustand (Krebs). Der Patient wurde mittels Homöopathie innerhalb von einem Jahr geheilt.

- Entwicklung von Blasenpolypen zu Katarakt der Augen: falsche Richtung, Verlauf vom sykotischen zum syphilitischen Miasma.
- Beispiele von James Compton Burnett (Chitkara 1994, S. 277): Eine Dame mit Unterdrückung von Schweiß, wodurch ihr Sehvermögen beeinträchtigt wurde; sie konnte nur große Schrift lesen. Die Unterdrückung einer Hautkrankheit führt zu Angina pectoris. Ein Ekzem der Kopfhaut wurde bei einem Säugling mit lokaler Zinksalbe unterdrückt, was zu Konvulsionen durch einen Hirnerguss und schließlich zum Tod führte. Verkalkung des Herzens aufgrund eines unterdrückten Ekzems. Unterdrückter Ausschlag der Kopfhaut führt zu Katarakt. Üble Hautgeschwüre wurden mit einer Goldsalbe „geheilt", worauf sich Ulzera auf den Augen entwickelten. Diese wurden kauterisiert und das Fortschreiten der Krankheit IN die Augen endete mit Blindheit.
- Beispiel für einen falschen Heilungsverlauf: Eine Dame hatte seit einem Jahr Akne im Gesicht. Sie fiel auf ein Bettgestell, wobei sie ihre Brust prellte und entwickelte einen Brusttumor; ihre Haut war nie besser!
- Entwicklung von Schweiß am Tage zu Nachtschweißen: Verlust kostbarer Yin-Flüssigkeit, der von den Chinesen als „räuberischer Schweiß" bezeichnet wird, da er den Körper wertvoller Flüssigkeiten beraubt.
- Entwicklung von Blasenvorfall zu Osteoporose der Knochen: falscher Verlauf, der von sykotischer Mangelentwicklung zum syphilitischen Miasma geht.
- Entwicklung von Steifigkeit (Sykose) der Wirbelsäule zu Tinnitus (Psora): guter Verlauf.
- Entwicklung von Anämie zu Schwindel: richtiger Verlauf, von Sykose zu Psora!
- Jemandem mit Bronchitis geht es erheblich besser, aber nun ist er fettleibig und lethargisch geworden: falsche Richtung, da der Patient von der Psora zur Sykose gewandert ist.
- Ein Ekzem wurde mit einer homöopathischen Mischung und *Sulphur* C 30 behandelt; Monate später, als das Ekzem verschwand, entwickelte sich ein schmerzloser harter Tumor in der Brust. Besorgniserregend! Von der Psora zur Sykose; außerdem ist ein schmerzloser Tumor oft bösartig!

• Übergang von einem gemischt-miasmatischen Zustand in einen einfachen vorherrschenden Zustand (siehe Kapitel 12)

Krebs und Tuberkulose (Tbc) sind immer gemischt-miasmatische Zustände. Die Wandlung dieser gemischt-miasmatischen Zustände in ein einfaches, vorherrschendes Miasma ist ein günstiger Verlauf. Natürlich haben wir viele Fälle, bei denen wir zwei verschiedene Miasmen sehen, wobei aber eines dominiert. Die Entwicklung in Richtung weiterer Erscheinungsformen des vorherrschenden Miasmas ist günstig und ganz offensichtlich einfacher zu behandeln.

Zeigt der Patient beispielsweise einen vorherrschenden psorischen Zustand mit einigen syphilitischen Erscheinungsformen (P/l), dann ist eine Entwicklung zur reinen Psora günstig; eine Wendung zu mehr syphilitischen Symptomen (p/L oder L) zeigt, dass die Krankheit unterdrückt und nicht geheilt wird.

- **Übergang von einer mental-emotionalen Haltung zu einer spirituellen Einstellung oder von einer spirituellen Erkrankung („Worin liegt der Sinn meines Lebens?") zu einer mentalen oder emotionalen Krankheit**

Einige Aspekte dieser letzten Richtlinie lassen sich mitunter nur schwer beobachten, da sie vollkommene Aufrichtigkeit von Seiten des Patienten erfordern, der seine Schattenseite betrachten und wohlüberlegt in sein bewusstes Leben integrieren muss. Die Auflösung hängt ganz davon ab, ob der Homöopath die **Motivation** finden kann, die hinter den Handlungen und dem Verhalten des Patienten steht. So benimmt sich beispielsweise jemand immer „wie ein Gentleman": immer höflich, niemals ärgerlich, immer verständnisvoll und bereit zuzuhören. Aber er tut dies, weil er ein geringes Selbstwertgefühl hat; er ist unsicher und möchte von jedermann geliebt werden (Verlangen nach Bestätigung). Benimmt sich derselbe Mensch wie ein Gentleman, weil er erkennt, dass dies richtig und natürlich ist und nicht, weil er von anderen geliebt werden möchte, dann ist diese positive Einstellung zu einem Teil seines Naturells geworden. Mit anderen Worten, wenn er die Maske oder Persona abstreift, die seine spirituelle Entwicklung behindert, bewegt er sich in die richtige Richtung und das Simillimum hat eine Wirkung gezeigt. Er handelt wie ein echtes Individuum und wird nicht von der Frage beherrscht: „Was werden wohl die anderen von mir denken?" Jung gibt ein Beispiel, in dem der Patient davon träumt, sich nur mit gebildeteren und berühmten Individuen zu unterhalten, wodurch ein geheimer bewusster Hochmut zum Ausdruck kommt. Das Tragen einer solchen Maske hindert den Menschen daran, in seinem Individuationsprozess voranzuschreiten.

Ein ähnliches Beispiel sind Menschen, die *Nux vomica* oder *Lycopodium* brauchen. Sie helfen ständig anderen Menschen, aber in Wirklichkeit nur, weil sie denken: „Es könnte ein Augenblick kommen, in dem ich diesen Mann brauche; vielleicht kann er dann etwas für mich tun." Sie sind keine wahren „Gebenden", sondern nur „**Austauscher**" oder schlimmer, Opportunisten. Sie geben, erwarten aber, etwas zurückzubekommen! Verhält sich dasselbe Individuum nun wie ein echter Philanthrop (und ich kenne einige, die buchstäblich ihr letztes Hemd geben, um jenen in Not zu helfen), dann ist es diesem Individuum gelungen, der Versklavung durch weltliche Güter zu entkommen und in höhere spirituelle Sphären aufzusteigen. Der Homöopath kann an beiden Beispielen sehen, dass wir den Patienten immer die wichtigste aller Fragen stellen müssen: „Warum und zu welchem Zweck machen Sie das?". Wir können dann nur hoffen, dass wir auch eine ehrliche Antwort bekommen. Wenn nicht, betrügt der Patient sich selbst, indem er keine Heilung erfährt, weil er aufgrund mangelhafter Informationen ein falsches Simillimum bekommt oder indem er im Laufe seines Lebens mehr als einmal in sein altes Verhalten zurückfällt, da es keine Aufrichtigkeit war, die als treibende Kraft hinter seinem Verhalten stand! Es kann auch sein, dass sich der Patient im Verlauf der Anamnese widerspricht und auf dieselbe Frage Antworten gibt, die sich leicht voneinander unterscheiden.

Eine dritte und vielleicht leichter zu entdeckende Entwicklung zur spirituellen Sphäre entspringt der emotionalen Ebene. In diesem Jahrhundert leiden immer mehr Individuen um die 40, wenn sie „alles" erreicht haben, an einer spirituellen Krankheit, die den „Sinn des Lebens" betrifft. Der Homöopath sieht vielleicht, wie diese Menschen mit Hilfe des Simillimum ihre Richtung ändern und ihrem eigenen Leben, sowie dem anderer Menschen mehr Bedeutung verleihen. Vielleicht befreit das Mittel den Patienten auch von einer Arbeit, die er sich entweder selbst auferlegt hat oder zu der er von anderen aus sogenannten wirtschaftlichen und finanziellen Gründen ermutigt wurde. Anstatt als Arzt zu arbeiten, eröffnet er jetzt vielleicht einen Zooladen, weil es das ist, was er schon immer machen wollte. Natürlich erfordert das von diesem Menschen und seiner Familie eine erhebliche finanzielle Anpassung, aber auch hier geht die Heilung in die richtige Richtung. Wenn man anfängt zu fragen: **„Was kann ich für die Welt tun?"** statt: „Was tut die Welt für mich?", hat man einen weiteren Schritt in Richtung einer größeren Ganzheit und Individualität getan; die Heilung hat begonnen.

- **Übergang von einem Traum mit syphilitischem Thema zu einem Traum mit sykotischem oder psorischem Thema**

Mehr zur Deutung von Träumen wird in meinem nächsten Buch, *Beyond Jung: Dreams, Delusions and Homeopathy*, erläutert werden. Da ich hier die Miasmen so ausführlich abgehandelt habe, sollte ich auch anmerken, dass Träume das aktive miasmatische Thema des Patienten anzeigen. Ein Wechsel des Themas der Träume des Patienten von einem syphilitischen zu einem sykotischen Thema lässt sich leicht erfassen und kann vom Homöopathen als ein hervorragendes Zeichen für den richtigen Heilungsverlauf gewertet werden.

Syphilitische Träume von Zerstörung und Selbstzerstörung sind sehr aufschlussreich. Wir dürfen nicht vergessen, dass Träume im Allgemeinen genau das Gegenteil von dem ausdrücken, wie sich die Patienten in ihrem bewussten Leben verhalten; dies ist eine allgemeine Regel für Träume. Ich hatte eine Patientin, eine Nonne, die an Krebs erkrankt war. Entsprechend ihrer katholischen Herkunft arbeitete sie, um den Armen zu helfen; sie organisierte Hilfstrupps und Lebensmitteltransporte für Obdachlose. Aber nachts träumte sie zu ihrem eigenen Entsetzen davon, die Stadt niederzubrennen und Menschen zu töten. Diese destruktive, verborgene, unbewusste Information war das Vorspiel zu ihrem bevorstehenden Tod, der sich innerhalb von drei Monaten nach der Diagnose ereignete. Der Traum enthüllte die Prognose für ihre Krankheit. Das Niederbrennen der Stadt stand vielleicht für ihren eigenen Körper und sagte ihren Tod voraus. Es ist interessant zu erwähnen, dass selten ein Zusammenhang mit dem wirklichen Tod besteht, wenn man von seinem eigenen Ableben träumt. Vielmehr ist dies meist ein Hinweis auf einen tiefgreifenden archetypischen Transformationsprozess des Träumenden.

Psorische Träume haben oft die Suche nach Unterstützung und Hilfe zum Thema und sind mit einer positiveren Prognose behaftet (Themen von Liebe, Fürsorge, Festen, Gesang, Zusammenkünften etc.).

Die Träume **sykotischer** Patienten sind solche von Aufbau (Hausbau etc.), beziehen sich aber oft auch auf eine „carpe diem" oder „Nutze den Tag" Einstellung. Dieser miasmatische Zustand kann auch mit rasch wachsenden Tumoren in Zusammenhang stehen. Sykotische Menschen möchten oft „auf den Putz hauen" und lassen sich vielleicht auf riskante Spielchen wie Drogen, flüchtige Sexualkontakte und sogar Raub ein, bloß weil Spannung und Erregung damit verbunden sind. Sykotische Träume spiegeln entweder genau das wider (wie in dem Traum von *Medorrhinum von Zech- und Saufgelagen*) oder ganz das Gegenteil, was dann zur Warnung dienen soll. Andere Beispiele wären die Träume von *Thuja, aus großer Höhe herunterzufallen, zu sterben, das Gewissen klagt ihn eines Verbrechens an* oder die Träume von *Medorrhinum* von *körperlicher Überanstrengung durch die Arbeit,* von *Tod und Krankheit.*

Träume können ganz besonders dann nützlich sein, wenn der Homöopath versucht, die verborgene Natur des syphilitischen und in einem geringeren Ausmaß die des sykotischen Menschen zu erkennen, da Träume Tatsachen enthüllen können, die ihm sonst verborgen bleiben würden, wenn er die Sprache der Träume und die Miasmen nicht verstünde. Diese miasmatischen Träume geben ihm auch die Gewissheit, dass er seinem Patienten das Simillimum verordnet hat. Sieht er, dass sich das Thema der Träume von einem syphilitischen zu einem sykotischen oder psorischen Thema verändert, weiß er, dass er den Heringschen Regeln folgt.

Ein klinisches Beispiel

Ein Teenager nahm *Mercurius* ein; seine emotionalen und körperlichen Symptome (Colitis ulcerosa) besserten sich großartig, ebenso wie seine Laune und sein Schlaf. Nach einiger Zeit hatte er den folgenden Traum: Er war ein Entenjäger, der aufs Geratewohl auf die Enten schoss, aber es machte ihm sehr zu schaffen. In der Vergangenheit hatte er denselben Traum gehabt, aber er hatte es genossen, aus Jux und Tollerei auf die Enten zu schießen. Dies hört sich nach einem Widerstreit mit seiner dunklen Seite an (Reue = psorisch), da er sich mit zunehmender Besserung von seinem syphilitischen Zustand entfernt.

Außerdem täte der Homöopath gut daran, *Hahnemann im Brennpunkt* zu studieren (siehe Kapitel 9). Die Pyramiden-Methode hilft, Fehler zu vermeiden, beispielsweise zu glauben, dass eine Heilung stattgefunden hat, wenn die Nebenhöhlen des Patienten frei werden (Lokalsymptom), er aber gleichzeitig gegenüber allem, selbst erfreulichen Dingen, gleichgültig geworden ist. Ein solcher Verlauf ist immer falsch, da ein Lokalsymptom von geringerem Wert ist als ein mentales oder emotionales Symptom.

Abb. 16-6:

Neue Ergänzungen zu Hering

- Von Taubheit zu Kribbeln zu Schmerzen
- Von diffusen zu lokalisierten Schmerzen
- Vom Zentrum zur Peripherie
- Von der Vorderseite zur Rückseite des Körpers
- Von Yin zu Yang Organen
- Von Organen zu tiefen Meridianen zu oberflächlichen Meridianen
- Von Symptomen der Leere zu Symptomen der Fülle
- Von Syphilis zu Sykose zu Psora
- Von einem gemischten miasmatischen Zustand zu einem einzelnen Miasma
- Von einem mental/emotionalen Zustand zu einem spirituellen Zustand
- Von syphilitischen zu sykotischen zu psorischen Träumen

Epilog

Homöopathie, die Medizin für das neue Jahrtausend

Die Vielfalt und Bandbreite der heutzutage in der Homöopathie herrschenden Meinungen und Ansätze ist mehr als verwunderlich und gleichzeitig für Studenten ebenso wie Praktiker verwirrend. Basieren diese Ansätze nicht auf den Grundregeln, die Hahnemann im *Organon* und in *Die chronischen Krankheiten* aufgestellt hat, stiften sie eher Verwirrung und Ratlosigkeit, anstatt die verschiedenen Theorien zu validieren. Der Homöopath darf nicht die verschiedenen Facetten der Allopathie imitieren. Allerdings gibt es einen Aspekt, bei dem ich mir wünschen würde, dass die Homöopathen die Allopathen nachahmen: Allopathen folgen einem **einheitlichen** Curriculum, so irreführend dies auch sein mag. Die Homöopathen täten besser daran, zuerst einmal ihr Bestes zu geben, um alles, was Hahnemann im *Organon* und in *Die chronischen Krankheiten* erklärt, zu verstehen und zu befolgen, bevor sie sich auf Abwege von Spekulation, Glauben und Pseudo-Wissenschaft begeben. Auch wenn Wissenschaft normalerweise nicht das Werk eines Menschen, sondern vieler Individuen ist, so stellt die Homöopathie eine Ausnahme dar: Hahnemann vollendete seine Wissenschaft zu seinen Lebzeiten. Meiner Meinung nach ist Hahnemann einer der größten Wissenschaftler, die jemals gelebt haben. Er dient uns als Kompass für das Leben des Patienten von der Wiege bis zum Grab.

Der Homöopath muss einen besonderen Schwerpunkt auf den **Paragraphen 2** legen, die sanfte Heilung, sofern diese überhaupt möglich ist, denn große Dosen und hohe Potenzen treiben den Patienten vielleicht einem Ziel entgegen, für das er noch nicht bereit ist. Patienten verlangen oft nicht nur schnelle Ergebnisse, sondern „einen Schock" ihres Systems als Beweis dafür, dass etwas geschieht! Wir können die zerbrechliche, häufig unterdrückte LK des Patienten mit dem Wachstum und der Entwicklung eines Schmetterlings vergleichen; wie er darum kämpft, seinem Kokon zu entschlüpfen und der äußeren Welt und schließlich der Freiheit entgegenstrebt – wenn die Zeit dafür reif ist. Der Schmetterling (unser Patient) ist anfangs schwach und unentwickelt und er braucht zu seinem Schutz ein stärkeres Gehäuse (Kompensationen, Unterstützung der Familie und das Simillimum in der kleinstmöglichen Dosis und höchstmöglichen Potenz). Er ist noch zu schwach, um ohne seine Schutzhülle in der Welt zu überleben. Ist der Schmetterling (die LK unseres Patienten) kräftig genug, wird er sich auf die Reise in die Außenwelt begeben, den Prozess der Individuation beginnen und sich von seiner zentralen Wahnidee befreien. Helfen wir dem Schmetterling, zu früh aus seinem Gehäuse auszubrechen (indem wir eine zu hohe Potenz und Dosis einsetzen), d. h. bevor er dazu bereit ist, wird er nicht stark genug sein, um in der Außenwelt zu überleben, auszuharren und zu gedeihen. Das Wachstum bzw. der Kampf, den dieser Schmetterling (Patient) in einer geschützten Umgebung durchleben muss, stellt einen Teil seiner Entwicklung und Reise dar und legt den Grundstein für sein Gedeihen in der Freiheit. Ist man nicht auf die Freiheit vorbereitet, kann diese genauso ein Kerker sein wie ein wirkliches Gefängnis. Das homöopathische Fallmanagement ist eine echte Reise von Seele und Geist, die auf der mentalen, emotionalen, spirituellen und körperlichen Ebene stattfindet.

Das Streben des Menschen nach Individuation ist ein immerwährender Vorgang. Diese herkulische Kraftanstrengung besteht drin, das Unbewusste so bewusst wie möglich zu machen, die Schattenseite im Licht des Bewusstseins zu integrieren. Wenn man sich mit dem Unbewussten beschäftigt, darf man keine Angst haben. Ein verborgener Feind ist der schlimmste Feind: Er kann einen von jeder Seite aus angreifen. Wir müssen verstehen, dass unser Unterbewusstsein immer einen größeren Vorrat an Energie und unverdautem Material beherbergen wird, aber es gibt uns auch etwas, woran wir zeit unseres Lebens arbeiten können. Dies gilt gleichermaßen für die niemals endende homöopathische Behandlung; hier ist Erfolg gleichzusetzen mit der Auflösung der im Unterbewusstsein verborgenen zentralen Wahnidee und deren Integration in die Gesamtheit des Bewusstseins des Patienten. Dies ist die Definition des Simillimum, da die Arznei an erster Stelle auf dem Auffinden der zentralen Wahnidee beruht, des Brunnens, dem alles entspringt!

Diese überaus mühsame Aufgabe, durch Selbstprüfung und Selbsterfüllung zu einem Individuum zu werden, ist nicht selbstsüchtig. Sie vereint unsere Einzigartigkeit damit, dass wir als Mitglieder einer Gemeinschaft dienen. Das Zurückhalten von Emotionen und Verbergen von Geheimnissen ist ein psychologischer Fehler, für den uns die Natur schließlich mit Krankheit heimsucht. In den Augen der Natur ist es eine Sünde, unsere Unzulänglichkeit auf unserer Schattenseite zu vergraben und niemals einzugestehen, dass wir fehlbar und menschlich sind. Der erste Schritt, um uns von solchen zwanghaften Komplexen zu befreien, besteht darin zuzugeben, dass wir sie haben. Dann müssen wir dem griechischen Sprichwort folgen: „Gib auf, was du hast, dann wirst du bekommen." Dies ist das Motto für das erste Stadium der homöopathischen Behandlung, damit wir die zentrale Wahnidee des Patienten entdecken und auflösen können! So schmerzlich es auch sein mag, auch das Wertlose und Untergeordnete gehört als Schatten zum Menschen und gibt ihm Substanz. Wie könnte er einen Schatten werfen, wenn er keine Substanz hätte? Ich muss eine dunkle Seite haben, wenn ich ganz sein möchte. Auf diese Weise wird sich der Mensch bewusst, dass er ein Mensch wie jeder andere ist. Und das Ziel der Befreiung von solchen zwanghaften Ketten besteht nicht nur in der intellektuellen Anerkennung der Tatsachen, sondern auch darin, diese von ganzem Herzen anzunehmen und sich von den unterdrückten Emotionen mit Hilfe unserer Arzneien tatsächlich loszulösen!

Ich habe dieses Buch in der Hoffnung geschrieben, dass es die Selbstuntersuchung auf Seiten des Homöopathen anregen möge. Dieser trägt eine große Last der Verantwortung, für sich selbst und seine eigne Familie und schließlich auch für all die um ihn herum, die in den homöopathischen Prozess eintreten. Er hat Kenntnisse von Erbhygiene, aber wendet er sie auch an?

Auf Seminaren stelle ich oft die Frage: „Wer nimmt eine Arznei ein?" Nicht mehr als 20 Prozent der Teilnehmer heben die Hand. Warum? Ist die homöopathische Gemeinschaft so gesund? Oder verneinen wir nur unsere eigenen Unzulänglichkeiten? Oder haben wir Angst vor – oder noch schlimmer, glauben wir selbst nicht an die geradezu furchteinflößenden Kräfte der homöopathischen Arznei? Die Herausforderung für den Homöopathen liegt darin, erst sich selbst zu transfomieren, um seinen Patienten effektiver helfen zu können – dies findet aber nur wenig allgemeinen Zuspruch. Ich denke, der Hauptgrund liegt darin, dass es manchmal sehr schmerzhaft ist, all das zu leben, was wir von unserem Patienten erwarten. Für einen Arzt ist es eher unüblich, sich selbst zu untersuchen. Tut er es, entdeckt er seine untergeordnete Seite, wodurch er seinen Patienten gefährlich nahe kommt und möglicherweise seine Autorität aufs Spiel setzt. Wie soll er mit einer quälenden Entdeckung umgehen? Aber wenn er sich nicht selbst heilt, besteht die einzige Lösung für diese Unzulänglichkeit darin, sie wieder zu verdrängen. Bearbeitet ein Arzt nicht seine eigenen Themen, kann er ein Arzt sein, der Unheil bringt. Ich habe das in meiner Praxis gesehen. In vielen Fällen gibt nicht länger die medizinische Ausbildung des Arztes den Ausschlag, sondern stattdessen können seine menschlichen Qualitäten die entscheidenden Faktoren für die Heilung des Patienten sein.

Es ist meine Hoffnung, die Homöopathen unter der Fahne der klassischen Hahnemannischen Lehren zu vereinen. Zwischen der Verwirklichung dieser Hoffnung und der Gegenwart liegt ein Abgrund, über den eine Brücke gebaut werden muss. Wir sollten sie Stein für Stein errichten!

Bibliographie

Campbell, J.: *The Portable Jung.* - USA: Penguin, 1976

Chitkara, H. L.: *Best of Burnett.* - New Delhi: Jain, 1994

De Schepper, L.: *Homeopathy and the Periodic Table.* - Santa Fe: Full of Life, 2003

De Schepper, L.: *Hahnemann im Brennpunkt.* - Kandern: Narayana Verlag, 2007

De Schepper, L.: *Der Weg zum Simillimum.* - Kandern: Narayana Verlag, 2006

Frankl, V.: *The Doctor and the Soul.* - New York: Vintage Books, 1986

Hahnemann, S.: *Organon der Heilkunst, 6. Aufl.* - Kandern: Narayana Verlag, 2004

Hahnemann, S.: *Die chronischen Krankheiten Band 1 (Theorieband).* - Kandern: Narayana Verlag, 2008

Hahnemann, S.: *Hahnemanns Arzneimittellehre.* - Kandern: Narayana Verlag, 2008

Hahnemann, S.: *Gesammelte Werke (hier: Organon der Heilkunst 5. Aufl. 1833 u. 6. Aufl.1958, Reine Arzneimittellehre, 2. u. 3. Aufl. 1825-1833, Die chronischen Krankheiten, 2. Aufl. 1835-1839).* - Berlin: Digitale Bibliothek, 2003

Hering, C.: *Analytical Repertory of the Symptoms of the Mind.* - New Delhi: Jain, 1992

Hering, C.: *Leitsymptome unserer Materia Medica.* - Aachen: Renée von Schlick, 1998

Jung, C. G.: *Analytical Psychology: Its Practice and Theory. The Tavistock Lectures.* - New York. Vintage Books, 1968

Jung, C. G.: *Gesammelte Werke, Band 3: Psychogenese der Geisteskrankheiten.* - Düsseldorf: Walter, 2001

Jung, C. G.: *Collected Works, Vol. 9: Archetypes and the Collective Unconsciousness. Bollingen Series XX.* - New Jersey: Princeton Univ. Press

Kent, J. T.: *Gesamte homöopathische Arzneimittellehre.* - Kandern: Narayana Verlag, 2007

Kent, J. T.: *Lesser Writings.* - New Delhi: Jain, 1994

Maciocia, G.: *The Foundations of Chinese Medicine.* - London: Churchill, 1989

Roberts, H. A.: *The Principles and Art of Cure by Homoeopathy.* - Delhi: Jain, 1976

Von Bönninghausen, C.: *Kleine medizinische Schriften,* - Heidelberg: Arkana, 1984

Whitmont, E.: *Psyche and Substance.* - Berkeley: North Atlantic Books, 1991

Sachregister

F

G

H

I

J

K

L

M

S

T

U

V

W

Z

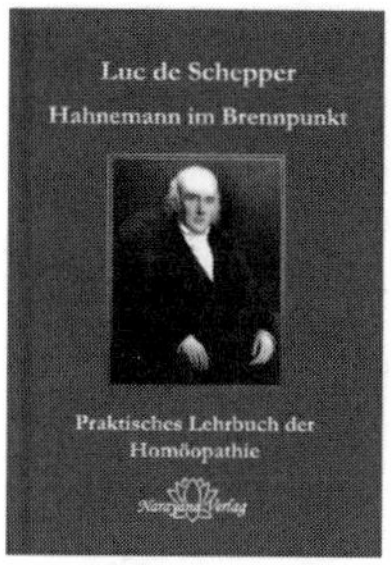

Luc de Schepper

Hahnemann im Brennpunkt

Praktisches Lehrbuch der klassischen Homöopathie

700 S., geb., € 79,-

Der erste Band der Trilogie Luc de Scheppers gibt eine klare und detaillierte Einführung in die Homöopathie und vertieft dabei Themen, die von anderen Autoren oft nur am Rande gestreift wurden. Es ist eines der umfassendsten Lehrbücher der klassischen Homöopathie und wird bereits weltweit von vielen Schulen als Grundlagenwerk empfohlen.

Das Buch gliedert sich in drei Teile: Die Grundlagen, der Heilungsprozess und die chronischen Miasmen. Es besteht aus 25 Kapiteln mit 44 Darstellungen. Alle Aspekte der Homöopathie werden beleuchtet, u.a. die Lebenskraft, die Potenzwahl, ein sehr ausführlicher Teil über LM Potenzen, die Fallaufnahme, Konstitution, Fall-Management, Heilungshindernisse, Nosoden, Miasmen und Krebsbehandlung. Die Inhalte werden anhand zahlreicher Fallbeispiele verdeutlicht.

„Allein der Umfang und die Detailliertheit machen dieses Buch zu einem der besten modernen Lehrbücher, die auf diesem Gebiet erhältlich sind. Wenn ein Student sich dieses Buch, eine Arzneimittellehre und ein gutes Repertorium zulegt, sollte für ihn nichts im Wege stehen, ein ausgezeichneter Homöopath zu werden."

Peter Morrell (Simillimum)

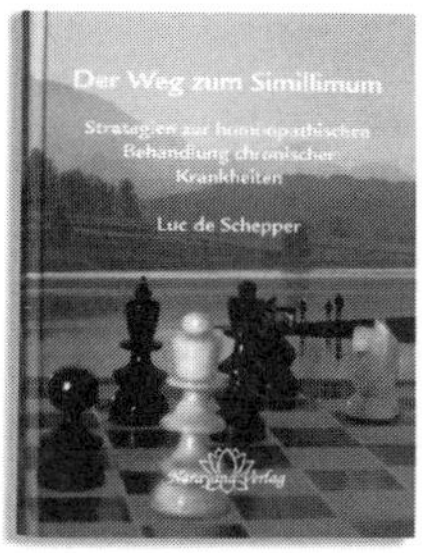

Luc de Schepper

Der Weg zum Simillimum

Strategien zur homöopathischen Behandlung chronischer Krankheiten

432 Seiten, geb., € 65,-

Der zweite Band der Trilogie fokusiert auf die Folgebehandlung des Patienten: „Sie haben ein gutes Mittel gefunden, und dem Patienten geht es besser. Die Partie ist eröffnet - doch wie geht es weiter? Der Autor zeigt die strategische Kunst Hahnemanns, wie man die Behandlung chronischer Krankheiten richtig beginnt, sie fortführt und bis zur Heilung vollendet.

... eine ganz erstaunliche Neuerscheinung, die sich rasch als der beste Leitfaden für Lernende etablieren wird und gleichzeitig das beste Buch zur Fortbildung für erfahrene Praktiker darstellt. Der Autor hat mit äußerster Sorgfalt die Spätwerke Hahnemanns analysiert und dann seine berühmtesten Nachfolger unter die Lupe genommen ... So wird gezeigt, wie Hahnemann selbst die Potenzen wählte... Das Buch ist außerordentlich reichhaltig und vielschichtig. Es hat mich inspiriert, Patienten erneut zu überdenken, bei denen ich nicht vorwärts kam."

Francis Treuherz MA RSHom FSHom, London

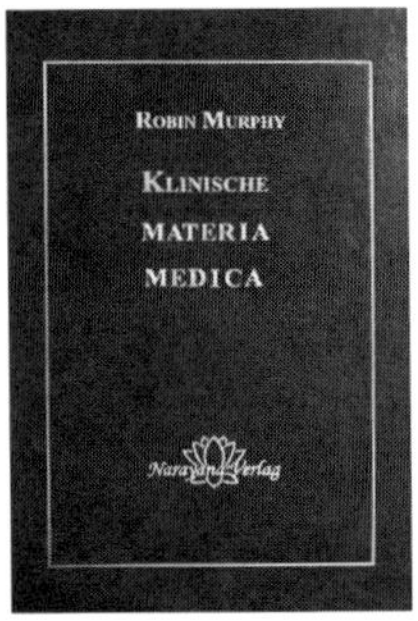

Robin Murphy

Klinische Materia Medica

2.400 Seiten, geb., mit Goldprägung, € 138,-

Die Klinische Materia Medica ist eine der führenden Arzneimittellehren weltweit (engl. *Nature's Materia Medica*) Bei über 1.400 homöopathischen und phytotherapeutischen Arzneimitteln hat sie einen kompakten Umfang von 2.400 Seiten und ermöglicht somit ein rasches, gezieltes Nachschlagen. In dieser Preisklasse ist sie bezogen auf das Preis-Leistungs-Verhältnis das mit Abstand beste Werk.

Robin Murphy kombiniert Arzneimittelprüfungen mit der historischen Anwendung, der klinischen Anwendung sowie der Toxikologie. Neben Klassikern wie Clarke, Boericke und Burnett sind auch modernere Arzneimittelbeschreibungen wie z. B. von Skorpion oder Diamant integriert. So werden auch heutzutage so wichtige Mittel wie Carcinosin in großer Ausführlichkeit und nahezu bildhaft dargestellt.Beschrieben sind auch neuere Milchmittel, Pilze, Bäume, Bachblüten, Edelsteine, Giftstoffe und Nosoden. Die Symptome sind nach dem gleichen alphabetischen Schema wie im Repertorium geordnet. Damit ist das Buch die ideale Materia Medica in Kombination mit Murphys „Klinischem Repertorium".

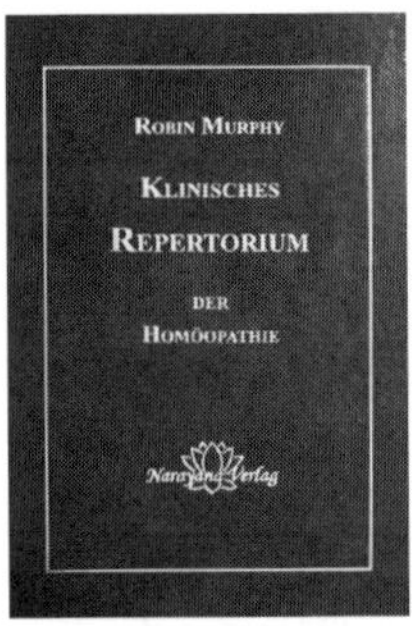

Robin Murphy

Klinisches Repertorium

2.304 Seiten, geb., mit Goldprägung, € 125,-

Deutsche Erstausgabe des "Homeopathic Clinical Repertory", das in den USA bereits große andere Repertorien überholt hat.
Ein Vorteil ist seine einfache alphabetische Struktur, die die Handhabung erleichtert und selbst Anfängern einen schnellen Zugang ermöglicht. Viele Homöopathen bestätigten uns, dass das Werk handlich und praktisch ist, und dass sie nur noch mit dem Murphy arbeiten, seit sie ihn kennengelernt haben. Vom Umfang steht es anderen großen Repertorien nicht nach (über 2.300 Arzneimittel).

Einzigartig bei diesem Repertorium ist ein klinischer Teil, der Krankheitsbilder und Diagnosen zusammenfasst, die in anderen Repertorien über die Rubriken verstreut sind. Außerdem gibt es Kapitel über Impfungen, Konstitution und Vergiftungen mit verschiedenen Substanzen und einen Wortindex, wie man es in anderen Repertorien so nicht findet. Moderne Erkrankungen wie Chronisches Müdigkeitssyndrom, Ebola, Agoraphobie und AIDS sind mit aufgenommen worden. Das Murphy Repertorium ist sehr klinisch orientiert. Erfahrungsgemäß finden sich gerade Anfänger mit der alphabetischen Struktur deutlich leichter zurecht als mit dem sonst gebräuchlichen Kent'schen Kopf-Fuß-Schema.

Armin Seideneder

Heilmittelarchiv

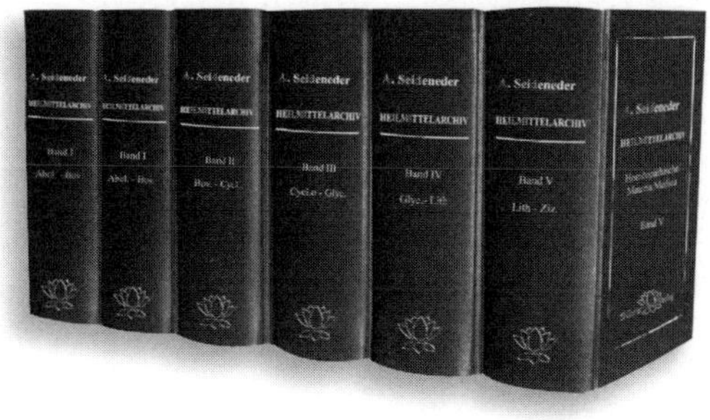

Homöopathische Materia Medica

6 Bände, insgesamt 12.000 Seiten, geb.,
€ 890.-

Neben den *Mitteldetails* ist Ende 2008 auch das fast doppelt so umfangreiche *Heilmittelarchiv* von Armin Seideneder erhältlich.

Dieses Monumentalwerk enthält 1.380 Arzneimittel und ist besonders durch relevante toxikologische Symptome und aussagekräftige Kasuistiken erweitert worden. Schwerpunkt ist hierbei die Dokumentation der homöopathischen Materia Medica des gesamten 19. Jahrhunderts.

Bereits 1992 forderte Klaus-Henning Gypser, „eine alle Primärquellen im Originalwortlaut enthaltende Materia medica homoeopathica zu schaffen". Das Ziel von Armin Seideneder war, eine möglichst komplette Sammlung aller homöopathischen Primärquellen zur Verfügung zu stellen. Dies ist ein großer Schritt in diese Richtung - es ist die wohl weltweit umfangreichste Sammlung dieser Art. Enthält die Essenz von über 500 verschiedenen Quellen wie Hahnemann, Bönninghausen, Hartlaub, Jahr, Hering, Guernsey, Lippe, sowie zahllosen Zeitschriften - alle vereint in einem Werk. Der Anschaffungspreis des Werks stellt somit nur einen Bruchteil des Gesamtwerts der Einzelwerke dar.

Für das *Heilmittelarchiv* wurde in erster Linie die deutschsprachige homöopathische Literatur bis 1900 dokumentiert, in Form von Arzneimittelprüfungen ebenso wie von Heilungsberichten und Erfahrungen. Neben vielen Einzeleinträgen wurden folgende Quellen weitgehendst eingearbeitet:

- Annalen der homöopathischen Klinik (Hartlaub + Trinks)
- Stapf´s Archiv für homöopathische Heilkunst
- Hygea - Zeitschrift für Heilkunst
- Practische Beiträge im Gebiete der Homöopathie (Thorer)
- Boger / Bönninghausen
- Allgemeine Homöopathische Zeitung (AHZ), Öster. Zeitschrift f. Homöopathie (ÖZH)
- Rückert („Klinische Erfahrungen")
- Jahr („Ausführlicher Symptomen-Kodex" und „Venerische Krankheiten")
- Hering („Amerikanische Prüfungen", „Kurzgefasste Arzneimittellehre", sowie die „Leitsymptome unserer Materia Medica")
- Wurmb „Homöopathisch-klinische Studien"
- Baehr; Helbig „Heraclides"
- Wolf „Homöopathische Erfahrungen"; Hale
- Zeitschrift des Berliner Vereins homöopathischer Ärzte